Serge K.D. Sulz
Mit Gefühlen umgehen

CIP-Medien

Serge K.D. Sulz

Mit Gefühlen umgehen

Praxis der Emotionsregulation in der Psychotherapie

Psychosozial-Verlag

Bibliografische Information der Deutschen Nationalbibliothek
Die Deutsche Nationalbibliothek verzeichnet diese Publikation
in der Deutschen Nationalbibliografie; detaillierte bibliografische Daten
sind im Internet über http://dnb.d-nb.de abrufbar.

Originalausgabe

E-Mail: info@psychosozial-verlag.de
www.psychosozial-verlag.de

Umschlagabbildung: Paul Klee, *Woher? Wo? Wohin?*, 1940
Umschlaggestaltung und Innenlayout nach Entwürfen von Hanspeter Ludwig, Wetzlar
ISBN 978-3-8379-3058-0 (Print)
ISBN 978-3-8379-7768-4 (E-Book-PDF)

Inhalt

Vorwort

Zuerst waren es das Verhalten, dann die Kognitionen, jetzt die Emotionen. Der Fokus der Behandlung hat sich geändert. Die Therapeuten[1] dachten zunächst, sie könnten einfach das Verhalten eines Menschen ändern. Bald merkten sie, dass dies noch einfacher funktioniert, wenn sie zuerst dysfunktionale Kognitionen reduzieren. Heute wissen sie, dass Emotionen die eigentliche Schaltstelle des Erlebens und Verhaltens sind. Das Behandlungskonzept ist zwar weiterhin kognitiv, aber das Gespräch mit dem Patienten bezieht sich stets auf emotionale Prozesse. Grawe (1998, 2004) wies darauf hin, dass wirksame Psychotherapie eine Problemaktualisierung erfordert, sodass Gefühle in der Therapiesitzung deutlich spürbar werden. Seitdem klären Therapeuten zuerst die motivationale und emotionale Bedeutung eines zwischenmenschlichen Problems, bevor sie die Verhaltensänderung initiieren.

Leider wird jedoch weiterhin überwiegend eine kognitive Gesprächsführung gelehrt, bei der über Gefühle gesprochen wird, die in dem Moment gar nicht spürbar sind. Wirksamkeitsstudien zwingen aber dazu, in der Therapiesitzung eine intensive emotionale Erfahrung (Greenberg 2000) entstehen zu lassen. Ohne diese entwickelt sich zu wenig Änderungsmotivation beziehungsweise nur vorübergehende Verhaltensänderung. Eine Emotion kann neues Verhalten verhindern oder als »change agent« herbeiführen (ebd.).

Das zweibändige Werk *Gute* Verhaltenstherapie *lernen und beherrschen* (Sulz 2017b, c) ist zwar im Sinne einer affektiv-kognitiven Verhaltenstherapie aufgebaut, aber es schien erforderlich, zusätzlich ein Praxisbuch für die Emotionstherapie zu schreiben, das sich völlig auf die emotive Gesprächsführung

1 Aus Gründen besserer Lesbarkeit wird im gesamten Buch auf eine gegenderte Schreibweise verzichtet und nur die maskuline Form verwendet. An dieser Stelle wird ausdrücklich darauf hingewiesen, dass immer alle Geschlechter angesprochen sind.

konzentriert. Auch in diesem Buch sind die meisten inhaltlichen und prozessualen Themen einer Behandlung enthalten, jedoch stets von einer emotiven Gesprächsführung ausgehend oder in diese mündend – im Sinne von »Gute Emotionstherapie lernen und beherrschen«. Es soll gezeigt werden, wie die Therapie auf emotivem beziehungsweise affektivem Weg zu den verhaltenstherapeutischen Zielen führt, wie also Verhaltenstherapie als Emotionstherapie gestaltet werden kann. Es handelt sich dann um eine affektiv-kognitive Verhaltenstherapie im Sinne von Woolfolk und Allen (2013), eine Affecive Cognitive Behavior Therapy (ACBT).

Die wirksamste Emotionstherapie ist seit Jahrzehnten das verhaltenstherapeutische Expositionsverfahren, sei es als Angst- oder als Trauerexposition. Sulz (1995, 2017a–c) hat die Wutexposition hinzugefügt und diese zur Emotionsexposition verallgemeinert. Auf der Entwicklungspsychologie von Piaget (1978) baut das Metakognitive Training auf, das analog zur Mentalisierungsförderung von Fonagy et al. (2008) durch tiefe emotionale Erfahrung die Fähigkeit zur Emotionsregulation entstehen lässt.

Am Beginn und am Ende jeglicher Emotionstherapie steht die Achtsamkeit als neue Grundeinstellung in der bewussten Wahrnehmung gegenwärtiger Beziehungsmomente. Ohne das Aneignen von Achtsamkeit als alltägliche Praxis der Selbst- und Weltwahrnehmung ist Psychotherapie – auch Emotionstherapie – viel zu mühsam oder sie bleibt an der kognitiven Oberfläche hängen.

Den Körper in die Therapie nicht einzubeziehen, ist einer der Gründe, weshalb die besonders in der prä-verbalen Zeit der ersten zwei Lebensjahre gemachten biografische Erfahrungen und Prägungen nicht zugänglich werden und Verhaltensänderungen im Erwachsenenleben nicht entstehen können oder nicht von Dauer sind. Deshalb ist es besser, statt einer »Redekur« im Sitzen eine sinnliche und bewegte Stunde des Embodiments ohne Stühle stattfinden zu lassen, bei der alle Themen in Szene gesetzt werden und im physikalischen Raum des Therapiezimmers zur symbolischen oder imaginierten Betrachtung kommen.

Dieses auf Emotionen fokussierte Buch soll dabei helfen, die Motivation des Patienten für die Veränderung des Verhaltens herzustellen, sodass unüberwindbare Widerstände diese nicht blockieren. Um jedoch über alle Strategien und Interventionen der Verhaltenstherapie zur Veränderung des Verhaltens zu verfügen, wird empfohlen, auf das schon erwähnte zweibändige Werk *Gute Verhaltenstherapie lernen und beherrschen* (Sulz 2017b, c) zurückzugreifen.

I
Theorie

Dem Praxisteil über die psychotherapeutische Arbeit mit Emotionen werden die biosoziale Theorie der Emotionsregulation von Linehan (1996, 2016a, b), die neurobiologische Emotionstheorie von Damasio (2000) und die klinische Emotionstheorie von Sulz (1987, 2017b, vgl. auch 2005a, b) vorangestellt.

1 Die biosoziale Theorie der Emotionsregulation nach Linehan

Marsha Linehan hat sich ausführlich mit der emotionalen Entwicklung in der Kindheit befasst und die Quellen und Auswirkungen gestörter Emotionsregulation benannt. Sie schreibt, dass das Kind zuerst Gefühle ins Bewusstsein kommen lassen muss, um sie dann zu modulieren:

> »Forschungsergebnisse zu emotionalem Verhalten deuten darauf hin, dass es zwei mehr oder weniger paradoxe Strategien gibt, die für die Regulation von Emotionen notwendig sind. Das Individuum muss zunächst lernen, die einzelnen Gefühle zu erkennen und zu benennen, die in dem neurophysiologischen, dem verhaltensbezogen-expressiven und dem sensorisch-empfindenden System verankert sind. Daraufhin muss das Individuum lernen, emotional relevante Reize zu reduzieren, durch die entweder aktuelle negative Emotionen reaktiviert und verstärkt werden oder die sekundäre dysfunktionale Emotionen auslösen. Ist eine intensive Emotion einmal aktiviert, muss das Individuum in der Lage sein, die Aktivierung stimmungskongruenter nachfolgender Bilder, Gedanken, Bewertungen, Erwartungen und Aktionen zu hemmen oder umzulenken.
>
> Die grundlegenden Emotionen sind flüchtig und im Allgemeinen adaptiv (Ekman, Friesen und Ellsworth, 1972; Buck, 1984). Eine ständige Unterdrückung oder Beschneidung negativer Emotionen scheint eine Reihe dysfunktionaler Konsequenzen zu haben: Erstens kann diese Unterdrückung zur Vernachlässigung der problematischen Situation führen, durch die das Gefühl ausgelöst wurde. Eine Person, die angesichts von Ungerechtigkeiten nie Wut empfindet, wird sich wahrscheinlich schlechter an Situationen erinnern, in denen ungerecht gehandelt wurde. Fühlt man niemals Furcht, werden wirklich gefährliche Situationen nicht vermieden. Wenn Schuldgefühle oder Scham jedes Mal abgewürgt werden, bevor sie das Verhalten einer Person in einer Beziehung beeinflussen können, besteht die Gefahr, dass die

> betroffene Person sich niemals entschuldigt oder bemüht, eine Beziehung wiederaufzubauen.
>
> Zweitens führt die Unterdrückung oder Beschneidung negativer Emotionen zu einer verstärkten emotionalen Vermeidung. Hat ein Individuum einmal eine sekundäre emotionale Reaktion auf negative Emotionen gelernt, verhindert die Unterdrückung der Ausgangsemotion jede Möglichkeit des Umlernens« (Linehan 1996, S. 34).

Sie beschreibt, wie Eltern die Gefühle und den Umgang ihrer Kinder mit Gefühlen invalidieren:

> »In einer entwertenden Umgebung wird auf das Mitteilen von persönlichen Erfahrungen und Gefühlen in unangemessener, sprunghafter und extremer Weise reagiert. Das Mitteilen persönlicher Erfahrungen wird demnach also nicht ernst genommen, sondern stattdessen häufig bestraft und/oder trivialisiert. Das Erleben schmerzlicher Gefühle sowie die Faktoren, die die betroffene Person für die Ursachen dieser Gefühle hält, werden ignoriert. Die Interpretationen des eigenen Verhaltens, die wahrgenommenen Absichten und Motive für das eigene Verhalten werden als falsch zurückgewiesen.
>
> Eine solche Invalidierung hat zwei Haupteigenschaften: Erstens wird der betroffenen Person signalisiert, dass sowohl die Beschreibung als auch die Analyse ihrer eigenen Erfahrungen falsch sind, insbesondere hinsichtlich der Beurteilung dessen, was ihre Gefühle, Gedanken und Handlungen auslöst. Zweitens werden ihre Erfahrungen auf sozial inakzeptable Eigenschaften oder Wesenszüge attribuiert. Die Umgebung besteht beispielsweise darauf, dass die Betroffene etwas fühlt, von dem sie selbst glaubt, dass sie es nicht fühlt (›Du bist wütend und willst es nur nicht zugeben‹); dass sie etwas mag, von dem sie selbst glaubt, dass sie es nicht mag (das sprichwörtliche ›Wenn sie Nein sagt, meint sie Ja‹); oder dass sie etwas getan hat, von dem sie sagt, sie hätte es nicht getan. Negative Gefühlsäußerungen werden auf Eigenschaften wie Überreaktivität, Überempfindlichkeit, Paranoia, eine verzerrte Sicht der Ereignisse oder eine mangelnde positive Einstellung zurückgeführt. Verhaltensweisen, durch die unabsichtlich negative oder schmerzhafte Folgen für andere entstehen, werden auf feindselige oder manipulative Motive attribuiert. Misserfolge oder das Nichterfüllen von gesellschaftlich vorgegebenen Erfolgskriterien werden als Zeichen für mangelnde Motivation, fehlende Disziplin, ungenügende Anstrengung

usw. interpretiert. Auch positive Gefühlsäußerungen, Überzeugungen und Pläne können in ähnlicher Weise entwertet werden, indem sie auf mangelnde Urteilskraft, Naivität, Überidealisierung und Unreife zurückgeführt werden. In jedem Fall werden persönliche Erfahrungen und Gefühlsäußerungen nicht als gültige Reaktionen auf Ereignisse akzeptiert.

Eine emotional invalidierende Umgebung ist im Allgemeinen intolerant gegenüber negativen Gefühlsäußerungen, zumindest wenn diese Äußerungen nicht von negativen Umweltereignissen verursacht werden. Die Botschaft lautet in etwa: ›Du kannst Dich an den eigenen Haaren aus dem Dreck ziehen‹. Dahinter steht die Überzeugung, dass jeder es schaffen kann, wenn er sich nur genug anstrengt. Individuelles Können und Leistung stehen hoch im Kurs, zumindest was die Beherrschung emotionaler Äußerungen und die Einschränkung von Anforderungen an die Umwelt betrifft. Die Mitglieder einer solchen invalidierenden Umgebung verbreiten ihren Standpunkt häufig mit großem Eifer und drücken ihre Frustration gegenüber Personen, die nicht in der Lage sind, diesen Standpunkt ebenfalls zu vertreten, überdeutlich aus. Glücklich sein oder wenigstens selbst im Unglück lächeln; an die eigene Fähigkeit glauben, jedes Ziel erreichen zu können, oder wenigstens nie die Hoffnung verlieren; vor allem aber der Glaube daran, mit einer ›positiven Einstellung‹ jede Schwierigkeit überwinden zu können: Dies sind zentrale Wertmaßstäbe einer invalidierenden Umgebung. Gelingt es einer Person nicht, diesen Erwartungen zu entsprechen, folgen Missbilligung, Kritik und Versuche, eine Einstellungsänderung zu erreichen oder zu erzwingen. Das betroffene Individuum kann von einer solchen Umgebung wenig Hilfestellung erwarten.

Dieses Muster weist große Ähnlichkeit mit dem Muster von ›high expressed emotion‹ auf, das in Familien von Depressiven und Schizophrenen mit hohen Rückfallraten gefunden wurde (Leff und Vaughn, 1985). Die Arbeiten zum ›expressed emotion-Konzept‹ deuten darauf hin, dass eine derartige Familienkonstellation auf eine verletzbare Person extreme Auswirkungen haben kann. ›Expressed emotion‹ bezieht sich in der Literatur auf Kritik und emotionales Überengagement; diese zwei Aspekte sind zwar auch Teil meines Konzeptes, zusätzlich wird hier aber noch die fehlende Anerkennung des aktuellen Zustands der betroffenen Person betont. Infolgedessen werden durch das Verhalten wichtiger Personen in der Umwelt, unter anderem also der Eltern, nicht nur die Erfahrungen des Individuums entwertet, sondern auch dessen Bedürfnisse missachtet« (Linehan 1996, S. 38).

Über die Folgen elterlicher Invalidierung schreibt sie:

> »Eine entwertende Umgebung kann verschiedene Konsequenzen haben:
> Erstens kann das Kind in einer Umgebung, die seine Art, Gefühle auszudrücken, für ungültig erklärt, nicht lernen, seine eigenen Erfahrungen, wie z. B. die eigenen Gefühle in einer Art und Weise zu benennen, die mit der Bezeichnung dieser oder ähnlicher Erfahrungen in seinem Kulturkreis übereinstimmt. Außerdem wird dem Kind nicht beigebracht, wie es seine emotionale Erregung beeinflussen kann.
> Zweitens kann die Umgebung durch die Übersimplifizierung der Möglichkeiten, die Probleme des Lebens zu lösen, dem Kind nicht die Fähigkeit vermitteln, unangenehme Situationen zu ertragen oder realistische Ziele und Erwartungen aufzubauen.
> Drittens sind in einer invalidierenden Umgebung extreme Gefühlsäußerungen und/oder extreme Probleme häufig die einzige Möglichkeit, um überhaupt eine unterstützende Reaktion der Umwelt zu provozieren. Die sozialen Kontingenzen fördern also die Entwicklung extremer emotionaler Reaktionen. Dadurch, dass einerseits Mitteilungen über negative Gefühle willkürlich bestraft werden, andererseits das Zeigen extremer oder eskalierter Emotionen intermittierend verstärkt wird, lernt das Kind zwischen der Unterbindung von Gefühlen und extremen Gefühlszuständen hin- und herzuwechseln.
> Viertens kann das Kind in einer solchen Umgebung nicht lernen, wann es darauf vertrauen kann, dass seine eigenen emotionalen und kognitiven Reaktionen gültige Interpretationen von inneren oder äußeren Ereignissen sind. Stattdessen lernt es, die eigenen Erfahrungen infrage zu stellen und die soziale Umwelt nach Hinweisen dafür abzusuchen, wie es denken, fühlen und handeln sollte. Die Fähigkeit, sich selbst wenigstens in einem geringen Maße zu vertrauen, ist äußerst wichtig; zumindest muss man seiner Entscheidung trauen können, sich selbst nicht zu trauen. Eine Invalidierung wird daher normalerweise als aversiv erlebt; Menschen, die eine Invalidierung erleben, werden entweder versuchen, die invalidierende Umgebung zu verlassen, ihr Verhalten zu ändern, sodass es den Erwartungen der Umgebung entspricht, oder sie versuchen, die Gültigkeit ihrer Position zu beweisen, um so die Invalidierung durch die Umgebung zu reduzieren« (ebd., S. 39).

Linehan (2016a, S. 150) beschreibt anschaulich die verschiedenen Invalidierungsarten, die es dem Kind unmöglich machen, eine wirksame Emotionsregulation zu entwickeln:

»Die invalidierende Umgebung ist geprägt durch:

- Intoleranz gegenüber Äußerungen von persönlichen Gefühlserlebnissen, insbesondere von solchen, die nicht durch beobachtbare öffentliche Ereignisse nachvollziehbar sind.

  Beispiel: Einem Kind zu sagen, ›Keiner empfindet wie Du, sei keine Heulsuse.‹
- Unregelmäßige Bestärkung von extremen Gefühlsausbrüchen bei gleichzeitiger Vermittlung, dass diese Gefühle ungerechtfertigt sind.

  Beispiel: Wenn die Hilfeschreie eines Kindes, das vom Dreirad fällt, solange ignoriert werden, bis sie den Erwachsenen auf die Nerven gehen und diese dann kalt und streng reagieren.
- Zu verstehen geben, dass gewisse Gefühle nicht zulässig, merkwürdig, falsch oder schlecht sind.

  Beispiel: Einem Kind zu sagen, ›So etwas Dummes sagt man nicht!‹
- Zu verstehen geben, dass man mit seinen Gefühlen alleine fertig werden sollte.

  Beispiel: Zu sagen, ›Wenn Du weiter weinst, geh in dein Zimmer und komm erst wieder herunter, wenn du dich gefangen hast.‹
- Auf Gefühle nicht reagieren, die eine Antwort oder eine Handlung erfordern.

  Beispiel: Zu sagen, ›Ich sehe, dass du aufgeregt bist, weil du dein Schulbuch für die morgige Prüfung verlegt hast‹, aber nicht bei der Suche nach dem Buch zu helfen.
- Die eigenen Gefühle mit den Gefühlen anderer durcheinanderbringen.

  Beispiel: Zu sagen, ›Ich bin müde, jetzt gehen wir alle ins Bett.‹ «

2 Wie im Gehirn Gefühle entstehen

Damasios neurobiologische Emotionstheorie[2]

Was macht unser Gehirn, während wir wahrnehmen, erinnern, denken, fühlen und handeln? Und wie ist unser Körper in diese Prozesse eingebunden? Zunächst erfolgt die Wahrnehmung äußerer Objekte und Ereignisse durch unsere spezialisierten sechs Sinnessysteme (Sehen, Hören, Riechen, Schmecken, Tasten und Gleichgewicht). Hinzu kommt der siebte Sinn – die Wahrnehmung aller Geschehnisse und Zustände in allen Bereichen unseres Körpers. Hoch entwickelte Nervenbahnen leiten die Empfindungen der Sinneszellen über den Thalamus zu den sensorischen Arealen in der Großhirnrinde (visueller, auditiver, rhinaler und somatosensorischer Cortex). Diese primären Rindenareale geben die Informationen zur Weiterverarbeitung an benachbarte sekundäre (visuelle, auditive, rhinale und somatosensorische) Areale weiter. In diesen Arealen entsteht aus den elektrischen Impulsen im visuellen Cortex ein Bild, im auditiven Cortex gehörte Stimmen, Klänge, Melodien und Geräusche, in den olfaktorischen Feldern die Geruchswahrnehmung und in den somatosensorischen Arealen die vielfältigen Wahrnehmungen des Körpers. Diese Areale liegen im Wesentlichen in Occipital-, Parietal- und Temporallappen (Hinterhaupts-, Scheitel- und Schläfenlappen). Dort werden auch die sinnesbezogenen Erinnerungen gespeichert. Schädigungen der sekundären Rindenfelder führen dazu, dass die Wahrnehmung eines bekannten Reizes zu keinem Wiedererkennen führt (Agnosie).

Die so konstruierten sinnesspezifischen Repräsentationen der Außenwelt und des Körpers werden in den Assoziationsarealen, die Informationen aus mehreren Sinnesmodalitäten erhalten, weiterverarbeitet. Sie sind aber nicht der Ort der zusammenfassenden ganzheitlichen Repräsentation des Gegenwartserlebens der eigenen Person und der Umwelt. Vielmehr

2 Dieses Kapitel wurde verändert übernommen aus Sulz & Sulz 2005.

besteht eine ganzheitliche, alle Sinnesinformationen integrierende Wahrnehmung durch die gleichzeitige Aktivität von Neuronenverbänden verschiedener Areale.

Im Frontal-(Stirn-)hirn werden die situativen Wahrnehmungen ausgewertet (Assoziationsareale) und beantwortet (motorische Areale). Besondere psychologische Bedeutung hat der Teil des Frontalhirns, Präfrontaler Cortex (PFC) genannt – das ist der Bereich vor den motorischen Arealen, welche sich unmittelbar vor dem Sulcus centralis befinden –, der den Frontal- vom Parietallappen trennt. Der PFC ist dafür zuständig, dass aus einer wahrgenommenen Situation das bestmögliche intentionale Handeln resultiert.

Der dorsolaterale PFC ist zuständig für die vernunftbezogene Handlungsauswahl und -entscheidung (Vorstellung – Plan – Entscheidung). Von hier aus können die prämotorischen Areale aktiviert werden. Diese wiederum aktivieren den primären motorischen Cortex, das motorische Supplementärfeld sowie die subkortikalen motorischen Kerne der Basalganglien, damit eine koordinierte Bewegung oder Handlung entsteht.

Um bewusste Denkprozesse zu ermöglichen, ist eine Aufmerksamkeitsfokussierung erforderlich, die den Wahrnehmungs- und Denkinhalt ausreichend lange im Bewusstsein lässt und zugleich andere konkurrierende Themen hintanstellt. Dies ist die Funktion eines Arbeitsgedächtnisses: Menschen mit Schädigungen des dorsolateralen präfrontalen Cortex können die zeitliche Abfolge von Ereignissen nicht erinnern und Aufgaben nicht erledigen, bei denen sie sich merken müssen, welche Handlungen sie schon ausgeführt haben und welche noch nicht. Hierzu werden auch Gedächtnisinhalte benötigt, die einen Vergleich der jetzigen Situation mit früheren Erfahrungen zulassen und erfolgversprechende Handlungsmöglichkeiten zur Auswahl stellen. Für den Abruf der Erinnerungen aus dem episodischen (biografischen) Gedächtnis wird der Hippocampus eingesetzt, ein älterer Teil des Cortex, der sich an der medialen Seite des Temporallappens befindet. Er ist auch zuständig für die Konsolidierung des expliziten Gedächtnisses (Übergang vom Kurzzeit- ins Langzeitgedächtnis), etwa für Gedächtnisinhalte zur räumlichen Orientierung oder kontextuellen Einordnung situativer Erlebnisse.

Dem berühmten Patienten Henry M. fehlte nach einer Operation auf beiden Seiten des Gehirns der Hippocampus. Ihm blieb der semantische Teil seines expliziten Gedächtnisses (allgemeines Wissen) erhalten, während die Bildung eines neuen episodischen (biografischen) Gedächtnisses verloren ging. Er erkannte Menschen nicht mehr, die ihn am Vortag betreut hatten, und erkannte auch sich selbst im Spiegel nicht mehr, wohl aber auf Fotos aus früheren Jahren. Während die endgültige Speicherung von expliziten Gedächtnisinhalten in den Assoziationsarealen des Cortex erfolgt, ist das implizite Gedächtnis für sensomotorisches Lernen unter anderem im Cerebellum (Fertigkeiten) und Striatum (feste Reiz-Reaktions-Beziehungen, die z. B. durch Konditionierung entstehen) lokalisiert. An der Bildung des impliziten Gedächtnisses ist die Amygdala wesentlich beteiligt. Sie ist zuständig für die assoziative Verknüpfung von emotional bedeutsamen Ereignissen mit Aspekten der Situation, in der dieses Ereignis auftritt. Patienten mit Amnesien waren trotz weitgehendem Verlust ihres expliziten Gedächtnisses in der Lage, assoziativ zu lernen. Das implizite Gedächtnis kann mit dem Repetition-priming-Test geprüft werden, bei dem Patienten eine Liste von Wörtern, ohne die Aufgabe, zu lernen, zum Lesen erhalten, anschließend werden Wortfragmente zum Ergänzen vorgegeben. Die Amnesiepatienten können diese Aufgabe sehr gut lösen, obwohl sie sich an die Wortliste nicht mehr erinnern können (Cohen & Squire 1980).

Eine Handlung muss jedoch nicht nur der Außenwelt gerecht werden, sondern auch inneren Zielvorstellungen und Motiven. Also wird der orbitofrontale PFC eingeschaltet, der die Konsequenzen der intendierten Handlung bezüglich ihres Beitrags zur Bedürfnisbefriedigung überprüft, auch hinsichtlich der Erfüllung persönlicher Werte. Patienten mit Schädigung des orbitalen PFC können Erwartungen der sozialen Gemeinschaft und die längerfristigen sozialen Folgen ihres Handelns nicht berücksichtigen. Sie handeln deshalb impulsiv und egoistisch. Und sie begeben sich wider besseres Wissens in gefährliche Situationen. Der ventromediale PFC ermöglicht die Abstimmung mit assoziierten emotionalen Erinnerungen, vor allem negativer Art, um eventuell dabei zu helfen, dass eine aversive Erfahrung nicht wiederholt wird. Er wirkt auf das autonome Nervensystem mit seinen vegetativen und emotionalen Vorgängen.

In diesen Abläufen hat der cinguläre Cortex, eine Hirnwindung, die im Lateralschnitt oberhalb des Balkens die beiden Hemisphären verbindet, koordinierende Funktion bezüglich Denken und Motivation, er stellt Konzentration her und ermöglicht Entscheidungen. Zu seinen Funktionen gehört die emotionale Bedeutungsgebung von Schmerzerfahrungen. Läsionen des Gyrus cinguli führen dazu, dass die Schmerzempfindung zwar bleibt, ihre emotionale Bedeutung jedoch erlischt. Dadurch sind gelernte Schmerzbewältigungs- oder -vermeidungsstrategien nicht mehr verfügbar.

Die Areale des PFC, die an der Antwort auf ein Erlebnis beteiligt sind, haben um ein Vielfaches mehr neuronale Verbindungen untereinander als nach außen zu anderen Regionen des Gehirns. Das bedeutet, dass intensiver Austausch und sorgfältige Abstimmung stattfinden. Man kann sagen, dass der PFC inklusive des cingulären Cortex Ort des Bewusstseins, menschlicher Intelligenz und Persönlichkeit ist. Hier sind übergeordnete Systemaufgaben und die exekutiven Funktionen beherbergt. In der Nachbarschaft liegen die für die Sprache und die Motorik zuständigen Areale.

Das Bewusstsein erfasst aber nur einen kleinen Teil der kortikalen Verarbeitungsprozesse, es sind vor allem diejenigen, für die automatisierte stereotype Reaktionen nicht ausreichen, weil konzentrierte Wahrnehmungs- und logische Denkprozesse erforderlich sind, um einer Situation gerecht zu werden. Trotzdem ist unser Ich mit seinen bewussten Funktionen nur Erfüllungsgehilfe unserer im Wesentlichen unbewusst waltenden Psyche. Libet (1978) sowie Haggard und Eimer (1999) konnten zeigen, dass zum Beispiel der bewusste Akt des Wollens, einen Finger zu bewegen, eindeutig erst dann erfolgt, wenn der Körper bereits angefangen hat, die Bewegung in Gang zu setzen.

Die bereits genannten Regionen Gyrus cinguli und orbitofrontaler Cortex zählen zum limbischen System, ebenso der Hippocampus und die Amygdala, die zuständig ist für die Initiierung von Angst, Flucht- und Vermeidungsverhalten bei Gefahr. Bevor die Information über einen Sinnesreiz das Großhirn erreichen kann, ist sie längst auf kurzem Wege vom Thalamus an die Amygdala weiter gereicht worden, wo sie auf Bedrohlichkeit für den Menschen untersucht wird (LeDoux 1998). Jeder Mensch hat in seinem bisherigen Leben eine große Zahl von individuell bedrohlichen Situationen erlebt und einige bleiben durch assoziative Verknüpfung beziehungsweise durch klassische Konditionierung gefährlich, sodass seine Amygdala Alarm auslöst.

Dies führt dazu, dass der Hypothalamus Corticotropin ausschüttet und so das Stresssystem aktiviert, sodass die Hypophyse ACTH in die Blutbahn gibt und in der Nebennierenrinde Cortisol gebildet wird, das den Körper auf Kampf- oder Fluchthandlungen vorbereitet. Zugleich übermittelt die Amygdala dem ventromedialen PFC die Gefährlichkeit der Situation.

Handelt es sich jedoch um eine Situation, die die Chance birgt, durch ein instrumentelles Verhalten Erfolg oder Bedürfnisbefriedigung zu erreichen, wird das mesolimbische System aktiviert, das, vom ventralen Tegmentum im Mittelhirn ausgehend, Dopaminausschüttung im Nucleus accumbens im basalen Vorderhirn hervorruft und in den PFC geht. Nach Panksepp (1998) ist das mesolimbische System ein Erwartungs-Verhaltens-motivations-System. Erfolgversprechendes Verhalten wird aktiviert, gelernt und in der nächsten gleichen Situation wieder gezeigt. Werden positive Gefühle erwartet, so wird die Amygdala gehemmt. Dieser Erwartungsmechanismus ist auch an der Entstehung von Sucht beteiligt. Auch Wut hemmt die Aktivität der Amygdala.

Der Hippocampus sorgt für die räumliche und zeitliche Ein- und Zuordnung von Inhalten des episodischen Gedächtnisses (autobiografisches Gedächtnis). Die Amygdala fügt diesen Inhalten die emotionale Erlebensdimension hinzu, indem sie Erregungen des autonomen Nervensystems (vegetative Komponenten einer Emotion), des Hypothalamus (Stress, Emotionsreaktion und -ausdruck) und der Formatio reticularis (allgemeines Arousal) mit der erlebten Situation fest im Gedächtnis verknüpft. Sie ist dadurch ein wichtiger Bestandteil des episodischen Gedächtnisses. Die Amygdala sorgt für eine hohe Lernfähigkeit emotional bedeutsamer, insbesondere bedrohlicher Erfahrungen. Mit der emotionalen Erregung nehmen die Konzentration und die Gedächtnisleistung zunächst zu. Bei sehr großem, stressvollem Arousal nehmen beide wieder ab (umgekehrte U-Funktion). Wo Hippocampus und Amygdala zunächst zusammenwirken, um eine schwierige Situation bestmöglich zu bewältigen, dominiert der Einfluss der Amygdala bei starkem Stress. Sie nutzt nur noch ihre eigenen groben, einfachen Gefahrenschemata und lässt differenzierende Kontextinformationen aus dem Hippocampus außer Acht. Alle Aufmerksamkeit und Energie muss auf die Gefahr gerichtet sein und dieser muss mit instinktiven Kampf-Flucht-Mechanismen begegnet werden. Für die Aufgabe der Amygdala, den Menschen vor bedrohlichen Ereignissen zu schützen, ist es sehr wichtig, rechtzeitig Hinweise aus dem Gesicht eines Gegenübers zu erkennen.

Emotionen

Roth (2011) weist darauf hin, dass wir ohne das emotionale Bewertungssystem des limbischen Systems völlig hilflos in unserer Lebens- und Beziehungsgestaltung wären. Und dass diese emotionalen Bewertungen nur punktuell bewusst werden, im Wesentlichen aber der nicht-bewussten Steuerung des Erlebens und Verhaltens dienen.

Damasio (2003) unterscheidet Emotionen und Gefühle. Erstere sind das, was sich im und am Körper abspielt und zu einem großen Teil für einen Beobachter sichtbar ist. Gefühle sind immer verborgen, da sie die intrapsychische mentale Befindlichkeit darstellen. »Die Emotionen treten auf der Bühne des Körpers auf, die Gefühle auf der Bühne des Geistes« (ebd., S. 38). In der zeitlichen Abfolge entsteht zuerst die Emotion und erst dann das Gefühl. Emotionen sind Bestandteil der automatischen homöostatischen Bioregulation des Menschen, die sein Überleben sichert. Die Dimensionen ihrer Steuerung sind Annäherung versus Vermeidung, Steigerung der Aktivität (Erregung) versus Verminderung (Ruhe, Stille) und auf einer höheren Ebene Kompetition versus Kooperation. Entwicklungsgeschichtlich lassen sich folgende Stufen unterscheiden: Grundreflexe – Immunantworten – Schmerz- und Lustverhalten – Antriebe und Motivation – eigentliche Emotionen – und darüber stehen noch die Gefühle.

Damasio unterscheidet drei Arten von Emotionen: Hintergrundemotionen, primäre Emotionen und soziale (sekundäre) Emotionen. Hintergrundemotionen unterscheiden sich von Stimmungen durch die langanhaltende Dauer der Stimmungen. Man kann sie am ehesten mit Befindlichkeit beschreiben. Normalerweise nicht bewusst, können sie wahrgenommen und beschrieben werden, wenn die Aufmerksamkeit darauf gelenkt wird. Die primären Emotionen (Furcht, Wut, Ekel, Überraschung, Traurigkeit, Glück) sind auffällig. Die Auslöser sind über verschiedene Kulturen hinweg sehr ähnlich. Die sozialen Emotionen (Mitgefühl, Verlegenheit, Scham, Schuldgefühle, Stolz, Eifersucht, Neid, Dankbarkeit, Bewunderung, Entrüstung, Verachtung) sind als Veranlagung genetisch vorgegeben, ihre Entfaltung bedarf aber sozialer Lernprozesse.

Gefühle

Gestützt durch umfangreiche Forschung hat Damasio (1995, 2000, 2003) eine »Körper-Gefühls-Theorie« entwickelt, die hier skizziert werden soll. Gefühl »ist die mentale Repräsentation von Teilen des gesamten Körpers, wie er auf eine bestimmte Art und Weise funktioniert« (ebd. 2003, S. 103f.), und: »Das Gefühl ist eine Vorstellung vom Körper in einer bestimmten Verfassung.« »Gefühle übersetzen die jeweilige Lebens- und Körperverfassung in die Sprache des Geistes.« »Gefühle sind Wahrnehmungen, und meine These lautet, dass die erforderliche Grundlage dieser Wahrnehmung in der *Kartierung des Körpers im Gehirn* geschaffen wird.« Diese Aussagen (alle zu finden in 2003, S. 104) fasst Damasio in einer vorläufigen Definition zusammen: »Ein Gefühl ist die Wahrnehmung eines bestimmten Körperzustands in Verbindung mit der Wahrnehmung einer bestimmten Art zu denken und solcher Gedanken, die sich mit bestimmten Themen beschäftigen« (ebd., S. 103f.). Dabei wird nicht jede einzelne lokale Körpersensation bewusst wahrgenommen, denn die Wahrnehmung ist »zusammengesetzt«. Voraussetzung sind sensorische Kartierungen, »in denen neuronale Muster erfasst und aus denen mentale Bilder gewonnen werden können« (ebd., S. 107).

Damasio und Kollegen (Damasio 2000) untersuchten, welche Hirnareale beteiligt sind, wenn die Gefühle Glück, Traurigkeit, Furcht und Wut durch Erinnerung an intensive entsprechende Erlebnisse selbst evoziert wurden. Sie untersuchten somatosensorische Areale der Insel und von S2, Gyrus cinguli, Hypothalamus und Kerne im Tegmentum des Hirnstamms. Gemessen wurde der Blutfluss mittels Positronenemissionstomografie. Ergebnis war, dass das Auftreten von Gefühlen mit Veränderungen in der Kartierung des Körperzustandes einherging. Dabei gingen Veränderungen in der Hautleitfähigkeit immer den Handzeichen voraus, mit denen die Probanden das Vorhandensein des Gefühls anzeigten.

Wenn zum Beispiel ein Gefühl von Freude so intensiv ist, dass es einem kalt den Rücken hinunter läuft, ein Schauer, ein Nervenkitzel entstehen, ist davon auszugehen, dass entsprechende Körpersignale besonders deutlich sind. Blood und Zatorre (2001) untersuchten solche intensiven körperlichen Gefühle bei Musikgenuss. Sie fanden deutliche Aktivitäten in den somatosensorischen Regionen der Insel und des Gyrus anterior. Diese wurden durch den rechten orbitofrontalen Cortex und das linke ventrale Striatum hervorgebracht. Gleichzeitig war die Aktivität der rechten Amygdala vermindert. Diese und viele andere Studien weisen darauf hin, dass die Insel die vermutlich größte Bedeutung für die Gefühlswahrnehmung hat.

Inzwischen ist belegt, dass periphere Nervenfasern, die Informationen aus dem Körperinneren an das Gehirn weitergeben, nicht im primären somotosensorischen Kortex (S1), der für den Tastsinn zuständig ist, enden, sondern in der Insula. Dort kommen zahlreiche verschiedene Körpersignale an, die mit Emotionen korrelieren, wie Schmerz, Hitzegefühl, Kälteschauer, Kitzeln, Schauer, sexuelle Empfindungen, außerdem der Zustand der glatten Muskulatur in Blutgefäßen und anderen inneren Organen, pH-Werte, Osmolalität oder Entzündungsvorgänge.

Entscheidend für ein Gefühl ist nicht der tatsächliche Körperzustand, sondern die tatsächliche Kartierung des Körperzustands, der auch simuliert sein kann, zum Beispiel Schmerz. Hysterische, konversions- und somatoforme Syndrome laufen analog ab.

Schädigungen der für Gefühle und Emotionen zuständigen Hirnareale gehen mit Änderungen des Sozialverhaltens einher, die bis zu einem tiefgreifenden Wandel der Persönlichkeit gehen:

- Entscheiden, wer vertrauenswürdig ist.
- Was ist angemessenes Sozialverhalten?
- Mangel an Empathie.
- Soziale Gefühle wie Verlegenheit, Mitleid und Schuldgefühle sind stark reduziert.

Gefühle sind notwendig für moralisches und ethisches Verhalten. Beide können nicht allein aus der Vernunft heraus entstehen. Hinweise bietet sogar die vergleichende Verhaltensforschung. So entdecken und bestrafen Vampirfeldmäuse und Raben Betrüger. Rhesusaffen verzichten tagelang auf Nahrung, wenn ihre Nahrungsaufnahme dazu führt, dass ein Artgenosse einen Stromschlag erhält (Miller et al. 1967). Zusammenleben in einer Gemeinschaft erfordert Kooperation, die mithilfe von sozialen Gefühlen wie Gerechtigkeit und Ehrgefühl besser vonstattengeht. Auch Dominanz- und Demutsverhalten helfen bei der sozialen Regulation.

Auf den Unterschied zwischen nicht-bewussten Emotionen und bewussten Gefühlen zurückkommend, stellt Damasio fest, dass erstere nicht zur Steuerung des Sozialverhaltens genügen. Es ist notwendig, dass sowohl die emotionalen Körperzustände in neuronalen Kartierungen erfasst werden, als auch dass diese Kartierungen zu bewussten mentalen Ereignissen in Form von Gefühlen werden.

Zur Beziehung zwischen Geist und Körper schreibt Damasio (2003, S. 212),

> »dass der Geist durch Vermittlung des Gehirns im ›eigentlichen‹ Körper verwurzelt ist; dass sich dieser Geist im Laufe der Evolution durchgesetzt hat, weil er dem Überleben des ›eigentlichen‹ Körpers zuträglich ist; und dass der Geist aus oder in biologischem Gewebe entsteht – den Nervenzellen –, das die gleichen Eigenschaften hat wie anderes lebendes Gewebe im ›eigentlichen‹ Körper.«

Die Psyche ist Gedächtnis

Ist Psyche ohne Gedächtnis wie ein Computer ohne Software, wie ein Motor ohne Benzin, wie ein See ohne Wasser, wie ein Baum ohne Saft? Oder wie Software ohne Computer, wie Benzin ohne Motor, Wasser ohne See, Saft ohne Baum? Man kann die Gedächtnisinhalte einerseits als die Struktur gewordenen Inhalte der Psyche betrachten, andererseits als das wesentliche Material, das die Psyche in jedem Moment verarbeitet.

Sind unsere Gedächtnisinhalte die Bücher unserer privaten Bibliothek, zu der ein ohne Pause arbeitender, mal vorlauter, mal hilfreicher Bibliothekar gehört, der zu allem, was in einem Moment geschieht, passende Bücher oder Buchpassagen zitiert, und dies auf eine so lebendige Weise, dass wir sie ebenso leibhaftig im Bewusstsein haben, wie unsere jetzigen realen Wahrnehmungen der Außen- und Innenwelt? Ja, dass wir sie sogar mit den Sinnesreizen der gegenwärtigen Außen- und Innenwelt vermischen und unser Bewusstsein und unsere Wahrnehmungen ein Konglomerat von Erinnerungen und gegenwärtigen Sinnesempfindungen sind.

Klinische Beobachtungen an Patienten mit umschriebenen Läsionen verschiedener Hirnareale zeigen, wie unentbehrlich das Gedächtnis für unser Erleben der eigenen Person und unserer Umwelt ist. Eine Frau erkannte sich im Spiegel nicht mehr, ein Mann hatte sein ganzes autobiografisches Gedächtnis verloren. Damit ging auch seine Persönlichkeit abhanden. Was ein Mensch ist, was er denkt, fühlt, wie er handelt, auch als was er sich selbst wahrnimmt, hängt völlig von seinen Erinnerungen ab. Sie schaffen eine Kontinuität im Strom seines Bewusstseins, die seine Identität ausmacht.

Sowohl unser Denken als auch unser Gedächtnis ist überwiegend nicht-sprachlich. So wie wir Wahrnehmungsbilder erschaffen, entstehen auch Erinnerungsbilder – Bilder, die die damalige äußere Welt und in dieser uns als mental-körperliche Wesen beinhalten. Dadurch sind Erinnerungen die Verkörperung unserer Vergangenheit. Zu jeder Erinnerung gehört eine räumliche Zuordnung unseres Körpers zu der erinnerten Szene, gehört ein spezifischer Körperzustand, der proprio- und interozeptiv wahrgenommen wurde, gehört ein Körper, der in Bewegung war und handelte. Diese Körpererinnerung birgt unser damaliges Fühlen und Denken und die ganze Bedeutung jener Situation. Sie ist damit der Schlüssel zur Vergangenheit. Unser Gegenwartskörper ist zugleich Gedächtnis. So wie wir gehen und stehen, welche Haltung unser Körper einnimmt, wie er diese ändert, ist er das Ergebnis unserer Erinnerungen. Wir können also sagen, dass unser Gedächtnis stärker bestimmt, wie unser Körper in der Gegenwart ist und reagiert als die momentanen Geschehnisse in der Außenwelt.

Der Körper als zentrales Medium des Erlebens, Erinnerns und Handelns

Damasio (1995) unterscheidet ebenso wie LeDoux (1998) die primären angeborenen Gefühle der vitalen egozentrischen Person von den sekundären familiär-gesellschaftlich-kulturell vermittelten Gefühlen des Menschen, die individuell biografisch erworben werden. Gefühle machen sich der Psyche und dem Bewusstsein dadurch bemerkbar, dass sie einen charakteristischen körperlichen Zustand, der angenehm oder unangenehm sein kann, vermitteln und dadurch die emotionale Bedeutung eines Objekts (eines realen Ereignisses, einer Erinnerung oder einer Fantasie/Idee) zur Geltung bringen. Das Gefühl entsteht aus dem Abgleich des im Ereignis, der Erinnerung oder der Fantasie Vorgefundenen mit dem von der Psyche beziehungsweise dem Organismus Benötigten (Bedürfnis, Wert, Präferenz). Durch die Koinzidenz mit dem Körperzustand entsteht assoziativ eine Markierung des Objekts im Gedächtnis, die Damasio als »somatischen Marker« bezeichnet. Sie ist Bestandteil der sekundären Gefühle. Damasio (1995) unterscheidet zwei Arten von somatischen Markern:

a) wenn der Körper miteinbezogen ist und reale Körpersignale im Gehirn eintreffen,
b) wenn der Körper nicht miteinbezogen ist und keine Körpersignale entstehen.

Letzteres ist ein »Als-ob«-Aktivitätsmuster im PFC. Denn die Körperreaktionen werden nur im Gehirn durchgespielt, zum Beispiel bei der Antizipation der Folgen eines Handlungsimpulses. Diese symbolische Verarbeitung ist ein intelligenter und ökonomischer Prozess der Psyche. Wenn aber die assoziativen Verknüpfungen aus der Kindheit resultieren und zu einer völlig anderen Subjekt-Objekt-Wechselwirkung gehören, als dies dem heutigen Erwachsenen und seiner realen heutigen Welt entspricht, dann kommen wir unmittelbar zu den Themen der Weiterentwicklung des Menschen.

Der Körper kann bezüglich der Dimension der Bewertung von Bedeutungen der Objekte und Ereignissen der Außenwelt als der wesentliche Lieferant der hierzu benötigten Informationen betrachtet werden:

> »Wenn das Gehirn zunächst dazu entwickelt wurde, das Überleben des Körpers im engeren Sinne zu sichern, dann schickten sich die geistbegabten Gehirne, sobald sie auf der Bildfläche erschienen, zunächst an, den Körper zu vergeistigen. Und in dem Bemühen, das Überleben des Körpers so gründlich wie möglich zu sichern, ist die Natur, so vermute ich, auf eine höchst wirksame

> Lösung gestoßen: *die Außenwelt durch die Veränderungen zu repräsentieren, die sie im Körper hervorruft,* das heißt, die Umwelt dadurch zu repräsentieren, dass sie immer, wenn eine Wechselwirkung zwischen Organismus und Umwelt stattfindet, die ursprünglichen Repräsentationen des Körpers modifiziert« (ebd., S. 306).

Die Insel ist ein Teil des Cortex, der außen von Temporal- und Parietallappen verdeckt wird, lateral der Capsula externa und des Nucleus lentiformis liegend. Die Insel integriert Kartierungen von Körpersignalen zu einem Körperbild, das in die bewusste Selbstwahrnehmung integriert ist. Innere Bilder sind nicht statisch, sondern können als »Film im Gehirn« Vergangenheit, Gegenwart und Zukunft mit Entstehungsbedingungen und Handlungskonsequenzen so ablaufen, dass emotionale und »Als-ob«-Körperzustände durchgespielt werden, die zu bewussten angenehmen oder unangenehmen Gefühlen führen, die dem denkenden Geist als Entscheidungsgrundlage dienen können.

Mit der eigentlichen Sinneswahrnehmung wird der Körper zugleich als wahrnehmender Körper mitsamt seinen Veränderungen wahrgenommen, die während der Wahrnehmung geschehen. Nicht nur die sensorischen Signale sind hierbei bedeutsam. Auch die Signale über die motorischen Aktionen werden hinzugefügt, die Bewegung unseres Körpers im Raum, in der Außenwelt. Die Kartierungen des bewegten Körpers werden so gemeinsam mit den sensorischen Repräsentationen des Körpers zur Selbstwahrnehmung. Diese hilft von Moment zu Moment immer wieder einen Identitätsbegriff zu rekonstruieren. Erinnerungen über Körpererfahrungen, die die bisherigen Begegnungen mit der Außenwelt repräsentieren, sowie Intentionen und Pläne über künftiges Handeln (als »Gedächtnis für die mögliche Zukunft«) ergeben nach Damasio (ebd., S. 317) unsere Vorstellung von Identität und Selbst und damit von unserer Subjektivität, die sich in den Konvergenzzonen des PFC bildet. Diese Vorstellung ist über lange Zeit konstant, obwohl sie durch jede neue Wahrnehmung gestört wird und sich neu bilden, »wiederhergestellt« werden muss. Sie ist eine Vorstellung vom Objekt und vom Selbst, das mit dem Objekt interagiert. Hierzu wird keine Sprache benötigt. Die zugehörigen Geschichten können ohne Sprache »erzählt« werden.

Die Bedeutung der Motorik und der Imitation

Die traditionelle Trennung von perzeptiven und motorischen Aspekten muss angesichts neuer Forschungsergebnisse aufgegeben werden. Um aus einem Sinnesreiz eine Wahrnehmung werden zu lassen, ist neben dem sensorischen ebenso der motorische Apparat notwendig. »Wir sehen mit den Händen, Armen und Beinen.« Zunächst ergaben Untersuchungen zum Imitations- beziehungsweise Modelllernen (zitiert von Rizzolatti et al. 1999), dass nicht die beobachtete, eventuell fehlerhafte Bewegung oder Handlungsdurchführung gelernt wird, sondern die Handlungsabsicht. Es wird zunächst eine Vorstellung der Absicht einer Handlung gebildet und eine Erwartung der Konsequenzen dieser Handlung.

Bahnbrechend war die Entdeckung der Spiegelneurone (mirror neurons) durch Rizzolatti et al. (1999). Bei Untersuchungen mit Mackacken, einer Affenart, stellten sie fest, dass bestimmte motorische Neuronen besonders stark feuern, wenn die Affen anderen Affen oder Menschen bei einer Handlung zusehen, die sie anschließend selbst ausführen sollen (hier: nach einer Nuss greifen), selbst dann, wenn die Handlung zum Teil durch eine Stellwand verdeckt war. Es liegt nahe, wie Bauer (2002) ausführt, dass die Mutter-Säugling-Interaktion wesentlich auf der Aktion der Spiegelneurone sowohl bei der Mutter als auch beim Kind basiert. Die raschen Antworten in den »cycles of interaction«, die mimisch, stimmlich und durch Hautkontakt entsprechend dem Reaktionsvermögen des Säuglings ablaufen, sind so auch neurobiologisch nachvollziehbar. Rizzolatti und Mitarbeiter weisen auf die zentrale Bedeutung der Spiegelneurone für das Verstehen der Handlungen anderer Menschen hin. Ihre »direct matching hypothesis« besagt, dass eine Handlung des Gegenübers dann verstanden wurde, wenn diese eine Resonanz im motorischen System des Beobachters hervorgerufen hat. Dieser Mechanismus nutzt das »motorische Wissen« des Beobachters.

Der Körper als Bühne des Gefühls und des Bewusstseins

Die Hirnforschung legt nahe, dass der Körper das Orchester ist, mit dem unsere Psyche unsere Emotionalität spielen lässt. Und zugleich die Bühne, auf der unsere Gefühle tanzen und singen. Ohne Körper gäbe es keine Gefühle. Unsere Wahrnehmung dieser Tänzer, Sänger und Musiker sind dann unsere Gefühle. Natürlich befiehlt unsere Psyche dem Körper, die dem Gefühl entsprechenden Zustände einzunehmen und Prozesse ablaufen zu lassen, so wie der Dirigent seinen Musikern befiehlt, der Choreograf seinen Tänzern und der Regisseur seinen Schauspielern. Und doch gibt es nichts zu sehen und zu hören, ohne die Akteure auf der Bühne. Unsere Psyche ist zugleich Zuschauer und Zuhörer, auf die Musik, Tanz und Spiel einen großen Eindruck machen. Sie ist ganz erfasst von dem Treiben auf der Bühne und prägt es sich gut ein. Eingetaucht in die Welt der Emotionen färben diese ihr Erleben und Befinden in großem Ausmaß. Wendet sich der Blick der Psyche nun der zweiten Bühne zu, die eigentlich ihre Gefühle ausgelöst hat – der Außenwelt –, so hat sie zwar primär keinen Einfluss auf deren Dramaturgie, aber sie erlebt das Außenwelt-Drama durch ihre Gefühle verändert, ausgestattet mit der sicheren Bewertung ihrer Emotionen, mit ihrer Hilfe den einzelnen Personen und deren Verhalten die Bedeutung gebend, die ihr ihre Gefühle geben. Die Psyche entwirft einen Plan für ihr Verhalten im Improvisationstheater der Außenwelt. Die Idee zu diesem Plan kommt aus der Kiste, in der die Kostüme für bestimmte Rollen lagern. Einige Rollen drängen sich angesichts der emotionalen Bedeutung der Situation auf. Eine wird ausgewählt, diejenige, die bei allen bisherigen Theateraufführungen die größten Erfolge erzielte. Doch ohne Probe geht es nicht. Mental wird jetzt das geplante Rollenverhalten durchgespielt, alles wird in einem mentalen Szenario innerlich so erlebt, als ob es Wirklichkeit wäre. Und dazu wird natürlich wieder die Bühne der Gefühle zu Hilfe genommen. Die Vorstellung, so und so zu handeln, lässt den Körper tanzen, singen, musizieren und spielen. Körperzustände und -aktivitäten schaffen eine Emotion, die von der Psyche wahrgenommen, als somatischer Marker eine klare Botschaft zugunsten oder zuungunsten des geprobten Rollenverhaltens vermittelt. Entstehen daraus angenehme Gefühle, entsteht eine Handlungsmotivation, sind es unangenehme Gefühle, wird dieses Verhalten vermieden. Wenn keine Vermeidung möglich ist, wird es halbherzig oder zaghaft ausgeführt, mit entsprechend wenig positiver Wirkung.

Die zentrale Bedeutung des Körpers im Hier und Jetzt impliziert auch, dass die wichtigsten Erfahrungen des Menschen von seiner Geburt an bis in die Gegenwart überwiegend als körperliche Erinnerung gespeichert sind. Das heißt, dass sowohl das implizite als auch das explizite episodische Gedächtnis in großem Ausmaß ein körperliches Gedächtnis ist. Wenn die entsprechenden Erfahrungen noch nicht sprachlich verankert sind, können diese Gedächtnisspuren nicht über den kognitiv-sprachlichen Top-down-Weg in Erinnerung gerufen werden. Sie müssen Bottom-up wachgerufen werden. Hierzu eignet sich das Rollenspiel im Sinne des Psychodramas als dritte Bühne, auf der der Körper sich so vorfindet, bewegt und in Beziehung tritt, dass ein Wiedererkennen und Erinnern früherer Szenen und Beziehungsmuster möglich wird. Wir wissen, dass dieses Wiedererkennen mit einem oft intensiven schmerzlichen Gefühl beginnt, worauf die Situation der Kindheit erinnert wird, in der die betreffende schmerzliche Erfahrung gemacht wurde. An diesem Punkt angekommen, können wir verschiedene Wege gehen. Auf alle Fälle ist ihre leibhaftige, schützende oder unterstützende Präsenz in diesem Moment eine korrigierende emotionale Erfahrung, die ein erster Teilschritt des Heilungsprozesses ist. Die zeitliche Kontiguität des schmerzlichen Erinnerns mit der wohltuenden Begleitung sorgt dafür, dass die durch den Erinnerungsvorgang destabilisierte Gedächtnisspur nicht mehr so ausschließlich negativ im Gedächtnis abgelegt wird (siehe oben). Wenn an diese Stelle auch noch das (körperlich im Hier und Jetzt erlebte) Bewusstsein tritt, nicht selbst diese Vergangenheit verschuldet zu haben, sondern eigentlich das Recht auf eine Befriedigung kindlicher Bedürfnisse gehabt zu haben, kann diese schmerzliche Kindheitserinnerung nicht mehr ganz so deformierend auf das Selbstgefühl einwirken.

3 Eine Emotionstheorie für die psychotherapeutische Praxis[3]

In Sulz und Schmalhofer (2010) wurde die Emotionstheorie des Strategisch-Behavioralen Therapieansatzes, die erstmals in Sulz (1987) vorgestellt wurde, neu formuliert (vgl. Abb. 1).

> »Hintergrund dieser Erfassung von Emotionalität und Emotionsregulation ist eine Emotionstheorie, die der kognitiv-affektiven Entwicklungstheorie psychischer Störungen (Sulz, 1994, 2001) verwandt ist. Ausgehend von neurobiologischen Emotionstheorien (LeDoux, 2001, Damasio, 2003) wird Emotionen eine unmittelbarere, verhaltenssteuernde Funktion und Wirkung zugeschrieben als Kognitionen (Sulz & Sulz, 2005). Deshalb ist auch der Umgang mit Emotionen nicht primär kognitiv, sondern ebenfalls emotiv (Fonagy, Gergely, Jurist & Target, 2008). Emotionen werden mit Emotionen gesteuert bzw. reguliert. Rein kognitive Regulierungsversuche scheitern. Darum wird erfasst, inwiefern Akzeptanz oder Ablehnung eines Gefühls besteht; und inwiefern eine ausreichende Toleranz zum Aushalten eines Gefühls vorhanden ist; schließlich, ob Angst davor besteht, ein Gefühl zuzulassen (Sulz, 1995). Dazu kommen weitere dysfunktionale Arten des Umgangs mit Gefühlen, die zum Teil in der psychiatrischen Psychopathologie als Symptome definiert sind. Ein einfaches Ablaufmodell fasst die genannten Aspekte zusammen (Abb. 1). Je nach Frustration, Befriedigung oder Bedrohung durch elterliches Verhalten treten bestimmte Motive überdauernd in den Vordergrund. Das können zentrale Bedürfnisse, Ängste oder Aggressionstendenzen sein. Zudem entsteht aus den Kindheitserfahrungen eine im Erwachsenenalter oft dysfunktionale Überlebensregel (Sulz, 1994, 2017a–c) als kognitiv-affektives Schema. Die Emotionalität richtet sich nach diesen Sollgrößen aus und steht in ihrem Dienst. Um diese Sollwerte zu erfüllen,

3 Dieses Kapitel wurde verändert übernommen aus Sulz 2017b, S. 17f.

muss die Akzeptanz von Gefühlen reduziert werden oder deren Ablehnung erfolgen, eine Intoleranz gegen einige Gefühle gebildet werden und der Mut zu einigen Gefühlen fehlen. Habituell entstehen weitere dysfunktionale Arten des Umgangs mit Gefühlen als Instrumente der Emotionsregulation. Insgesamt kann dies zu Persönlichkeitsstörungen, psychischen oder psychosomatischen Störungen führen. Diese wiederum wirken sich auf die Emotionsregulation und auf die Motivsysteme aus, die noch mehr aus der Balance geraten. Das Gefühlsrepertoire wird zunehmend eingeschränkt und funktionales Handeln unwahrscheinlicher« (Sulz & Schmalhofer 2010, S. 185).

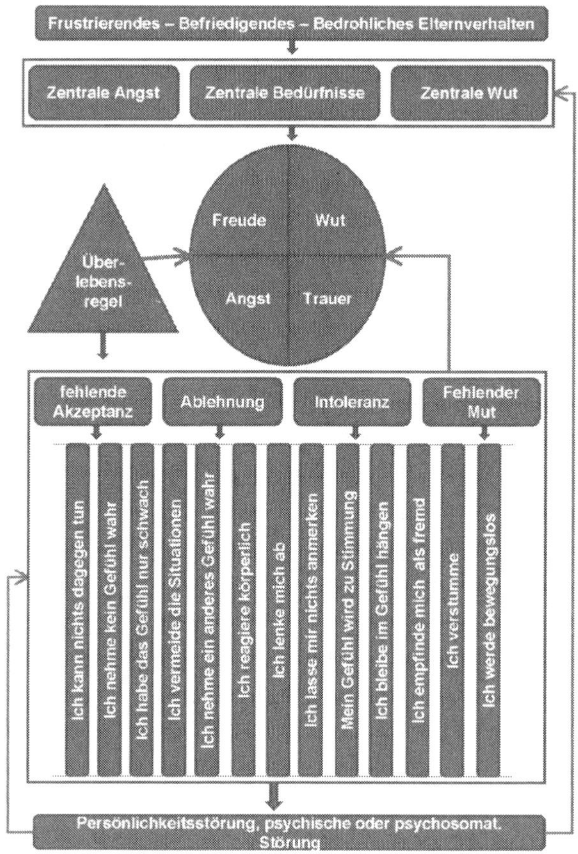

Abbildung 1: Ein einfaches Modell der Funktionalität von Emotionen und Emotionsregulation (aus Sulz & Schmalhofer 2010, S. 185)

3.1 Emotionale Schemata[4]

Wenn der Mensch wiederholt in gleiche Situationen kommt, verarbeitet er ökonomischer Weise das erneute Auftreten der jeweiligen Situation nicht so, als ob er sie noch nicht kennen würde. Er hat bereits eine Schablone entwickelt, die ihm hilft, rascher und effektiver mit der Situation umzugehen. Er wiederholt zutreffende Wahrnehmungen, richtige gedankliche Schlüsse und Interpretationen. Es laufen bei ihm automatisch die gleichen Gefühle wie beim letzten Mal ab, und er hat denselben Handlungsimpuls, der erneut zu dem erfolgreichen Verhalten führt. Seine Erwartung der Konsequenzen seines Verhaltens ist in dieser Schablone oder diesem Schema ebenfalls enthalten. Mit jedem Bestätigen des Nutzens seiner Schablone werden die entsprechenden Reaktionen neuronal gebahnt beziehungsweise die Schemata gefestigt. Es erfolgt Assimilation. Werden sie den häufig vorkommenden Situationen nicht mehr gerecht, so werden sie geändert. Diese Änderung ist der Vorgang der Akkommodation.

Jean Piaget hat 1945 diese Vorgänge als Erster beschrieben und untersucht (Piaget 1978). Er unterscheidet kognitive und affektive Schemata. Da das Schema Abstraktion und Generalisierung beinhaltet, ist bei nur leicht vom Vorereignis abweichenden Situationen das Schema schnell verfügbar. Auf diese Weise führen wiederkehrende Ereignisse mit ähnlicher Bedeutung zu wiederkehrenden Gefühlen. In der Psyche vorhandene Strukturen werden benutzt, um aktuellen Situationen besser gerecht werden zu können. Diese psychische Organisation ist ein Vorgang im Dienst der Adaptation an die Umwelt.

Ulich und Mayring (1992) betonen zwei zentrale Merkmale von emotionalen Schemata: die Vereinfachung durch Absehen vom Konkreten und Individuellen und die Beziehungsstiftung zwischen Auslösern und Reaktionen: »Emotionale Schemata sind psychische Strukturen und als solche Bezugssysteme des aktuellen Erlebens, innerhalb derer sich die emotionale Bedeutung eines Ereignisses ergibt, die also Ereignissen Bedeutung verleiht« (S. 89). Sie gehen davon aus, dass eine aktuelle Gefühlsregung von vier Faktoren abhängt: dem Ereignis, dessen Kontext, der Momentanverfassung der Person und der Art der emotionalen Schemata der Person. In Anlehnung an Rumelhart und Ortony (1977) wenden sie die Heuristik des Leerstellen-Systems zur Untersuchung emotionaler Schemata an:

4 Dieses Kapitel wurde verändert übernommen aus Sulz 2000, S. 14f.

Eine Emotion enthält notwendige konstituierende Merkmale, die Variablen oder Leerstellen sind. Diese werden in einer aktuellen Situation mit Werten belegt.

»Die Belegung der Leerstellen emotionaler Schemata ist das aktuelle Gefühlserlebnis. Emotionale Schemata repräsentieren die allgemeine Organisationsform einer Klasse von Gefühlsregungen (z. B. Angst) durch eine Struktur von Variablen (Leerstellen) und potentiell zuzuordnenden Werten (Wertebereiche)« (Ulich & Mayring 1992, S. 93). Die Autoren verdeutlichen die konstitutiven Aspekte am Beispiel des Mitgefühls (ebd., S. 102):

> »1. ›Gefühlstypen‹ machen die Person zu einem ›kompetenten Erleber‹, sie ist grundsätzlich zum Erleben von Mitgefühl fähig, da sie entsprechende Koppelungen von Zustandswahrnehmung, Ereigniswahrnehmung und Emotionsbenennung generalisiert hat.
> 2. ›Kulturelle Gefühlsschablonen‹ bestimmen im Leerstellengefüge die Wertebereiche mit, d. h. die Wahrscheinlichkeit, mit der eine Variable einen bestimmten Wert annehmen kann. Fällt das Ereignis in ein kulturell präformiertes ›Raster‹ für die Auslösung von Mitgefühl, gehört das Ereignis also zu den kulturell typischen potentiellen Auslösern für Mitgefühl?
> 3. ›Wertbindungen‹ entscheiden wesentlich mit, ob aus der ›Kompetenz‹ eine ›Performanz‹ wird, ob also bei Eintreten eines bestimmten Ereignisses überhaupt eine entsprechende Gefühlsregung entsteht, abhängig von dem Wert, der jeweils betroffen ist.
> 4. ›Emotionale Gewohnheitsstärken‹ erleichtern oder erschweren in differentieller Weise die ereignisabhängige Auslösbarkeit, Promptheit und Häufigkeit spezifischer emotionaler Reaktionen. Je öfter eine Person in der Vergangenheit ein bestimmtes Gefühl, wie z. B. Mitgefühl, erlebt hat, desto größer ist die Gewohnheitsstärke.«

Leventhal und Tomarken (1986) geben als Funktion des emotionalen Schemas an: Eine äußerst rasche, unwillkürliche, nicht-bewusste, anstrengungslose, automatische, wahrnehmungsmäßig-emotionale Einschätzung gegebener Situationen, die Erwartungen schafft, episodische Erinnerungen verfestigt, zur Generalisierung von emotionalen Erfahrungen führt, bei gleichzeitiger Aktivierung mehrerer emotionaler Schemata Gefühlsmischungen entstehen lässt und insgesamt der Organisation und Akkumulierung von Erleben und Erfahrungen dient.

Das emotionale Schema ist ebenso wie das kognitive Schema die überdauernde Struktur, aus der als Resonanz auf die vorgefundene Situation oder das stattfindende Ereignis die von Beck (z. B. Wright & Beck 1986; Beck 2004) beschriebenen automatischen Gefühle und Gedanken entspringen.

3.2 Entwicklung und Emotion[5]

Mit der Entwicklung des Menschen entwickeln sich Gefühle und die Fähigkeit zur Gefühlsregulation. Angst und Wut beziehungsweise Ärger gehören zu den frühesten Emotionen. Deren Inhalte ändern sich aber mit der psychischen Entwicklung des Menschen. Die innere und äußere Situation einer Person entscheidet, was für sie bedrohlich ist. So ist für die gewonnene Existenz als Erdenbürger deren Verlust die größte Gefahr. Wer gerade mit Mühe eine tragfähige Bindung zu einem anderen Menschen aufgebaut hat, fürchtet am meisten die Trennung. Wer sich durch seine Fähigkeit, gezielt Einfluss auf das Verhalten anderer zu nehmen, aus dem Ausgeliefertsein herausgearbeitet hat, fürchtet Verlust der Kontrolle über eine Situation oder über das Verhalten des anderen.

Wer es endlich geschafft hat, seine Impulse zu hemmen und zu steuern, mag fürchten, die Kontrolle über sich zu verlieren. Wer seine Selbstinteressen ganz seiner Liebesbeziehung geopfert hat und sich vollständig durch die Beziehung definiert, fürchtet Liebesverlust. Wer sich aus der Nähe emotionaler Beziehung herausgeschält hat und seine Beziehungen durch Umgangsregeln und Gesetze verwaltet, fürchtet Chaos, das Außerkrafttreten von Gesetzen beziehungsweise Regeln; er fürchtet auch, dass er sich emotional hingibt und sich in einer Beziehung (wieder) verliert.

Verschiedene Angstinhalte beschreiben verschiedene Entwicklungsstufen (vgl. Abb. 2). Auf den jeweils unteren Stufen ergibt die Angst der höheren Stufe keinen Sinn, denn man kann das, was man noch nicht hat, auch nicht verlieren. Die Entwicklungspsychologie Kegans (1986) bildet diese Abfolge der Entwicklung zentraler Angstinhalte recht gut ab. Sie wird unter anderem auch von Blanck und Blanck (1981, 1991, 1994) und Sulz (1995, 1999a) beschrieben.

Ebenso hängen die Bedürfnisse eines Menschen von seinem entwicklungsbedingten Zustand und seiner ihn einbindenden Kultur ab

5 Diese Kapitel wurde verändert übernommen aus Sulz 2000, S. 69ff.

(s. Abb. 2). Auf der einverleibenden Stufe nach Kegan (1986) benötigen wir Versorgung, auf der impulsiven Stufe Geborgenheit und Schutz, auf der souveränen Stufe Kontrolle, auf der zwischenmenschlichen Stufe Liebe, auf der institutionellen Stufe Regeln und Gesetze und auf der überindividuellen Stufe Freiheit. Einerseits kann man diese Entwicklungsstufen bestimmten Altersstufen zuordnen, andererseits treffen wir im psychotherapeutischen Kontext Menschen an, die bezüglich des Umgangs mit sich und ihren wichtigen Beziehungen auf einer der ersten drei Stufen zu lokalisieren sind (Sulz & Theßen 1999). Gleichzeitig können sie in anderen Lebensbereichen sehr reife Formen des Erlebens und Verhaltens aufweisen (Noam 1988; Noam et al. 1995). Neben diesen homöostatischen Sollwerten ist auch die Identität Gegenstand der Entwicklung. In Anlehnung an Kegan können wir die Selbstdefinition des Menschen auf den verschiedenen Stufen formulieren (s. Abb. 2). Zunächst heißt es »Ich bin da«, dann

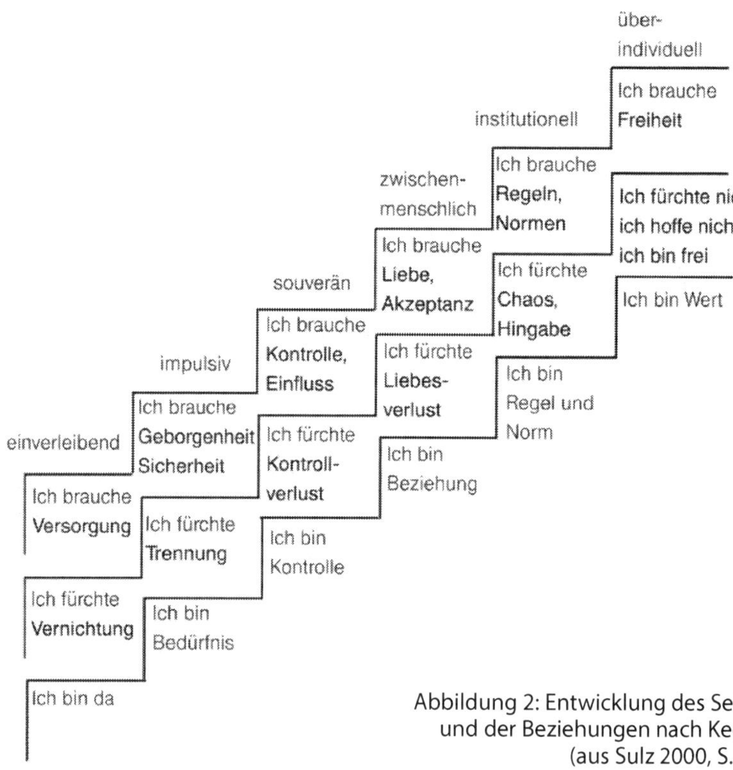
über-
individuell
Ich brauche
Freiheit
institutionell
Ich brauche
Regeln,
Normen
Ich fürchte nicht,
ich hoffe nicht,
ich bin frei
zwischen-
menschlich
Ich brauche
Liebe,
Akzeptanz
Ich fürchte
Chaos,
Hingabe
Ich bin Wert
souverän
Ich brauche
Kontrolle,
Einfluss
Ich fürchte
Liebes-
verlust
Ich bin
Regel und
Norm
impulsiv
Ich brauche
Geborgenheit
Sicherheit
Ich fürchte
Kontroll-
verlust
Ich bin
Beziehung
einverleibend
Ich brauche
Versorgung
Ich fürchte
Trennung
Ich bin
Kontrolle
Ich fürchte
Vernichtung
Ich bin
Bedürfnis
Ich bin da

Abbildung 2: Entwicklung des Selbst und der Beziehungen nach Kegan (aus Sulz 2000, S. 71)

»Ich bin Bedürfnis«, danach »Ich bin Kontrolle«, anschließend »Ich bin Beziehung«, schließlich »Ich bin Norm« und zuletzt »Ich bin Wert«. Über dieser letzten (überindividuellen) Stufe wäre der Mensch auch nicht mehr in seine Werte eingebunden. Dann könnte er sagen: »Ich bin!« Man kann probatorisch diesen Identitäten bevorzugte Gefühle zuordnen, zum Beispiel Angst und Sicherheit, Freude und Trauer, Stolz und Ärger, Liebe und Hass, Genugtuung und Zorn oder Schuld, Erfüllung und Streben. Emotionen können also bezüglich des Entwicklungsthemas eine spezifische Funktion haben. Je nachdem, welches Gefühl ein Mensch in einer bestimmten Situation hat, können wir Vermutungen bezüglich des Entwicklungsstands seines Selbst und seiner Beziehungen anstellen. Und es kann sein, dass das Thema der Therapie ein Entwicklungsthema wird (Sulz 1994, 1995, 1999a, b, 2000).

3.3 Ein Emotionsmodell für die psychotherapeutische Praxis

In der Psychotherapie können wir uns anfangs auf den homöostatischen Aspekt von Emotionen beschränken. Es geht um das zu häufige beziehungsweise zu intensive oder das zu seltene oder zu schwache Vorhandensein von Gefühlen. Psychische Störungen sind überwiegend emotionale Störungen, auch die Geistesstörungen, selbst wenn kognitive oder Verhaltensstörungen im Vordergrund stehen. Sulz (1987) beschreibt Gefühle in folgendem Kontext: Ausgehend von einer verhaltenstheoretischen Betrachtung beschreibt er zunächst die S-O-R-Sequenz im Rahmen des S-O-R-K-Modells (s. Abb. 3).

Eine Situation beziehungsweise ein Ereignis wird bereits durch eine selektive Wahrnehmungssensibilität gefiltert (Neisser 1988; Roth 1995). Diese ist von der aktuellen Lebenssituation abhängig (Problem, Konflikte einerseits und stützende, versichernde, konfliktfreie Aspekte andererseits). Auch Erinnerungen an »gute« und an »schlechte« Erfahrungen mit diesem Typ von Situation beeinflussen die Wahrnehmungsselektion. Die Selbsteinschätzung bezüglich eigener Defizite oder Schwächen beziehungsweise eigener Fähigkeiten, Fertigkeiten und Stärken verändert die Wahrnehmung ebenfalls. Innere Normen und Ideale lassen die Situation zudem in einem selektiven Licht erscheinen. Diese führen zu den oftmals widerstreitenden Motiven, Gefahr abzuwenden versus Bedürfnisse zu

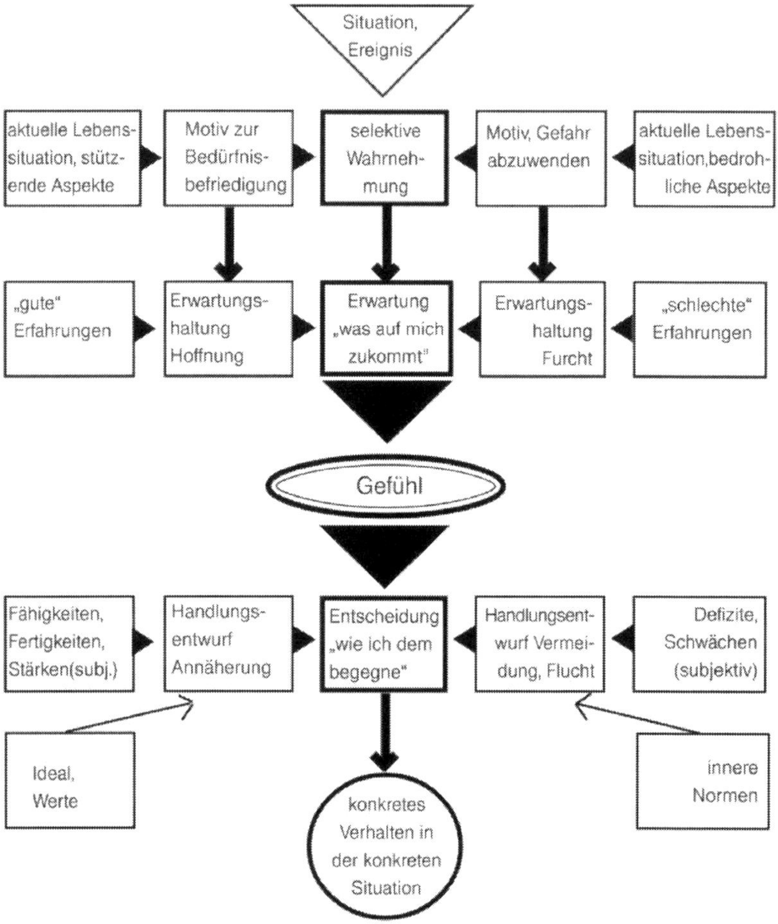

Abbildung 3: Emotionsmodell 1 – Aktualgenese des Gefühls (Situation – Organismus – Reaktion – Sequenz) (aus Sulz 2000, S. 16)

befriedigen. Auf der kognitiven Ebene stellt sich als Erwartungshaltung Furcht oder/und Hoffnung ein. Das nun resultierende Gefühl zeigt das Ergebnis dieser Informationsverarbeitung und stellt die Weichen, ob ein Handlungsentwurf zu Vermeidung/Flucht oder zu Annäherung führt. Die Entscheidung für eine Antwort auf das situative Ereignis ist also vor allem bei unreflektiertem Verhalten direktes Ergebnis der affektiven Bewertung. Bewusste willentliche Entscheidungen für ein bestimmtes Verhalten können auch ohne oder gegen das resultierende Gefühl getroffen werden.

Fehlende Fähigkeiten in der Selbsteinschätzung, vorausgehende »schlechte« Erfahrungen, innere Normen und die problematischen Aspekte der gegenwärtigen Lebenssituation führen zu ängstlichen Gefühlen und einer Hemmung meisternden Verhaltens und zu Vermeidung und Flucht (R.S. Lazarus 1975, 1991). Dies wird eigenen Anliegen und Bedürfnissen nicht gerecht. Deren Frustration schafft eine innere Situation, die Veränderungsdruck verursacht und Gefühle produziert, die helfen sollen, den eigenen Anliegen nunmehr doch gerecht zu werden, zum Beispiel Ärger. Das Gefühl bleibt seiner homöostatischen Funktion gemäß so lange, bis das Verhalten, das durch dieses Gefühl motiviert ist, zum Erfolg führt. Wenn dies ein verbotenes Verhalten ist, drängt das Gefühl weiter. Nun kann es sein, dass etwas gegen das Gefühl getan werden muss, damit das Drängen nachlässt.

Welche Arten des oft vermeidenden und damit dysfunktionalen Umgangs mit Gefühlen im klinischen Kontext immer wieder beobachtbar sind, hat Sulz (1995) beschrieben: spontanes Handeln aus dem Gefühl heraus, den Handlungsimpuls zu unterdrücken, aber das Gefühl voll zuzulassen, volles Gefühl ohne Handlungsimpuls, extrem intensiv werdendes Gefühl, vorhandene Gefühle nicht zeigen, körperliche Gefühlsreaktionen ohne psychische Gefühlswahrnehmung, das Gefühl zwar spüren, aber das Gegenteil tun, das gegenteilige Gefühl wahrnehmen, irgendein anderes Gefühl ersatzweise wahrnehmen, das Gefühl nur sehr schwach fühlen, gar nichts mehr fühlen, Verstimmung, Symptombildung, Depersonalisation, Derealisation, Mutismus, Stupor. Diese Arten des Umgangs mit Gefühlen sind mit zahlreichen psychischen und psychosomatischen Erkrankungen assoziiert. Die inhaltliche Ausgestaltung der beschriebenen Teilprozesse kann situationsübergreifend generalisiert werden und als relativ konstantes Erlebens- und Reaktionsmuster verfestigt werden. Dadurch wird es zu einer Schablone des Erlebens und Verhaltens, zu einem Schema im Sinne Piagets (1978). Ihr Vorteil ist die rasche Informationsverarbeitung bei wiederkehrenden Situationen und das Nutzen von bereits früher erfolgreichen Verhaltensweisen in ähnlichen Situationen. Ihr Nachteil ist das fehlende Berücksichtigen des Unterschieds zwischen der aktuellen Situation und dem durch das Schema definierten allgemeinen Situationstyp. Schemata sind also nie ganz situationsgerecht.

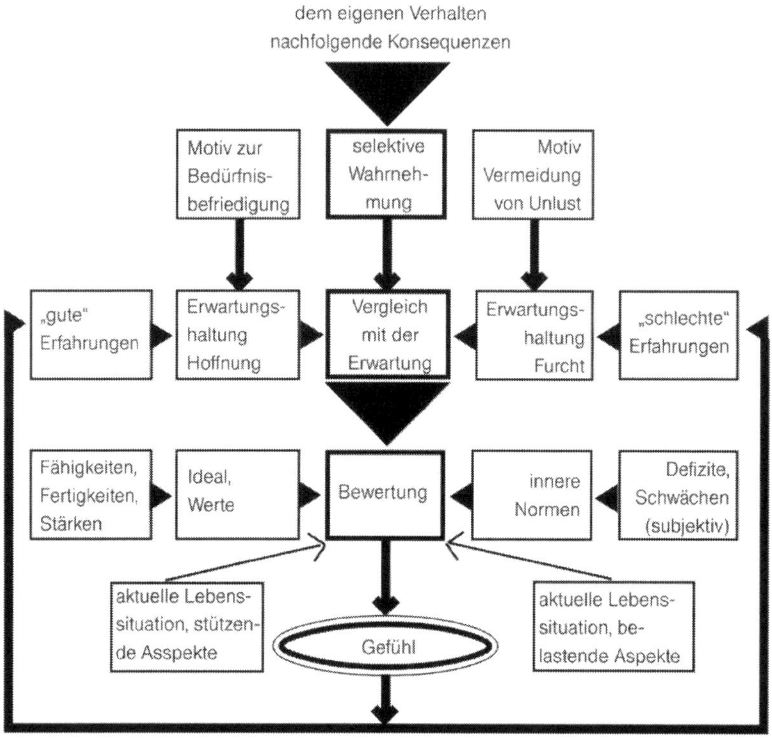

Abbildung 4: Emotionsmodell 2 – Aktualgenese des Gefühls (Reaktion – Konsequenzen – Sequenz) (aus Sulz 2000, S. 18)

Die Analyse der R-K-Sequenz im S-O-R-K-Modell (Sulz 1987, 2000, vgl. Abb. 4) bringt zusätzlich zu der Untersuchung der situativ verhaltenssteuernden Funktion der Gefühle deren maßgebliche Rolle bei der psychischen Verarbeitung allen Erlebens und Erfahrens zur Darstellung: Nachdem das gefühlsmotivierte und -gesteuerte Verhalten in einer spezifischen Situation gezeigt wurde, folgt die Wahrnehmung von dessen Wirkung. Dieser Wahrnehmungsprozess ist wieder selektiv. Das Motiv zur Vermeidung von Unlust und das Motiv zur Bedürfnisbefriedigung bringen konkurrierende emotionale und kognitive Schemata als Wahrnehmungsfilter und als Auswertungsschablone zur Wirkung. Die Erinnerungen an bisherige »schlechte« Erfahrungen mit diesem Situationstyp (Weltbild) bringen als Erwartungshaltung Furcht hervor: die

Furcht, dass das Verhalten unwirksam war oder dass es aversive Folgen haben wird. Die Erinnerungen an bisherige »gute« Erfahrungen (ebenfalls Bestandteil des Weltbildes) führen zu der Erwartungshaltung Hoffnung auf eine möglichst positive Wirkung des Verhaltens im Sinne der Bedürfnisbefriedigung und Verstärkung. Die negativen Anteile des Selbstbildes lassen die Furcht wachsen, die positiven Anteile die Hoffnung. Auch die bedrohlichen Aspekte der gegenwärtigen Lebenssituation (Kontext) führen zu größerer Furcht, während die stützenden Aspekte Hoffnung entstehen lassen. Der Vergleich der so resultierenden Erwartung mit der selektiv zustande gekommenen Wahrnehmung führt zur Bewertung des Ergebnisses im Sinne des dreistufigen Prozesses der Selbstregulation (Kanfer 1977). Ein erwartungsgemäßes Verhalten festigt die emotionalen, kognitiven und Handlungsschemata durch Bestätigung des Selbst- und Weltbildes. Ein unteroptimales Ergebnis lässt das Motiv zur Unlustvermeidung scheitern, geht als »schlechte« Erfahrung in die Erinnerungen ein, wodurch das Weltbild bedrohlicher oder überfordernder wird und sich das Selbstbild im Sinne einer ausgebliebenen Selbstwirksamkeitserfahrung weniger kompetent darstellt. Zudem wird das Ergebnis danach geprüft, ob innere Normen eingehalten, ob Werte erfüllt wurden und mit dem Verhalten dem eigenen Ideal nähergekommen wurde. Ist dies gescheitert, so ist die Bewertung des Verhaltens ebenfalls negativer. Die Wirkungen des Verhaltens sind also nicht nur äußere, indem sie sich auf Situation und Umwelt beziehen, sondern nachfolgend sind es zahlreiche innere Wirkungen. Die affektiv-kognitive Verarbeitung und Bewertung dieser Wirkungen stellen die zunächst kurzfristigen Konsequenzen des Verhaltens dar. Und sie bestimmen, welches Gefühl resultiert. Dieses Gefühl nach dem Verhalten ist einerseits Indikator für die individuelle Bedeutung der Situation und die Bewertung des Interaktionsergebnisses. Dieses Gefühl wirkt andererseits direkt über die Motive zur Unlustvermeidung und zur Bedürfnisbefriedigung verstärkend oder bestrafend. Damit werden die aktualisierten Schemata gefestigt oder verändert. Eine rein kognitive Verarbeitung von Erfahrungen hätte eine zu geringe Auswirkung auf unser künftiges Verhalten. Vor allem würden Wahrnehmungs-, Bewertungs- und Handlungsprozesse weniger ökonomisch ablaufen können. Durch das Aktualisieren der emotionalen Schemata als fertige Schablone der Passung von Situation und Emotion entsteht ein ganzheitlicher Prozess der Wechselwirkung zwischen Mensch und Umwelt.

3.4 Verbotene Gefühle

Verbotene Gefühle sind Gefühle, die nicht ins Bewusstsein gelangen dürfen, da sonst die Gefahr zu groß werden könnte, etwas zu tun, das zu irreparablen Schäden in den wichtigen Beziehungen eines Menschen führen würde. Jeder Mensch hat verbotene Gefühle. Manche sind so verboten, dass sie nie in unser Bewusstsein gelangen. Wer von sich behaupten kann, noch nie im Leben Mordgelüste gehabt oder einen tödlichen Hass verspürt zu haben, nie neiderfüllt gewesen zu sein und Eifersucht nicht zu kennen, hat seine autonome Psyche gute Arbeit verrichten lassen – weil nicht sein kann, was nicht sein darf.

Da haben es diejenigen Menschen schwerer, die diese Gefühle verspüren. Sie erschrecken, schämen, verachten sich oder fühlen sich schuldig, obwohl sie keinem Menschen etwas zuleide getan haben. Wer so reagiert, wenn er auf seine Gefühle stößt, hat sich diese Gefühle irgendwann einmal verboten und hält dieses Verbot aufrecht. Das Verbot wird zum Beispiel mithilfe von sekundären, gegensteuernden Gefühlen (Schreck, Scham, Verachtung oder Schuldgefühl) aufrechterhalten. Diese Verbote wurden in der Kindheit etabliert und ihre Überwachung automatisiert (Young 1994; Guidano 1988). Dadurch wurde versäumt, sie spätestens beim Übergang ins Erwachsenenalter zu überprüfen und aufzuheben beziehungsweise abzumildern. Dazu im Folgenden zwei Beispiele:

> Frau D. wünschte ihrer Mutter den Tod, wenn diese sie wöchentlich ohne triftigen Grund schlug, bis ihr die Kraft ausging und die misshandelte Tochter wimmernd am Boden lag. War die Mutter wieder zur Besinnung gekommen und sehr lieb und großzügig zu ihrer Tochter, so hatte diese größte Schuldgefühle, dass sie ihrer lieben Mutter den Tod wünschen konnte. Um diesem Konflikt zu entgehen, verbot sie sich Hassgefühle und empfand tatsächlich nie wieder Hass auf ihre Mutter und auch später auf keinen einzigen Menschen mehr. Sie wurde ein wehrloses Wesen, das die Aggressionen anderer dadurch von sich fernhielt, dass sie sehr lieb und angenehm auf andere einging.

> Herr G. machte als Kind die Erfahrung, dass seine Liebe zu seinem Vater von diesem rücksichtslos mit Füßen getreten wurde. Es wäre nicht länger auszuhalten gewesen, diesem Vater mit Liebe zu begegnen und von diesem abgewiesen und verhöhnt zu werden. Also

verbot er sich als achtjähriger Junge das Gefühl der Liebe. Ohne dieses Gefühl konnte er den Vater als einen gemeinen Kerl empfinden und sich innerlich von ihm distanzieren. Er war für ihn »gestorben«. Aber nicht nur dem Vater gegenüber blieb das Gefühl der Liebe für alle Zeiten aus, auch allen anderen Menschen gegenüber. Es blieb nur noch eine vernarrte Tierliebe übrig. Das Verbieten und Abschaffen dieses Gefühls half ihm, seine Kindheit einigermaßen heil durchzustehen. Ohne dieses absolute Verbot wäre er emotional zugrunde gegangen. Doch im Erwachsenenalter gelang es nicht, dieses Verbot aufzuheben. Ihm war keine Liebesbeziehung zu einem Menschen möglich, trotz seiner großen Sehnsucht nach einer liebevollen Beziehung. Seine Überlebensregel war: »Nur wenn ich immer das Bedrohliche und Negative bei Menschen sehe und wenn ich niemals das Gefühl der Liebe spüre, verhindere ich nahe Beziehungen mit aggressiven Auseinandersetzungen.« Das Verbot zu lieben war Inhalt seiner Überlebensregel, einer impliziten, nicht bewussten Regel, an der sich sein Umgang mit Menschen orientierte.

4 Das Schicksal der Emotionen im Therapieprozess[6]

20 Therapieschritte

Während die Inhalte einer Psychotherapie (über was Therapeuten sprechen und was sie bearbeiten) wesentlich davon abhängen, welcher Mensch in welchem Kontext welches Symptom entwickelt hat, ist der Therapieprozess (wie Therapeuten sprechen und was sie fühlen während des Sprechens) ein quasi gesetzmäßiger Ablauf, der bestimmte Phasen beinhaltet, ohne dass diese explizit von Therapeuten geplant und bewusst eingesetzt werden müssen. Allerdings sieht sich ein Therapeut schnell einer schwierigen Situation ausgesetzt, wenn er für das prozessuale Geschehen kein Ohr und kein Auge hat. Es gilt deshalb auch zu erkennen, welcher Schritt des Therapieprozesses welche Gefühle beim Patienten und beim Therapeuten auslöst.

Sulz (2001, vgl. Sulz 2017c) hat 20 Schritte beschrieben, die jeweils eine zu thematisierende tiefe emotionale Erfahrung des Patienten beinhalten:

1. Aufbau von Hoffnung und Glaube (Erwartung von Therapieerfolg)
2. Aufbau einer förderlichen therapeutischen Beziehung (Bedürfnisbefriedigung mit dem Ziel des Wohlbefindens und des Freisetzens von Ressourcen)
3. Aufbau von Therapiemotivation
4. Herstellen tiefer emotionaler Erfahrung (Achtsamkeit, Exposition)
5. Korrektur der emotional-kognitiven Bewertungen
6. Herstellen von Akzeptanz
7. Ressourcenmobilisierung
8. Herstellen von Änderungsbereitschaft und Änderungsentscheidung
9. Loslassen, Abschied, Trauer
10. Überwinden der Angst vor Veränderung
11. Veränderung des Verhaltens und Erlebens
12. Erfahrung von Selbstwirksamkeit

6 Dieses Kapitel wurde verändert übernommen aus Sulz 2017c, S. 54ff.

13. Umgang mit Niederlagen
14. Automatisierung des neuen Verhaltens und Erlebens
15. Generalisierung des neuen Verhaltens und Erlebens
16. Selbstmanagement des Verhaltens und Erlebens
17. Bahnung weiterer Selbstentwicklung
18. Abschied, Trauer, Trennung
19. Die Zeit nach der Therapie
20. Die Zukunft

4.1 Aufbau von Hoffnung und Glaube

Der Aufbau von Hoffnung (Erwartung von Therapieerfolg) erfolgt durch:

a) die Informationsvermittlung über:
   - das Wesen der Erkrankung (»Aha, das ist ja schon sehr bekannt!«)
   - die Entstehung der Erkrankung (»Jetzt verstehe ich, wie's begann!«)
   - die Aufrechterhaltung der Erkrankung (»Deshalb geht es nicht weg!«)
   - die Häufigkeit der Erkrankung (»So viele Menschen haben das!«)
   - die Therapierbarkeit der Erkrankung (»Es ist ja behandelbar!«)
   - die einzusetzenden Interventionen und deren empirische Bewährung (»Da gibt es ja doch wirksame Verfahren zu meiner Behandlung!«)

b) die Vermittlung der kompetenten Professionalität des Therapeuten (»Mit seiner Hilfe werde ich es schaffen!«)

c) die Wahrnehmung der persönlichen Ressourcen (»Die habe ich ja vergessen! Das alles kann ich ja gut, und das hilft mir jetzt!«)

Empirische Untersuchungen (Beck 1979) zeigen, dass die Erwartungen eines Patienten zu Beginn der Therapie, dass und wie die Therapie erfolgreich verlaufen wird, deutlich mit dem Therapieergebnis korrelieren. Je mehr Hoffnung ein Patient hat, dass die Therapie ihm helfen wird, umso größer wird der Therapieerfolg sein. Da dies einer der mächtigen Wirkfaktoren der Psychotherapie ist, können wir es nicht dem Zufall überlassen, ob der Patient die Therapie hoffnungsvoll beginnt oder ob er in seiner

Hoffnungslosigkeit verharrt. Kognitiv-behaviorale Therapien setzen hierzu drei Mittel ein: Informationsvermittlung, Ressourcenerfassung und -mobilisierung sowie kompetente Professionalität des Therapeuten. Außerdem dient der Aufbau einer hilfreichen und als hilfreich wahrgenommenen Beziehung zum Patienten auch diesem Ziel: »Ich hatte das erste Mal das Gefühl, wirklich verstanden zu werden. Das habe ich weder bei meinem Mann noch bei meiner Mutter gespürt. Obwohl die mir ja helfen wollten.« Darauf wird im nächsten Abschnitt eingegangen.

Der Therapeut vermittelt Informationen über das Wesen der Erkrankung, worin sie besteht, welche Symptome dazugehören, wie sie entsteht (typische Symptomauslöser), warum sie oft nicht von selbst wieder verschwindet (d. h., inwiefern die Psyche das Symptom als Schutz- oder Notfallmaßnahme weiterhin braucht), die Häufigkeit der Erkrankung (d. h., wie viele Menschen dieses Schicksal mit dem Patienten teilen), die therapeutischen Möglichkeiten (z. B. verschiedene Psychotherapien, Psychopharmakotherapie, ambulante oder stationäre Behandlung), welche Interventionen bei dieser Erkrankung eingesetzt werden und inwiefern diese empirisch wissenschaftlich nachgewiesen sind und sich bewährt haben.

Bereits die Art und Weise der ersten Untersuchungen, die Treffsicherheit der hypothesengeleiteten Fragen und die Informationsvermittlung (wird die Krankheit so beschrieben, dass der Patient sich mit seinem Leiden ganz wiederfindet?) vermitteln dem Patienten den Eindruck, dass der Therapeut seinen Beruf beherrscht und insbesondere mit Diagnose und Therapie seiner Erkrankung sehr vertraut ist. Er kann beginnen, an den Therapeuten und die Therapie zu glauben. Empirisch wissenschaftlich ausgerichtete Therapeuten müssen darauf achten, dass sie so subtile Phänomene wie Hoffnung und Glaube nicht vorschnell als unwissenschaftlich abtun. Wenn diese in der Therapieforschung als Placeboeffekt bezeichnet werden, so ist das nicht mit Unwirksamkeit oder Unseriosität verbunden. Nur der Therapeut ist wissenschaftlich, der empirisch nachgewiesene Mittel, die ihm unmittelbar zur Verfügung stehen, auch einsetzt. Unterlässt er ihre Anwendung, so reduziert er seine Erfolgsaussichten um etwa ein Drittel, und dies ist therapeutische Inkompetenz.

Ein Patient, der psychisch oder psychosomatisch erkrankt, macht implizit die Erfahrung, dass seine Fähigkeiten und Ressourcen unzureichend sind und dass er hilflos der Krankheit ausgeliefert ist. Wenn er verstanden hat, worauf es bei der Therapie ankommt, kann er gemeinsam mit dem Therapeuten herausarbeiten, welche Fähigkeiten er hat, die ihm helfen werden, die Krankheit zu überwinden. Und auf welche Ressourcen er sich stützen kann, um genügend Kraft für die therapeutische Arbeit aufbringen zu können. Hier kann auch schon die aktive Rolle des Patienten im Therapieprozess deutlich gemacht werden, allerdings mit so viel Fingerspitzengefühl, dass der Patient nicht gleich den entmutigend großen Berg vor sich sieht. Vielmehr erwächst aus der Bewusstheit der eigenen Fähigkeiten und Möglichkeiten eine Zuversicht, es zu schaffen. Und diese Zuversicht gibt die Kraft, die hierzu erforderlich ist. Die emotionale Erfahrung besteht darin, dass der Patient, der sich selbst nicht mehr zu helfen wusste und auch ratlos bezüglich der Ursachen war, nun einen Platz gefunden hat, an dem er sich gut aufgehoben und unterstützt fühlt.

4.2 Aufbau einer förderlichen therapeutischen Beziehung

Der Aufbau einer förderlichen Beziehung erfolgt:
a) durch die Befriedigung zentraler Beziehungsbedürfnisse
b) durch die Reduktion zentraler Beziehungsängste
c) durch die Validierung des Wahrnehmens, Fühlens, Denkens und Handelns
d) mit dem Ziel des Wohlbefindens und des Freisetzens von Ressourcen

Eine der in der wissenschaftlichen Literatur (Margraf & Brengelmann 1992; Orlinsky et al. 2013) genannten Wirkfaktoren der Psychotherapie ist die Patienten-Therapeuten-Beziehung. Sie muss dem Patienten geben, was er in dem Moment der Hilflosigkeit braucht. Sie muss Bedrohungen von ihm fernhalten. Sie muss ihn in seinem Denken, Fühlen und Handeln bestätigen, das heißt, ihm das Gefühl geben, dass er ein Recht darauf hat, so zu sein, wie er ist, und dass es in Ordnung ist, jetzt so zu sein.

Voraussetzung aufseiten des Therapeuten ist, dass er die Beziehungsbedürfnisse des Patienten kennt, dass er spüren kann, welches Beziehungsbedürfnis am zentralsten ist und auf welche Weise er dieses befriedigen kann, ohne dabei in eine nicht-therapeutische Rollenverteilung zu verfallen. Hilfreich ist eine kurze Exploration der Bedürfnisse in Beziehungen, wie sie von Sulz (1994, 1995, 1999a) vorgeschlagen wird. Empirische Untersuchungen (Sulz & Tins 2000; Sulz & Müller 2000) legen eine Differenzierung zunächst in drei Gruppen nahe. Das sind einmal die Beziehungs-, Bindungs- bzw. Abhängigkeitsbedürfnisse. Zu dieser Gruppe gehören die Bedürfnisse nach Willkommensein, nach Geborgenheit und Wärme, nach Schutz, Sicherheit und Zuverlässigkeit, nach Liebe, nach Beachtung und Aufmerksamkeit, nach Verständnis und Empathie sowie nach Wertschätzung. Die zweite deutlich abgrenzbare Gruppe umfasst das Bedürfnis nach Selbstwirksamkeit (selbst machen, selbst können), nach Selbstbestimmung und Freiraum, danach, Grenzen gesetzt zu bekommen, nach Gefördert- und Gefordertwerden, danach, ein Vorbild, jemanden zur Idealisierung zu haben, nach Intimität, Hingabe und Erotik, nach einem Gegenüber, das sich mir aktiv stellt, damit ich ihm Liebe geben und mich mit ihm auseinandersetzen kann. Zur dritten Gruppe gehören die Homöostasebedürfnisse (nach: einer nicht-ängstlichen, nicht-bedrohlichen Bezugsperson, einer nicht-bedrohlichen Außenwelt, einer nicht aggressiv machenden Bezugsperson, gleich starken Eltern, Schuldfreiheit, Missbrauchsfreiheit).

Das zweite wichtige Motiv in Beziehungen sind die Beziehungsängste. Aufgrund bisheriger Beziehungserfahrungen hat jeder Mensch eine gut lokalisierbare zentrale Bedrohung gespeichert. Sein Beziehungsverhalten ist zum großen Teil darauf ausgerichtet, diese Angst zu minimieren. Diese Ängste können sein: Angst vor Vernichtung, vor Trennung und Alleinsein, vor Verlust der Kontrolle über die Bezugsperson, vor Verlust der Kontrolle über eigene Impulse, vor Verlust der Zuneigung beziehungsweise Liebe der Bezugsperson, vor Gegenaggression, wenn ich angreife, und vor Hingabe.

Ohne das zentrale Beziehungsbedürfnis und die zentrale Beziehungsangst des Patienten zu kennen, kann der Therapeut das Beziehungsverhalten des Patienten nicht verstehen und es bleibt dem Zufall überlassen, in welche Richtung sich die therapeutische Beziehung entwickelt. Darüber hinaus muss der Therapeut den Patienten immer wieder in seiner Art des Erlebens und Verhaltens validieren (Linehan 1996), so wenig er selbst dessen Erlebens- und Sichtweise teilen mag. Diese Validierung führt beim Patienten zu der grundlegenden Erfahrung, sich in einer Beziehung zu befinden, in der er dafür, dass er so ist wie er ist, Akzeptanz findet und sich nicht erst durch Aufgeben eines großen Teils seiner ursprünglichen Eigenschaften in die Beziehung hineinarbeiten muss. Die emotionale Erfahrung besteht darin, dass der Patient sich in eine neue Beziehung begibt, in der ihm mit Empathie und Mitgefühl begegnet wird und er so Mitgefühl mit sich selbst erlangen kann (vgl. Gilbert 2014).

4.3 Aufbau von Therapiemotivation

Der Aufbau von Therapiemotivation wird möglich durch:
a) die Stärkung des Wunsches
b) die Reduktion der Vermeidung
c) das Utilisieren der Ressourcen
d) die Lösung des Konfliktes
e) eine förderliche Therapiebeziehung

Die ersten beiden Schritte, Hoffnung und Glauben sowie Aufbau einer förderlichen Therapiebeziehung, haben bereits den Weg zur Therapiemotivation geebnet. Die größte *Änderungsmotivation*, vielleicht die einzige, bezieht sich vor Beginn der Therapie auf die Reduktion des Symptoms. Ohne den Leidensdruck, den das Symptom verursacht, wären Therapeuten und die von ihnen angebotene Therapie für den Patienten uninteressant. Nur sein Leiden gibt die Legitimation, Veränderungen vorzuschlagen. Deshalb finden auch Therapieziele, die unmittelbar mit der Symptomreduktion assoziiert sind, die größte Motivation. Zu weiteren Zielen muss der Patient erst motiviert werden, das heißt, bei ihm muss erst ein Wunsch nach Veränderung entstehen.

Was soll warum und wozu in welche Richtung in welchem Ausmaß verändert werden? Erst die Beantwortung dieser Frage, die eigentlich aus fünf Fragen besteht, führt zum Thema »Therapiemotivation«. Das bedeutet, der inhaltliche Prozess der Befunderhebung, Diagnose und Indikationsstellung muss so weit fortgeschritten sein, dass diese Fragen skizzierend beantwortet werden können. Je überzeugender die Zusammenhänge der Symptomentstehung und -aufrechterhaltung für den Patienten direkt emotional erfahrbar wurden, umso eher wächst in ihm der Wunsch nach Veränderung. In Heckhausens Rubikonmodell (Heckhausen & Heckhausen 2010) befindet sich also die therapeutische Vorarbeit auf der linken Uferseite, und die motivationale Klärung, verbunden mit tiefer emotionaler Erfahrung, ist eine grundlegende Vorbereitung, um beim Patienten den Wunsch zu stärken, zum anderen Ufer zu gelangen. Die Therapiemotivation ist wie ein Feuer, das zunächst entfacht, dann aber stetig weitergeschürt werden muss. Die Stärkung des Wunsches nach Veränderung ist somit eine fortwährende Tätigkeit des Therapeuten. Ist er diesbezüglich längere Zeit unaufmerksam, so kann das Feuer ausgehen, und es kostet Mühe, es wieder anzuzünden.

Gerade die deutlich über die Symptomreduktion hinausgehenden Therapieziele bleiben nicht gleichermaßen attraktiv. Je näher sie rücken, umso drastischer sind auch die mit ihnen verbundenen Nachteile spürbar, die natürlicherweise vermieden werden. Was will der Patient warum und wozu in welche Richtung und in welchem Ausmaß vermeiden? Die Vermeidungsmotive des Patienten zu kennen, ist ebenso bedeutsam wie die Kenntnis seiner Annäherungsmotive. Der Einfachheit halber können wir jedem Verhalten eine Annäherungs- und eine Vermeidungskomponente zusprechen (Kohlenberg & Tsai 1991; Kohlenberg et al. 2000): Wozu dient dieses Verhalten? Was soll dadurch erreicht werden? Was soll dadurch vermieden werden? Erfahrene Therapeuten weisen darauf hin, dass es keine unmotivierten Patienten gibt. Die Frage ist eher, was ihre Motivation ist (Toman 1954; Kanfer 1977, 2000). Kanfer beispielsweise charakterisiert die Einstellung des Patienten durch Wissen, Können und Wollen.

Die der Therapiemotivation entgegenstehenden Vermeidungsmotive stellen das Hauptthema der Therapie dar. Sie sind Gegenstand wiederkehrender Verhandlungen zwischen Patient und Therapeut. In der kognitiv-behavioralen Psychotherapie heißt deshalb die Devise: Experimentieren statt Argumentieren. Ausprobieren, ob das Befürchtete eintritt, ob es so schrecklich ist, wie befürchtet, ob es wirklich nicht ausgehalten werden kann. Um sich solchen schwierigen Situationen exponieren zu können, muss der Patient ausreichend ausgestattet sein. Oft ist es wie eine Expedition, auf die wir alle Ressourcen mitnehmen, die wir wahrscheinlich benötigen werden. Weiß der Patient zu diesem Zeitpunkt schon, welche Ressourcen er hat, und kann er auch auf kürzliche Erfahrungen zurückgreifen, die ihm das entsprechende Selbstwirksamkeitsgefühl vermitteln, so ist er zuversichtlich, dass er seine Ressourcen utilisieren kann und wird.

Der Widerstreit von Annäherungs- und Vermeidungstendenzen ist möglicherweise so groß, dass kein nennenswerter Therapieschritt vollzogen werden kann. Ohne Lösung des Konflikts kann sich der Wunsch nach Veränderung nicht gegen die Vermeidungstendenzen durchsetzen. Meist handelt es sich um einen doppelten Annäherungs-Vermeidungskonflikt, das heißt, beide Entscheidungsalternativen haben beträchtliche Vor- und Nachteile, sodass die Fantasie ihrer Realisierung intensivere aversive Gefühle auslöst. Der Patient kann sich für keine der beiden Konfliktseiten entscheiden, da beide mit diesen unerträglichen Gefühlen verbunden sind. Viele Patienten haben die Problembetrachtung viel zu schnell dichotomisiert, das heißt, die Zahl der möglichen Alternativen zu früh auf zwei reduziert. Die kognitive Komplexität wird gerade in einer schwierigen Situation auf eine einzige Dimension mit den beiden Konfliktpolen reduziert. Schwierige Probleme bedürfen aber eher einer hohen kognitiven Komplexität, um eine gute Lösung sichtbar zu machen. Ein wichtiger Schritt der Konfliktlösung ist deshalb, den Entscheidungsraum auf zwei oder drei Dimensionen zu vergrößern. Eine weitere Quelle fehlender Konfliktlösungsfähigkeit ist, dass die mit einer Entscheidungsalternative verbundenen Erwartungen beziehungsweise Fantasien falsch sind. Irrationale Fantasien zeichnen ein völlig übertriebenes Schreckensbild von den Folgen der Entscheidung. Diese Fantasien können korrigiert werden, indem der Realitätssinn des erwachsenen Menschen die alte, aus der Kindheit verbliebene Perspektive ersetzt. Und der Patient kann daran gehindert werden, von der logischen Denkfähigkeit des Erwachsenen auf eine frühe Stufe kognitiver Entwicklung zu regredieren.

Wenn man die 20 Schritte des Therapieprozesses als Pyramide darstellt, so bilden die Hoffnung und der Glaube an die Therapie die unterste Schicht der Basis und die gute Beziehung zwischen Patient und Therapeut die zweite Schicht der Basis der Pyramide. Auf diesen aufbauend wird die Therapiemotivation zur dritten Schicht der Basis der Therapie. Die vierte Schicht ist die tiefe emotionale Erfahrung, die den Prozess der motivationalen Klärung so weit voranbringt, dass die Kindheitsperspektive verlassen wird. Die emotionale Erfahrung besteht darin, dass der Patient spürt, wie die entstehende Zuversicht ihn dazu motiviert, etwas Neues anpacken zu wollen.

4.4 Herstellen tiefer emotionaler Erfahrung (Exposition)

Auf Folgendes soll an dieser Stelle zunächst hingewiesen werden: Hier ist nicht die Angstexposition bei Phobien oder die Zwangsexposition bei Zwängen gemeint. Bei diesen situativen Symptomen kann keine tief liegende Erfahrung erzeugt werden. Eine tiefe emotionale Erfahrung bezieht sich vielmehr auf zwischenmenschliche Probleme, die nicht unmittelbar mit dem manifesten Symptom verknüpft sind (z. B. der Verlust einer Bezugsperson, die Überforderung an einem neuen Arbeitsplatz, die ungewollte Schwangerschaft, das Fremdgehen des Partners, die Abwertung durch den Vorgesetzten).

Einer der sich in der Therapieforschung immer wieder als bedeutsam zeigenden Wirkfaktoren ist die *tiefe emotionale Erfahrung* (Frank 1961; Greenberg et al. 1993). Manche sehen diese sogar als notwendige Bedingung bleibender therapeutischer Veränderungen. Sie ist das sichtbare Zeichen, dass Therapeut und Patient in ihren gemeinsamen Betrachtungen dort angekommen sind, worum es dem Patienten geht, was diesen Menschen bewegt. Und sie ist das Zeichen, dass etwas in Bewegung kommt, dass etwas Bewegendes geschieht.

Die tiefe emotionale Erfahrung (Exposition) entsteht durch:

a) die Konfrontation mit der kritischen Situation
b) das Wahrnehmen des Bedürfnisses
c) das Wahrnehmen des Gefühls
d) das Verstehen des Zusammenhangs Bedürfnis – Situation – Gefühl
e) das Erkennen der Auswirkungen
f) das Sehen von Bewältigungsmöglichkeiten
g) die Hoffnung auf Meisterung und den Glauben an die Therapie
h) eine förderliche Therapiebeziehung

Kognitive-behaviorale Psychotherapie gelangt an den Punkt der tiefen emotionalen Erfahrung durch Exposition. Klientenzentrierte Gesprächs- und Gestalttherapie arbeiten durch ihre verfahrenseigenen Interventionen ebenfalls gezielt auf diesen Punkt hin. Untersuchungen ergaben, dass die Tiefe der emotionalen Erfahrung mit dem Therapieergebnis korreliert (vgl. Greenberg et al. 1993; Sachse & Sachse 2016). Greenberg (2000) hat die emotionale Tiefe operationalisiert und Stufen definiert. Sie werden hier in der von Sachse und Sachse (2016) formulierten Variante wiedergegeben:

1. keine Bearbeitung persönlicher Inhalte anregen
2. Intellektualisierung anregen
3. Bericht anregen
4. Bewertung anregen
5. Persönliche Bewertung anregen
6. Persönliche Bedeutung anregen
7. Explizierung von Aspekten des inneren Bezugssystems/Repräsentationsbildung anregen
8. Integration anregen

Übertragen auf eine kognitiv-behaviorale Sichtweise heißt dies, dass eine erfolgversprechende Emotionsexposition zum Beispiel folgende Schritte beinhalten kann:

a) Konfrontation mit der kritischen Situation

In vivo oder in sensu oder einfach im Gespräch stellt sich der Patient der Situation, die sein Problem charakterisiert, nimmt sie mit allen Sinnen wahr und erlebt sich in dieser Situation. Er nimmt die wichtige Bezugsperson in dieser Situation wahr. Und er bleibt in der Wahrnehmung dieser Situation, dieser wichtigen Person und in der Wahrnehmung der eigenen Person vis-à-vis des anderen.

b) Wahrnehmen der eigenen Motive (zentrales Bedürfnis, zentrale Angst)

Sich selbst erspürend kann der Patient zum Beispiel den Satz ergänzen »Ich brauche von dir ...«, um sein zentrales Anliegen an diese Situation und die andere Person ausdrücken zu können. Die Ergänzung des Satzes »Ich fürchte, von dir ...« gibt Hinweis auf die Bedrohung, die der Patient mit der Situation und der Person assoziiert und die er zu vermeiden versucht.

c) Wahrnehmen der eigenen Gefühle

Nun geschieht das, was typischerweise in der Situation geschieht: Die Person verhält sich auf ihre charakteristische Weise, was beim Patienten ein primäres Gefühl auslöst. Er wird dieses vielleicht nur kurz bewusst wahrnehmen und stattdessen in ein sekundäres Gefühl geraten, das die Bedrohlichkeit der Folgen seines primären Gefühls zu verhindern versucht. Dann ist es wichtig, rückwärts bis zum primären Gefühl zu explorieren, zum Beispiel von einem Ohnmachtsgefühl zurück zur Wut. Die behutsame Exploration sollte ermöglichen, dass dieses Gefühl in seiner ursprünglichen Intensität wahrnehmbar wird.

d) Verstehen des Zusammenhangs Motiv – Situation – Gefühl

Dieser Schritt führt von der Intensität der Emotion weg zu einer tieferen Erfahrung, nämlich dem Verstehen des Beziehungskontextes. Der Patient beschäftigt sich mit folgenden Fragen: »Inwiefern und weshalb ist diese Situation so wichtig für mich? Wie kommt es, dass ich in dieser Situation diesem Menschen gegenüber dieses Bedürfnis habe und diese Angst empfinde? Warum und wozu verhält sich mein Gegenüber so? Weshalb hat sein Verhalten für mich welche Bedeutung? Warum und wozu reagiere ich mit diesem primären Gefühl, und warum und wozu ersetze ich es durch mein sekundäres Gefühl?«

e) Erkennen der Auswirkungen des Problems, speziell der problematischen Situation

An dieser Stelle geht es um folgende Fragen: »Wie geht die Situation jeweils aus? Welche Auswirkungen hat dies auf unsere Beziehung und auf mich selbst? Welche Auswirkungen hätte das gegenteilige Verhalten? Was wird also durch diesen Situationsablauf vermieden bzw. was wird im positiven Sinne dadurch erreicht oder bewahrt?«

f) Sehen von Bewältigungsmöglichkeiten
»Wie könnte ich in dieser Situation mit dieser Person anders umgehen, ohne meine zentralen Bedürfnisse zu gefährden und ohne meine zentrale Bedrohung zu riskieren? Welche Ressourcen habe ich, die ich wie dafür einsetzen kann?« Es sollte hier eine Vorstellung oder bildliche Imagination der Meisterung des Problems entstehen, die den Kreis schließt zu Hoffnung und Zuversicht, zur Wahrnehmung der tragenden therapeutischen Beziehung und zur Stärkung des Wunsches nach Veränderung.

Die emotionale Erfahrung besteht darin, dass der Patient Schritt für Schritt die emotionale Bedeutung der mit seiner Erkrankung zusammenhängenden Geschehnisse fühlt und erkennt.

4.5 Korrektur der emotional-kognitiven Bewertungen

Eine Neubewertung erfolgt durch:

a) die Definition des Problems und die Beschreibung der Problemsituation
b) das Erkennen und Verstehen des Zusammenhangs von Situation und Verhalten und der Wechselwirkung zwischen Person und Umwelt
c) das Erkennen und Verstehen der Entstehung des Problems
d) das Erkennen und Verstehen der Auswirkungen des Problems
e) das Realisieren der Ressourcen
f) eine Neubewertung des Problems
g) eine förderliche Therapiebeziehung

Die Neueinschätzung (A. Lazarus 1978) einer bislang unbeherrschbar erscheinenden Situation, eines unlösbar imponierenden Problems ist die Weichenstellung zu neuer Bedeutungsgebung, zu neuen Gefühlsreaktionen und zu einem neuen Umgang mit Situation und Problem. Sie kann bereits das Ergebnis des vorausgehenden Schrittes – der tiefen emotionalen Erfahrung – sein, wenn diese nicht nur vage in das schemenhafte Erahnen einer Bewältigungsmöglichkeit mündet. Zumindest überlappt sich die mit beiden Schritten verbundene therapeutische Arbeit in Teilen, die einer problemspezifischen Bedingungs- und Verhaltensanalyse entsprechen.

a) Zuerst erfolgt die Definition des Problems im Zusammenhang mit der Beschreibung einer typischen Beispielsituation (oft mit der wichtigen Bezugsperson).
b) Dann geht es um Erkennen und Verstehen des Zusammenhangs im Beziehungskontext: »Welche Bedeutung hat diese Situation für mich? Welche Bedeutung hat die Person, mit der das Problem auftritt, für mich? Welches Anliegen habe ich in der Situation? Was brauche ich von der Person? Was befürchte ich von ihr? Wie verhält sich die andere Person? Wie verhalte ich mich? Was ist problematisch an unserer Interaktion? Was müsste anders sein, wer müsste sich auf welche Weise anders verhalten, damit das Problem behoben ist? Was hindert mich, was mein Gegenüber daran, sich anders zu verhalten? Was benötige ich, was mein Gegenüber, um sich anders verhalten zu können?«
c) Erkennen und Verstehen der Entstehung des Problems

   Durch diese Betrachtungen kann der Patient erkennen, wie sich das Problem im Beziehungskontext entwickelte: »Wann war das Problem noch nicht da? Was war damals anders? Was verhinderte damals, dass das Problem entstehen konnte? Wie könnte das wiederhergestellt werden? Welche Vorgeschichte hat das Problem? Was ist die Ursache dafür, dass ich mich in solchen Situationen immer wieder so verstricke und nicht anders damit umgehen kann?«
d) Anschließend folgt der Versuch des Erkennens und Verstehens der Auswirkungen des Problems: »Wie geht die Situation aus? Welche Folgen hat dieses Ergebnis für mich und für unsere Beziehung? Welche Folgen hätte ein gegenteiliges Ergebnis?«
e) Realisieren der Ressourcen

   Eine Neubewertung ergibt sich meist aus der Verschiebung des Verhältnisses von äußerer Gefahr oder Schwierigkeit der Situation und den eigenen Fähigkeiten und Ressourcen. Während obige Betrachtung die Schwierigkeit der Situation relativieren kann, legen eine Besinnung und antizipierende oder reale Erprobung der eigenen Copingstrategien und Bewältigungsreaktionen große Gewichte in die Waagschale der Ressourcen, die dem Problem entgegengehalten werden können. Die Ressourcenanalyse in der diagnostischen Therapiephase hat umfangreiches Material geliefert, um hier fündig zu werden.

f) Neubewertung des Problems

Das Pendel der Waage hat sich jetzt vom Problempol zum Lösungspol hinbewegt. Das Problem wird nicht mehr als extrem schwierig, die Problemsituation nicht mehr als ausweglos beurteilt. Die Gefahren und Risiken werden jetzt in Ausmaß und Wahrscheinlichkeit realistisch eingeschätzt. Das Ergebnis des neuerlichen Abwägens ist: »Das Problem ist lösbar. Ich habe die Fähigkeit, das Problem zu lösen.« Mit dieser Aussage sind wir an das Ufer des Rubikons getreten und blicken auf die andere Seite des Flusses. Wir haben die motivationale Klärung abgeschlossen. Was auf dieser Seite des Rubikons zu tun war, ist getan. Wir sind bereit zum Aufbruch. Sollen wir den Fluss durchwaten wie einst Caesars Streiter? Oder bauen wir eine Brücke? Ein Brückenbau würde Heckhausens Rubikonmodell (Heckhausen & Heckhausen 2010) bedeutsam erweitern. Denn durch die Brücke ist das Überschreiten nicht jedes Mal ein Staatsakt. Es kann immer mal wieder kurz auf die andere Seite gewechselt werden. Dem Abgrenzenden, Trennenden wird zudem etwas Verbindendes entgegengesetzt. Die Grenze verliert die Bedeutung des qualitativen Sprungs. Der Übergang wird fließender. Die aus der Sicht des heutigen kognitiv-behavioralen Ansatzes geradezu notwendige Art der Brücke ist die Akzeptanz des Istzustandes als bestmöglicher erster Schritt zur Änderungsentscheidung (Jacobson & Christensen 1996; Hayes et al. 2007; Hayes & Batten 2000; Linehan 1996).

Die emotionale Erfahrung besteht darin, dass eine Entlastung zum Beispiel dadurch erfolgt, dass die gemeinsamen Reflexionen den Patienten die Ereignisse und relevanten Interaktionen neu sehen lassen, wodurch Lösungsmöglichkeiten sichtbar werden.

4.6 Herstellen von Akzeptanz oder die Brücke über den Rubikon

Akzeptanz wird erreicht durch:

a) die Empathie für das damalige Kind und seine Not
b) das Verstehen der Notwendigkeit, genauso werden zu müssen, wie es geworden ist

c) das Erkennen des Überlebenskampfes der Eltern
d) die Unterscheidung zwischen Verursachung und Schuld
e) das Loslassen des Bemühens um Reparatur der Kindheit
f) das Zulassen der Begrenzungen der eigenen Geschichte
g) das Annehmen der Begrenzungen der eigenen Gegenwart
h) eine förderliche Therapiebeziehung

Für die meisten Psychotherapeuten, zumindest explizit, ist die relativ strikte Einteilung der Therapie in eine *Klärungsphase*, eine *Akzeptanzphase* und eine *Änderungsphase* ungewohnt (Jacobson & Christensen 1996). Dieses Therapiemodell kann mit Heckhausens Rubikonmodell (Heckhausen & Heckhausen 2010) dadurch verknüpft werden, dass die Akzeptanzphase die Brücke über den Rubikon ist, der die Klärungsphase von der Änderungsphase trennt. Jacobson und Christensen (1996) achten konsequent darauf, ob der Patient, der gerade mit Änderungsschritten beschäftigt ist, in einen Zustand von Nonakzeptanz gerät. Sobald dies geschieht, geht es zurück in die Akzeptanzphase und jegliche Änderungsschritte werden gestoppt. Sie gehen davon aus, dass Änderungen, die durch Nonakzeptanz motiviert sind, scheitern. Die Negativmotivation »Ich/Es darf auf keinen Fall so bleiben, wie ich bin/es ist!« führt zu einer *Reaktanz*, die in einen schließlich unüberwindlichen *Widerstand* mündet. Dagegen ist Akzeptanz des Selbst und der Welt das stabile Fundament, auf dem Änderung und Entwicklung aufbauen können. Das kennen wir aus zahllosen Kindheitsgeschichten. Das akzeptierte, geliebte Kind wächst und gedeiht von selbst. Das nicht-akzeptierte Kind dagegen verkümmert und stagniert.

a) Empathie für das damalige Kind und dessen Not

   Das Herstellen von Akzeptanz kann nach dem Betrachten der Biografie beginnen. Der Therapeut weckt beim Patienten Empathie für das Kind, das er damals war, und Verständnis für dessen große emotionale Not.

b) Verstehen der Notwendigkeit, genauso zu werden

   Der Therapeut lässt den Patienten verstehen, dass es absolut notwendig war, genauso zu werden, wie er geworden ist. Es war für diesen Menschen in diesen Kindheits- und Familienverhältnissen die einzige und zugleich beste Möglichkeit, emotional zu überleben und einigermaßen heil durch die Kindheit zu kommen. Mithilfe dieser Betrachtungen wird die Akzeptanz für sein Selbst gefördert.

c) Erkennen des Überlebenskampfes der Eltern

Die Akzeptanz für die eigene bisherige und jetzige Welt kann hergestellt werden durch das Erkennen des emotionalen Überlebenskampfes der eigenen Eltern, der es ihnen nicht möglich machte, mehr oder Besseres für ihr Kind zu tun, ohne selbst zugrunde zu gehen. »Vielleicht teilten sie das Wenige relativ redlich mit mir, und sie überlebten diese Zeit auch nicht besser als ich. Vielleicht hatten sie aber auch so große Überlebensängste, dass sie das Wenige für sich selbst nehmen und mir nichts übriglassen konnten.« Und vielleicht wird diese emotionale Armut, dieser Überlebenskampf von einer zur nächsten Generation weitergegeben und keine Generation schafft es, dem zu entkommen, geschweige denn die eigenen Nachfahren davor zu beschützen. Auch die Aggressivität oder Unberechenbarkeit, unter der Kinder so unsäglich zu leiden haben, kann sich als heftiger Überlebenskampf des betreffenden Elternteils aufzeigen lassen.

d) Mit den Betrachtungen aus Punkt c fällt es leichter, zwischen Verursachung und Schuld zu unterscheiden. Die unterdrückte Wut auf die Eltern als Schuldige kann aufgelöst werden. Dieser Schritt ist allerdings erst dann sinnvoll, wenn der Patient Art und Ausmaß seiner Wut auf die als Täter apostrophierten Eltern bewusst wahrnehmen, durch diese Wut hindurch zur Trauer um das Verlorene oder Niegehabte gelangen und sich ein Recht auf diese Wut zusprechen konnte. Die vorausgegangene tiefe emotionale Erfahrung zum Thema »Wut« sollte das Reservoir aufgestauter Wut entleert haben, sodass jetzt eine Versöhnung mit den Eltern möglich wird – eine Akzeptanz, dass sie so waren, wie sie waren.

e) Loslassen des Bemühens um Reparatur der Kindheit

Mit der Zurücknahme der Schuldzuweisung ist verbunden, dass keine Wiedergutmachung, kein Ungeschehenmachen, kein Nachholen und keine Reparatur der Kindheit mehr beansprucht werden. Es gibt niemanden, der mir noch etwas schuldet, weder eine einzelne Person noch die Welt an sich.

f) Zulassen der Begrenzungen der eigenen Geschichte

Erschütternd, zumindest ausgesprochen traurig ist, wie viel so manchem Patienten in der Kindheit zugefügt oder vorenthalten wurde. Wir müssen ihm großen Respekt dafür zollen, dass er das alles als wehrloses Kind auf sich nehmen musste und es getragen hat. Ihm bleibt nichts, als diese Begrenzungen seiner Kindheit zuzulassen: »Es ist in Ordnung, dass das geschah. Das Geschehene ist Teil meines Lebens und Teil meines Selbst.«

g) Annehmen der Begrenzungen der eigenen Gegenwart
»Die Weichenstellungen meiner Lebensgeschichte führten zwangsläufig zu den Begrenzungen meines heutigen Lebens. Sie führten dazu, dass ich bis heute nicht anders sein kann, meine Beziehungen nicht anders gestalten kann, mein Leben nicht weiterreicht als bis zu meinen bisherigen Grenzen. Und sie führten dazu, dass ich mir in bestimmten Problemsituationen nur durch Symptombildung zu helfen weiß.« Diese Realität anzunehmen ist wie Frieden mit sich selbst schließen – und mit der Welt. Die nun folgenden Therapieschritte sind dann kein Kampf gegen einen Widersacher, sondern der Wiederaufbau nach einem beendeten Krieg.

Die emotionale Erfahrung besteht darin, dass der Patient spürt, dass er noch nicht so weit ist, akzeptieren zu können, was ihm das Leben so schwer macht. Er will sich auf den (langen) Weg machen von einem »Ich will akzeptieren, dass …« zu einem wirklich empfundenen »Ich akzeptiere, dass …«

4.7 Ressourcenmobilisierung

Moderne Psychotherapie ist ressourcenorientiert. Das beginnt bei Kanfers *Selbstmanagement*-Ansatz (1977, 2000), geht über Ericksons *Hypnotherapie* (Erickson & Rossi, 1999), den *lösungsorientierten systemischen Ansatz* de Shazers (1989), den Fürstenau (1998) mit der Psychoanalyse kombiniert, bis zu Grawes (1998) umfassender Diskussion der Bedeutung der *Ressourcenorientierung*. Die empirischen Belege und vor allem das Argument, dass die Erwartung von Positivem eine viel größere Motivation erzeugt, sind so überzeugend, dass die Planung der Ressourcenmobilisierung zum notwendigen Bestandteil heutiger Psychotherapie wird.

Folgende Punkte, alle getragen durch eine förderliche Therapiesitzung, führen zur Ressourcenmobilisierung:

a) Ausführliche Analyse der Ressourcenbereiche
Bereits in der diagnostischen Phase der Therapie wird eine ausführliche Analyse der Ressourcenbereiche durchgeführt. Hierzu kann

dem Patienten zum Beispiel der VDS-Ressourcenfragebogen (Sulz 1999a: VDS26) zum Ausfüllen mit nach Hause gegeben werden. Die nachfolgende Therapiestunde wird dann ganz der gemeinsamen Nachbesprechung gewidmet.

b) Affektives Vergegenwärtigen der Ressourcen

Schon das affektive Vergegenwärtigen ist Ressourcenmobilisierung. Das bedeutet, eine Ressource wird nicht nur rein gedanklich oder als innere Selbstaussage erwähnt. Vielmehr stelle ich mir fünf Minuten lang vor, dass ich zum Beispiel die Fähigkeit der Ausdauer habe, und ich vergegenwärtige, in welcher konkreten Beispielsituation sie mir sehr nützlich war und welches gute Gefühl ich dank dieser Ressource hatte. Dann spüre ich das gute Gefühl im Bewusstsein der jetzigen und künftigen Verfügbarkeit dieser Fähigkeit. Ähnlich wie die formelhafte Vorsatzbildung beim autogenen Training, das Meditieren über einen Begriff im Hatha-Yoga oder das Imaginieren des erfolgreichen Meisterns einer Situation (A. Lazarus 1993) gibt diese bildhaft-szenische Vergegenwärtigung über das rein kognitive Vergegenwärtigen hinaus durch die spürbare Erfahrung der Ressource mehr Kraft und stellt diese Ressource zur Verfügung.

c) Planung des vermehrten Einsatzes der Ressourcen

Nun kann konkret geplant werden: »In welcher Situation welcher Person gegenüber werde ich welche Ressource einsetzen, um mit ihrer Hilfe zu welchem positiven Ergebnis zu kommen?« Das schriftliche Festhalten dieses Einsatzentwurfs kann die Wahrscheinlichkeit des konkreten Umsetzens erhöhen.

d) Steigerung des realen Einsatzes der Ressourcen

In möglichst vielen, zunächst konfliktfreien Lebensbereichen werden nun möglichst vielen Personen gegenüber die bisher schlummernden Ressourcen aktiviert und gezielt eingesetzt. So kann der Einsatz der eigenen Fähigkeit, auf andere Menschen freundlich und zugleich zielgerichtet zuzugehen (»weil ich mir vorher überlegt habe, was ich in der betreffenden Situation will«), die zuletzt raumgreifende Zurückhaltung ablösen. Auf diese Weise kommt es wiederholt zu erfolgreichen Begegnungen, die wiederum die Wahrscheinlichkeit des zukünftigen Einsatzes der Ressource vergrößern, bis sich der Patient nicht mehr überwinden muss, sondern es von selbst geschieht.

e) Planung des Utilisierens der Ressourcen für das therapeutische Problem

Wenn das therapeutische Problem mit äußerst schwierigen Situationen und Personen zusammenhängt, dann wird nicht automatisch ein Transfer von den bisher geübten, leichteren Situationen stattfinden. Erfolgversprechender ist die konkrete Planung der Ressourcenutilisierung für das therapeutische Problem. So kann eine Frau planen, immer dann, wenn ihr Mann aus einem Ehestreit heraus anfangen möchte zu trinken, um dann handgreiflich zu werden, ihrer festen Entschiedenheit klar Ausdruck zu verleihen, dass sie von ihm erwartet, stattdessen das Gespräch konstruktiv weiterzuführen, um auszusprechen, was sein Anliegen ist und einen Kompromissvorschlag zu machen. Wohingegen sie das Abgleiten ihres Mannes ins Trinken und Schlagen nicht mehr über sich ergehen lassen wird.

f) Utilisieren der Ressourcen für die Problemlösung

Nach der Planung wird die Ressource in der Problemsituation eingesetzt. Die Patientin achtet zum Beispiel darauf, dass sie selbst nicht in alte feindselige, ohnmächtige Verhaltensmuster zurückfällt, sondern sich ganz auf den Einsatz ihrer Fähigkeit zur bestimmten, konstruktiven Kommunikation konzentriert.

Die emotionale Erfahrung kann sein, dass der Patient überrascht ist, doch über Ressourcen zu verfügen, diese nicht verloren gegangen sind und jetzt wieder mobilisiert werden können. Es kann aber das Gefühl hinzukommen, dass die Ressourcen noch nicht sofort verfügbar sind und er immer wieder erinnert und ermuntert werden muss, sie aufzugreifen.

4.8 Herstellen von Änderungsbereitschaft und -entscheidung

Bislang ging es nur um Vorbereitungen, zum Beispiel um das Training der Fertigkeiten oder das emotionale Wegbereiten für Änderungsschritte. Jetzt kann die Entscheidung getroffen werden, das zu verändern, was krank machte und was die Krankheit aufrechterhält. Jetzt sind die Fantasien über Bedrohungen, die diese Entscheidung mit sich bringen wird, in eine realistische Erwartung von Risiken oder Nachteilen übergegangen. Jetzt ist ein Bewusstsein für die eigenen Fähigkeiten und Ressourcen entstanden, das den Glauben an die Meisterung der Änderungsschritte gibt und damit die notwendigen Kräfte verfügbar macht.

Das Herstellen von Änderungsbereitschaft und -entscheidung gelingt folgendermaßen (immer getragen durch eine förderliche Therapiebeziehung):

a) Übergang des Wunsches in ein Ziel: Der Wunsch nach Veränderung kann nun zu einem definierten Ziel werden. Mit diesem Übergang ist die Entscheidung getroffen. Es bildet sich ein Handlungsentwurf. Aus dem »Ich wünsche mir so sehr …« wird ein »Ich werde zum Ziel gehen«.
b) Der Einsatz der eigenen Willenskraft beendet das Zögern, ähnlich wie bei Mutproben, beispielsweise der erste Sprung vom Fünf- oder Zehnmeterbrett: »Ich will. Ich habe mich entschlossen. Ich tue es.«
c) Das Wahrnehmen der eigenen Ressourcen stärkt den Rücken und verhindert das Erschrecken vor dem eigenen Mut. »Es ist gar kein waghalsiges Abenteuer. Ich bin gut ausgerüstet. Ich weiß mir zu helfen, wenn es schwierig wird. Ich habe ja (z. B.) gute Freunde, die mich unterstützen.«
d) Das Vertrauen in die eigene Fähigkeit, etwas meistern zu können, als überdauernde Eigenschaft der eigenen Person schafft die Zuversicht, das Können im rechten Moment einzusetzen.
e) Die Zuversicht in das Gelingen vergrößert sich durch das Vertrauen in die Bereitschaft der eigenen Umwelt, angemessen auf das eigene Handeln zu reagieren. Alte Feindbilder oder Katastrophenfantasien sind durch friedlichere Repräsentanzen ersetzt worden.
f) Die Entscheidung und der Wille räumen Misserfolgserwartungen aus. Die gute Vorbereitung sorgt dafür, verunsichernden Gedanken über das eventuelle Scheitern den Weg zum Bewusstsein zu verbieten. »Ich habe mich entschlossen. Ich will es. Ich habe Unterstützung. Ich bin gut vorbereitet. Ich kann es. Die andere Person ist fair. Ich werde es schaffen.«

Die emotionale Erfahrung macht der Patient, indem er spürt, dass es ihn Überwindung kostet, die Entscheidung für die vereinbarte therapeutische Änderung zu treffen. Er spürt seine Ambivalenz und ringt sich doch durch. Unmittelbar nach dem Entschluss fällt den Einen die schwere Last von den Schultern und sie fühlen sich frei für die ersten Schritte. Andere zweifeln, ob es richtig war, wie sie sich entschieden haben. Ihnen hilft ein Kontrakt, zum Beispiel per Handschlag, der kein Zurück mehr zulässt.

4.9 Loslassen, Abschied, Trauer

Um ans andere Ufer zu gelangen, muss ich das alte Ufer verlassen. Ich gehe weg von den Beziehungen, die zurückbleiben, ich trenne mich von den Gütern, die ich am alten Ufer zurücklasse. Um die Hände frei zu haben für Neues, muss ich loslassen, was ich bisher festgehalten habe. Habe ich mich zum Weggehen entschieden, bleibt das Gefühl der Trauer. Therapeutischer Widerstand zeigt sich in der nicht vorhandenen Bereitschaft, das Alte loszulassen, oder auch nur in dem ausbleibenden Entschluss, es zu tun. In allen Therapien und Therapieformen, in denen Veränderung wirklich stattfindet, geschieht Loslassen, Abschied und Trauer – eventuell jenseits der bewussten Aufmerksamkeit von Patient und Therapeut. Veränderungsschritte, bei denen nicht bedacht wurde, dass sie einen Abschied implizieren, werden eventuell schnell rückgängig gemacht. Dagegen ist das Bewusstmachen dieser Implikation ein Wegbereiter für Veränderung, wenn es um den affektiven Vorgang des Abschieds und der Trennung geht. Das geschieht durch:

a) Erinnern, wie sehr es gebraucht wurde

   Dies kann eine Bedürfnisbefriedigung sein wie Geborgenheit und Schutz, und dies kann die Art einer Beziehung zu einer Person sein, zum Beispiel als Kind zur Mutter. Dabei wird nicht die Person aufgegeben, sondern nur die Bedeutung, die der andere Mensch bisher hatte, und die Art, wie diese Beziehung bisher gestaltet wurde, welche Rolle bisher eingenommen wurde.

b) Wahrnehmen des großen Wertes

   »Heute noch stellt das, wovon ich mich trennen soll, einen hohen Wert für mich dar, den loszulassen mir schwerfällt. Das war mir bis heute so wichtig, dass ich lieber Symptombildung in Kauf nahm, als mich davon zu trennen.«

c) Vergegenwärtigen des großen Verlustes

   »Es hat mir so viel bedeutet, ganz besonders ... Genau dieses Wertvolle soll jetzt hergegeben werden. So groß ist dieser Verlust.«

d) Wahrnehmen von Schmerz und Trauer

   Das Vergegenwärtigen des großen Wertes und des großen Verlustes setzt Gefühle des Schmerzes und der Trauer frei. Trauer nur dann, wenn der Patient bereit ist, zu verzichten. Es kann zuerst Wut auftauchen darüber, dass die Welt ihn zwingen will, es herzugeben. Diese Wut kann in ein Verweigern übergehen. Dann kann der Prozess nicht weitergehen, und es muss zurückgegangen werden zum Thema der Veränderungsentscheidung.

e) Abschiednehmen

Das Loszulassende ist nun ganz präsent, in der Vorstellung und im Gefühl. Jetzt kann Abschied genommen werden, zum Beispiel durch einige Worte: »Du hast mir viel bedeutet, ich hätte dich so gerne behalten. Es tut weh, mich von dir zu verabschieden.«

f) Loslassen

Nun wird losgelassen. Ob ich nun in einem Boot bin und die Taue löse, die mich noch am alten Ufer gehalten haben, oder ob ich das Kleinod, den wertvollen Schatz mit meiner Hand umschlossen hielt und die Hand nun öffne – es ist der Moment der Trennung.

g) Spüren, dass es fehlt

Getrennt, nicht mehr in seinem Besitz, ist es nun möglich, zu spüren, dass es fehlt und dieses Gefühl zuzulassen, wie bei der Emotionsexposition – ohne das Verlorene wieder zurückzuholen und ohne Ersatz zu holen.

h) Sich-entfernen-Lassen

Der Wunsch, die Versuchung, es wieder zurückzuholen, ist naheliegend. Stattdessen wird das Entfernen bewusst wahrgenommen, wie ein Boot, das sich vom Ufer immer mehr entfernt, bis dieses nicht mehr zu sehen ist.

i) Sich-selbst-Wahrnehmen – ohne das Verlorene

Wie fühlt sich das an? Ein Selbst, das sich von Wertvollem getrennt hat, nach dem Trennungsprozess. Dieser neue Zustand ohne das Alte. Im Sinne von Kegan (1986) ist das eigene Selbst ärmer geworden und die eigene Welt reicher. »Doch mein Selbst ist stärker geworden, so stark, dass es sich befreien konnte. Was ich in der Welt vorfinde, muss ich nicht ständig mit mir herumschleppen.«

Eine Imaginationsübung (Sulz 1995) ermöglicht, diesen Prozess zum Therapieinhalt zu machen.

Die emotionale Erfahrung besteht darin, dass der Patient deutlich spüren kann, was ihm so viel bedeutet hat, sodass das Loslassen einen schmerzlichen Verlust bedeutet, der traurig macht. Und dass er es schafft, diesen Abschied zu vollziehen und die Trauer eine Zeit lang zuzulassen.

4.10 Überwinden der Angst vor Veränderung

Kaum ist das alte Ufer am Horizont verschwunden, wird die zweite Bedeutung des Moments gewahr. Vorübergehend keinen festen Boden unter den Füßen zu haben und noch nicht zu wissen, was einen am neuen Ufer wirklich erwartet. Dies macht vielen Angst; die Angst vor Neuem, Fremdem, Ungewissem. Diese Angst wird von Kanfer et al. (2012) als einer der fünf Faktoren genannt, die der Therapiemotivation entgegenstehen. Diesen therapeutischen Widerstand richtig zu benennen, weist schon in die Richtung der notwendigen therapeutischen Arbeit. Der Umgang mit der Angst vor Veränderung beziehungsweise das Überwinden dieser geschieht durch:

a) Analyse der Angst auslösenden Aspekte des Änderungsschrittes

   Welcher Teilschritt genau macht Angst? Was ist das Beängstigende daran? Unter welchen Umständen würde dieser Schritt keine Angst machen? Wie kann Angstfreiheit hergestellt werden?

b) Beurteilung des möglichen realen Anteils der Angst

   Wenn dem Patienten entgegen dem Ergebnis der Diagnostik doch die Ressourcen und Fähigkeiten fehlen, die er für den Veränderungsschritt benötigt, ist seine Angst begründet. Die Therapie konzentriert sich dann darauf, die benötigten Ressourcen verfügbar zu machen beziehungsweise die notwendigen Fertigkeiten zu vermitteln. Wenn das (jetzt) nicht möglich ist, wird der Änderungsschritt verkleinert. So kann der Auszug aus dem Elternhaus verfrüht sein, während ein eigenes abschließbares Zimmer ein guter erster Schritt ist. Auch die Trennung vom Ehepartner mit dem Ziel, ein eigenes Leben zu beginnen, kann gegenwärtig ein die persönlichen Ressourcen weit überfordernder Schritt sein.

c) Umgang mit der irrationalen Angst

   Meist besteht die Angst vor Veränderung jedoch aus dem Erschrecken vor dem eigenen Mut. Wissen Patient und Therapeut, dass der anstehende Änderungsschritt gut zu bewältigen ist, dass sich lediglich eine irrationale Angst eingeschlichen und ausgebreitet hat, so können die bekannten Interventionen eingesetzt werden, die dabei helfen, mit Angst umgehen zu lernen (z. B. Sulz 1995).

d) Rücksichtnahme auf den unentwickelten Teil der Psyche

   Ein Therapeut, der einen Patienten mit schwereren Störungen behandelt, wird jedoch immer wieder zu dem Ergebnis kommen, dass ein Teil der Psyche des Patienten durch die geplante Veränderung im psychosozialen Bereich überfordert ist. Die Angst ist in diesem Falle ein zuverlässiges Signal, das den Grad der Überforderung anzeigt. Ohne der Angst zum Erfolg zu verhelfen, kann dem Teil der Psyche, für den die Veränderungen bedrohliche Nachteile mit sich zu bringen scheinen, Erleichterung verschafft werden, die es ihm ermöglicht, der Veränderung zuzustimmen. Dieser Teil ist oft noch von einem dichotomen Alles-oder-Nichts-Denken geprägt. Tiefe emotionale Erfahrung kann spürbar machen, dass es nicht um ein Entweder-oder geht. Es kann auch notwendig sein, den vermutlich nicht erfolgreichen Schritt 9 (Loslassen) zu wiederholen. Allein Wissensvermittlung, die zu konkreten Vorstellungen über das Änderungsergebnis verhilft, kann schon sehr entängstigend wirken.

Wenn Angst vor Veränderung entsteht, kann der Therapeut jedoch gewiss sein, auf der »richtigen Fährte« zu sein. Nebensächliche, oberflächliche Ziele machen keine Angst, da sie keine grundlegenden Veränderungen erfordern. Angst wird ausgelöst durch die Veränderung der Beziehungen und des Selbst. Beziehungslos zu sein oder nicht mehr man selbst zu sein, sind die wesentlichen Befürchtungen, abhängig von der emotionalen Entwicklungsstufe des Patienten. Er fürchtet den Verlust der Befriedigung seines zentralen Bedürfnisses oder das Eintreten seiner zentralen Bedrohung. Das kann zum Beispiel der Verlust von Sicherheit, von Beachtung, von Wertschätzung oder von Kontrolle sein. Es kann sich auch um einen habituellen Reflex handeln, ein unspezifisches Alarmsignal, das Veränderung anzeigt und den Verlust von Konstanz, die es zu bewahren gilt.

Die emotionale Erfahrung besteht darin, dass das Abwenden vom Alten und das Zuwenden zum Neuen nicht nur ein Aufgeregtsein, sondern ein klammes und flaues Gefühl entstehen lässt, hinsichtlich der Ungewissheit und Fremdheit dessen, was auf einen zukommt. Diese Angst darf vorhanden sein, sie wird allmählich geringer werden.

4.11 Veränderung des Erlebens und Verhaltens

Prochaska et al. (1994) definieren für die Verhaltensänderung vier Schritte: Überlegung, Entscheidung, Handlung und Aufrechterhaltung. Kanfer (1977, 2000) bezeichnet die Schritte der Verhaltensänderung folgendermaßen: Wissen, Wollen, Können und Aufrechterhalten. Den Erfolg der

Veränderung sieht er gesichert durch »think behavior, think solution, think positive, think small steps, think flexible, think future!« (Kanfer 2000, S. 12)

Folgende Schritte führen zur Veränderung des Erlebens und Verhaltens:

a) Konkrete Planung von Verhaltensexperimenten

Nachdem die Entscheidung für Veränderung getroffen wurde, kann der Rahmen abgesteckt werden, in dem die konkreten Änderungsschritte durchgeführt werden sollen. Dies kann durch die Planung von Verhaltensexperimenten erfolgen. Zum Experiment gehören Operationalisierung und Festlegung (Kontrolle im experimentalpsychologischen Sinn) der wichtigen Variablen, die den Ausgang des Experiments bestimmen: die konkrete Situation, der Schwierigkeitsgrad der Situation, die Person, das eigene Verhalten, die Erwartung der Reaktion des Gegenübers, die eigene Antwort auf dessen Reaktion, das angestrebte Ergebnis. Die Situation wird in der Therapiesitzung im Rollenspiel ausprobiert.

b) Praktisches Üben des neuen Verhaltens

Der Patient entscheidet sich, in allen definierten Übungssituationen das neue Verhalten zu üben, zunächst nur mit dem Ziel, dass es überhaupt gemacht wird. Er soll auf keinen Fall eine Wirkung oder einen Erfolg damit herbeiführen wollen. Das Ergebnis soll nur sein »Ich habe es gemacht«, das ist der Erfolg.

c) Ausformung des Verhaltens bis zur gewünschten Wirksamkeit

In der folgenden Therapiestunde wird das Verhalten ausgearbeitet, sodass seine Wirksamkeit erwartet werden kann. Jetzt besteht der Erfolg des Experiments darin, dass das Verhalten den gewünschten Effekt hat, das heißt, dass die andere Person im gewünschten Sinne reagiert.

d) Wahrnehmung der Wirksamkeit beziehungsweise des Erfolges

Zu den letzten Hindernissen therapeutischen Widerstands gehört es, stattgefundene Erfolge nicht wahrzunehmen oder nicht gelten zu lassen. Deshalb ist ein sehr wichtiger Lernprozess, nach der erfolgreichen Handlung kurz zu verweilen und sich die Tatsache des Erfolgs zu vergegenwärtigen und die Freude am Erfolg zuzulassen.

e) Wohlwollendes konstruktives Prüfen von Misserfolgen und entsprechendes Korrigieren

Misserfolge bleiben nicht aus. Auf diese reagieren Patienten emotional viel intensiver als auf Erfolge. Deshalb ist es wichtig, Misserfolgen die alte emotionale Bedeutung zu nehmen. Misserfolge sind keine Katastrophe. Während des Übens sind sie sogar erwünscht, da nur sie dabei helfen, noch vorhandene Schwachstellen zu entdecken und das Verhalten nicht nur durch Glück, sondern durch Kompetenz wirksamer zu machen. Statt eines depressiven »Oje« ist ein neugieriges »Aha« angezeigt, das eine konstruktive Fehleranalyse einleitet, die in eine Optimierung des neuen Verhaltens mündet. Doch nicht nur das Vergrößern der Erfolgsrate gehört zum Ziel des Umgangs mit Misserfolgen – denn dies wäre ja doch wieder ein verstecktes Verbot von Fehlern. Das Zugestehen einer gewissen Fehlerhäufigkeit als Akzeptanz der Begrenztheit eigener Fähigkeiten ist ein ebenso wichtiges Ziel. Auch wenn es noch viele Monate dauern wird, bis der Patient die eigene Selbstunsicherheit in bestimmten Situationen und bestimmten Menschen gegenüber reduzieren kann, so ist das Akzeptieren des Istzustandes ein wichtiges Ziel beim Umgang mit Misserfolgen. Es kann sein, dass die Therapie explizit zu Schritt 6 (Akzeptanz) zurückgeht.

f) Herstellen von Zufriedenheit mit dem Ergebnis

Ist das neue Verhalten in der definierten Situation in der Regel wirksam, so ist das Verhaltensexperiment gelungen, es war erfolgreich. Stellt sich eine Zufriedenheit mit diesem Erfolg ein, so kann es abgeschlossen werden. Ohne diese Zufriedenheit fehlt der letzte Schritt. Der Prozess der Verstärkung, der das neue Verhalten aufrechterhält, wird durch Unzufriedenheit empfindlich gestört. Ein objektiv erfolgreiches Verhalten wird vielleicht durch emotionale oder kognitive Fehlhaltungen des Patienten als nicht ausreichend wirksam eingeschätzt oder das positive Ergebnis wird von ihm abgewertet. Diese Sabotage darf nicht den Abschluss des Experiments bilden. Hier muss noch einmal auf den Teil der Psyche des Patienten eingegangen werden, der sich der Veränderung entgegenstellt und die Nachteile der Veränderung nicht akzeptieren möchte. Kann diese Seite den Veränderungsschritt mit Vor- und Nachteilen schließlich auch akzeptieren, stellt sich endlich das Gefühl der Zufriedenheit ein.

Die emotionale Erfahrung besteht darin, dass Bewegung entsteht, neue Handlungsweisen erprobt werden, teils zaghaft, teils mutig und schließlich souverän.

4.12 Erfahrung von Selbstwirksamkeit

Banduras (1977) Konzept der »self efficacy« (Selbstwirksamkeit) ist sehr nützlich bei der Arbeit mit Veränderungsprozessen, die wirksames Sozialverhalten aufbauen sollen. Die Erwartung des Ausmaßes von Wirksamkeit bestimmt die Auftretenswahrscheinlichkeit eines Verhaltens. Abstrahiert über sehr viele Situationen und Situationstypen entsteht eine generelle Wirksamkeitserwartung, die mit einem Gefühl des Selbstvertrauens einhergeht. Werden die Erwartungen über lange Zeit immer wieder bestätigt, so prägen sie das Selbstbild. Aus Erfahrungen werden Erwartungen. Und aus Erwartungen formt sich das Selbst- und Weltbild. In konkreten Situationen ergeben sich daraus wieder Erwartungen mit den zugehörigen Verhaltenswahrscheinlichkeiten. Im Kontext des therapeutischen Aufbaus neuer Verhaltensweisen müssen wir in diesen Kreislauf hineingelangen, indem wir die Aufmerksamkeit auf die Erfahrungen lenken.

Die Erfahrung von Selbstwirksamkeit wird ermöglicht durch:

a) Bewusstes Erleben der Wirksamkeit des eigenen Verhaltens

Die Aufmerksamkeit des Patienten muss bewertend auf das Ergebnis des neuen Verhaltens gelenkt werden. »Ich habe durch mein neues Verhalten erreicht, was ich wollte. Mein Verhalten hatte Einfluss auf den anderen Menschen. Mein Verhalten hat bewirkt, dass der andere Mensch in meinem Sinne reagierte. Ich habe es geschafft, das Verhalten der anderen Person zu steuern.«

b) Zuordnen (bewusstes Attribuieren) der Wirkung zu eigenen Fähigkeiten

Rotters Konzept der internalen versus externalen Attribution von Erfolg (1966) wurde vielfach eingesetzt, zum Beispiel bei der Selbstkontrolltherapie der Depression (Roth & Rehm 1986). Nicht nur Erfolghaben ist bedeutsam, sondern auch sich als erfolgreichen Menschen zu definieren. Die Selbstwirksamkeitserfahrung muss das Selbstkonzept positiv verändern.

c) Vergegenwärtigen der eigenen Fähigkeiten

Aus der *Erfahrung* der Selbstwirksamkeit wird ein *Konzept* der Selbstwirksamkeit, das aus den Fähigkeiten besteht, deren Einsatz zuverlässig zur Wirksamkeitserfahrung führte und führen wird. Fünfminütiges Vergegenwärtigen schafft tägliches Bestätigen des Selbstkonzepts der Wirksamkeit.

d) Bewusste Erfahrung positiven Feedbacks der sozialen Umwelt auf selbsteffizientes Verhalten

»Auch wenn mir mein Verhalten half, meine Interessen gegen die anderen durchzusetzen, habe ich damit nicht feindselig gehandelt. Ich habe sie mir nicht zum Feind gemacht.« Aus der sozialen Gemeinschaft resultiert nicht ewige Ablehnung oder gar Ausgestoßenwerden. Oft mündet neues wehrhaftes Verhalten in Strafangst oder in Schuldgefühle. Deshalb ist es wichtig, bewusst zu erfahren, dass die eigene soziale Kompetenz akzeptiert wird, kein anhaltender Groll übrigbleibt und Sympathien nicht abnehmen, sondern dass das kompetente Verhalten Wertschätzung bringt und den Stellenwert in der Gemeinschaft festigt. Das Feedback der sozialen Umwelt ist letztendlich positiv. »Selbst, wenn der andere seine bisherigen Vorteile dauerhaft verloren hat, weil ich mich nicht mehr ausnutzen lasse, wird seine diesbezügliche Unzufriedenheit aufgewogen durch den größeren Respekt, den er jetzt vor mir hat.«

Die emotionale Erfahrung besteht darin, dass sich der Patient, angesichts gelingender neuer Verhaltensweisen, als kompetent und wirksam erlebt. Dies führt unmittelbar zu Zuversicht, besserem Selbstwertgefühl und Verbesserung der Stimmung. Je mehr und je öfter der Patient Selbstwirksamkeit erfährt, umso zügiger geht die Therapie voran.

4.13 Umgang mit Niederlagen

Es gibt Menschen, die ihre Aktivitäten so perfekt kontrollieren, dass sie keine Niederlagen einstecken müssen. Sie merken nicht, wie viel Energie durch diese andauernde und vollständige Aufmerksamkeit der Lösung der inhaltlichen Aufgabe entzogen wird. Schon bei Gesellschafts- und Brettspielen ist derjenige, der nicht verlieren kann, im Nachteil, denn er wird hoch emotional und kann nicht mehr klar denken. Niederlagen akzeptieren zu können ist eine Fähigkeit, die nicht nur der haben muss, der der Beste sein möchte. Bei Sportlern gehört der konstruktive Umgang mit einem verlorenen Wettkampf zum Sport. Der leistungswillige Sportler verliert so lange gegen die Besseren, bis er selbst der Bessere ist. Er nutzt die Niederlage, um zu lernen, was er verbessern kann und muss, um es beim nächsten Mal zu schaffen. Niederlagen sind willkommene Gelegenheiten, um Schwachstellen ausfindig zu machen und von dem zu lernen, der es besser kann. Personen, die Versagensangst haben, vermeiden Situationen, in denen sie etwas leisten müssen. Sie gehen nur dann solche Situationen ein, wenn sie völlig sicher sind, dass nichts schiefgehen kann. Was sollen diese Menschen lernen? Dass sie die Wahrscheinlichkeit des Versagens viel zu hoch einschätzen? Oder dass sie Niederlagen ohne bleibende Schäden aushalten können? Beides! Zunächst jedoch sollte gelernt werden, Niederlagen zu akzeptieren. Sonst bleibt zu lange ein Selbstbild von großer Verletzbarkeit, und die Aufmerksamkeit richtet sich zu sehr auf das, was mir passiert ist beziehungsweise was mir angetan wurde.

Es geht nicht nur um Leistungssituationen, sondern auch um Streit; nicht nur um Misserfolg versus Erfolg, sondern auch um Schlagen versus Geschlagenwerden. Es geht sowohl um Leistungsfähigkeit als auch um Wehrhaftigkeit: Leistung – Sport – Kampf – Streit. Die Niederlage gehört zu Kampf und Streit: »Ich gehe in einen Kampf, weil Verhandlungen erfolglos waren. Ich kämpfe um mein Anliegen. Ich verteidige es und verteidige mich. Ich habe ein Recht darauf. Die Alternative wäre, mich kampflos geschlagen zu geben. Dieses Geschenk will ich meinem Gegner nicht machen. Wenn ich es im Kampf verliere, so habe ich mein Bestes getan. Dann wird es eben eine Niederlage. Diesen Schmerz werde ich verkraften, ebenso wie die Blessuren während des Kampfes. Auf alle Fälle mache ich es dem anderen so schwer wie möglich. Selbst wenn er dieses Mal gewinnt, zögert er beim nächsten Mal doch vor dem Kampf. Doch ich will gewinnen und werde mit aller Kraft und Geschicklichkeit und Klugheit kämpfen, um den Sieg davonzutragen.«

Der Umgang mit Niederlagen kann durch folgende Punkte erlernt werden:

a) Situationen aufsuchen, in denen eine Niederlage so gut wie sicher ist

   Das können Situationen sein wie: jegliche Art von Spiel und Sport mit einem überlegenen Gegner; eine Diskussion mit einem rhetorisch absolut überlegenen Gesprächspartner; ein Streit mit der Person, gegen die man sich noch nie durchsetzen konnte und deshalb Streit möglichst vermieden hat u. v. m. Diese Selbstexpositionen werden so lange durchgeführt, bis eine Niederlage kein emotionales Problem mehr ist und keine Bedrohung mehr darstellt, die mit aller Macht vermieden werden muss. In Leistungssituationen entspricht dies dem Fehlermachen oder Nicht-fertig-Werden.

b) Leistungs- und Streitsituationen mit einem gleich starken Gegner aufsuchen

Es handelt sich um eine normale Situation. Die Wahrscheinlichkeit von Erfolg und Misserfolg ist gleich groß. Auf diese Weise gehören Niederlagen zum Alltag und sie können regelmäßig geübt werden. Auch Situationen, die mit einem Kompromiss enden, sodass keiner verliert, sind natürlich möglich.

c) In Situationen begeben, in denen Misserfolg schwer auszuhalten ist

Das sind Situationen, deren Ausgang eine so große emotionale Bedeutung für eine Person hat, dass diese weit davon entfernt ist, den Misserfolg wegzustecken. Es wird nicht zu schaffen sein, durch eine Exposition eine Akzeptanz des wenngleich schmerzlichen Misserfolgs zu erreichen. Es ist der Beginn eines langen Prozesses, der darin besteht, das Unabänderliche als gegeben hinzunehmen und anzunehmen, ohne sich gedanklich und emotional als alleinigen Verursacher des Misserfolgs zu attribuieren, bis schließlich diese Misserfolge das Selbstwert- und Selbstwirksamkeitsgefühl nicht mehr schlagartig gegen Null gehen lassen. Statt »Ich bin ein Versager« heißt dann die Attribution: »In dieser schwierigen Situation hat es nicht geklappt.«

d) Aus Fehlern und Niederlagen lernen

Der Lernprozess besteht darin, eine kognitive Fehleranalyse durchzuführen, Korrektur- und Verbesserungsmaßnahmen zu entwickeln und Vorbereitungen zu treffen, die Fehler weniger wahrscheinlich machen – ein Prozess der differenzierten Kompetenzerhöhung und der kontinuierlichen Verhaltensoptimierung. Dazu gehört auch, Wahrnehmen und Wollen auf die eigene Fähigkeit und Wirksamkeit zu lenken sowie auf den Inhalt der Aufgabe, statt auf das, was schiefgehen könnte.

Die emotionale Erfahrung besteht darin, dass eine Niederlage nur kurze Zeit Enttäuschung und Traurigkeit hervorrufen muss – als einmaliges begrenztes und vorübergehendes Ereignis, das verzeihlich ist und das abgehakt wird, nachdem man daraus gelernt hat. Nicht der ganze Mensch hat versagt, sondern es ging mal schief, was normalerweise gut geht.

4.14 Automatisierung des neuen Verhaltens und Erlebens

Betrachtet man Verhaltensänderung unter der Perspektive von Kanfers Selbstkontrollmodell (1977, 2000), so geht der Zustand der bewussten Selbstregulation automatischen Verhaltens dann in bewusste Selbstkontrolle über, wenn das automatische Verhalten nicht mehr seine instrumentelle Funktion erfüllt, also nicht mehr erfolgreich ist oder neben dem gewohnten Vorteil zu viele Nachteile mit sich bringt. Durch bewusste Entscheidung wird ein neues Verhalten eingesetzt, das zwar zu weniger kurzfristigen Verstärkungen führt als das alte Verhalten, aber langfristig die erfolgreichere Alternative ist. Es wird also durch bewusste Kontrolle gegen alte Gewohnheiten gehandelt. Das neue Verhalten wird anfänglich nur durch Selbstkontrolle (Willen) aufrechterhalten. Diese überbrückt die fehlende kurzfristige Verstärkung. Ohne Automatisierung hat das neue Verhalten keine Chance auf Bestand. Sollen also die vorausgegangenen therapeutischen Bemühungen nicht vergebens sein, so muss die Automatisierung eingeleitet werden. Automatisierung geschieht umso schneller, je häufiger und je stereotyper der Reaktionsablauf erfolgt. Und je zuverlässiger das Ergebnis vorhersagbar ist, das heißt je stereotyper und weniger überraschend die Verhaltenskonsequenz auftritt. Dann kann sicher mit dem Erfolg der Handlung gerechnet werden.

Die Automatisierung des neuen Verhaltens und Erlebens wird eingeleitet durch:

a) Übendes Praktizieren bis zur Gewohnheitsbildung

Nur häufiges und regelmäßiges Ausüben auf immer gleiche Weise in immer gleichen Situationen führt zu schneller Gewohnheitsbildung. So wird das neue Verhalten zu einem stabilen Bestandteil des aktiven Verhaltensrepertoires, zu einer festen Gewohnheit, die nicht wie viele in der Therapie nur einige Male geübten Verhaltensweisen nach kurzer Zeit wieder verschwinden. Es ist ein Mangel vieler Therapien, dass dem Patienten nur gezeigt wird, wie es geht; er soll es dreimal allein ausprobieren und weder Therapeut noch Patient kümmern sich anschließend um die Automatisierung. Ein Training der Fertigkeiten und Fähigkeiten geht aber weit darüber hinaus und erfordert von beiden eine Ausdauer, die der im Sport ähnelt. Deshalb ist dies eine Trainingsphase der Therapie. Ziel ist nicht das Wollen und nicht das Können, sondern das fraglose Selbstverständlichwerden, das jeglichen Willensakt erübrigt.

b) Reduktion konkurrierender Verhaltensweisen in der jeweiligen Situation

Die alten Verhaltensweisen konkurrieren anfänglich noch stark mit dem neuen Verhalten. Sie sind durch jahrelange Praxis gebahnt und haben sich lange Zeit durch ihre kurzfristige Verstärkung bewährt. Die Etablierung des neuen Verhaltens können wir wesentlich erleichtern, wenn wir parallel die Auftretenswahrscheinlichkeit des alten Verhaltens modifizieren, beispielsweise durch das Vergegenwärtigen der langfristig erheblichen negativen Konsequenzen bis hin zur Symptombildung, gefolgt von der Affirmation, das alte Verhalten auf keinen Fall mehr zu wollen, zum Beispiel: »Wenn ich jetzt nachgebe, um Streit zu vermeiden, führt das dazu, dass ich wieder zwei Tage lang depressiv bin.« Alternativ können aktive Stopp-Impulse eingesetzt werden, sobald man sich beim alten Verhalten ertappt, sodass dann mitten in der Handlung abgebrochen werden kann.

c) Prüfen der Zielerreichung der Automatisierung

Es wird wiederholt geprüft, ob das neue Verhalten automatisiert ist. In der entsprechenden Situation selbst fällt es nicht mehr auf, da mit der Automatisierung die Aufmerksamkeit abgezogen wird und man sein Augenmerk anderen Aspekten der Situation und Interaktion zuwendet. Gerade dieses »ganz vergessen« ist ein Beweis für die Automatisierung. »Ich habe in den letzten Wochen gar nicht mehr darauf geachtet. Jetzt, wo ich zufällig daran denke, fällt mir erst auf, dass ich das ja jetzt immer so mache.« Systematisch kann die Zielerreichung geprüft werden, indem vor dem Beginn der therapeutischen Intervention (Baseline oder Basislinie) und nach dem Ende der Intervention (Ergebnislinie) für je zehn Situationen protokolliert wird, wie oft das neue Verhalten auftrat, und ob es automatisch oder willentlich herbeigeführt wurde. Dies ist der experimentalpsychologische Modus der Einzelfallanalyse.

Die emotionale Erfahrung besteht darin, dass erstaunt wahrgenommen wird, wie selbstverständlich das neue Verhalten ausgeführt wird – ohne sich daran erinnern und ohne sich aufraffen zu müssen. »Ich habe es mir zu eigen gemacht. Es ist jetzt meins.« Es stockt nicht mehr, es fließt mit Leichtigkeit.

4.15 Generalisierung des neuen Verhaltens und Erlebens

Um die Automatisierung herzustellen, wird bewusst darauf verzichtet, verschiedenartige Situationen in das Training einzubeziehen. Dies bleibt dem nachfolgenden Trainingsabschnitt der Generalisierung vorbehalten. Das gilt für diejenigen Verhaltensweisen, für die Generalisierung erwünscht ist. Einige Verhaltensweisen, die sich der Patient schnell in der Therapiesitzung dem Therapeuten gegenüber angewöhnt und die längere Zeit für den Therapieprozess nützlich sind, sollten besser nicht generalisiert, höchstens auf eine sehr wichtige Beziehung übertragen werden können. Es geht um Art und Ausmaß der Selbstöffnung, des Anvertrauens und des Zulassens der erheblichen Ungleichheit der Rollen in der Beziehung. Andere Verhaltensweisen in der therapeutischen Beziehung sollten unbedingt generalisieren, aber Therapeut und Patient achten vielleicht zu wenig darauf, dass das geschieht. Oder ein neues geübtes Verhalten bleibt auf einen Lebensbereich beschränkt, zum Beispiel auf den Beruf, und wird in einem anderen Lebensbereich, zum Beispiel der Partnerschaft, nie eingesetzt.

Generalisierung geschieht auf eine natürliche Weise entlang eines Ähnlichkeitsgradienten. Ein Verhalten, das sich in einer Situation bewährt hat, hat gute Chancen, sich auch in einer ähnlichen Situation zu bewähren. Normalerweise führt unsere Psyche Generalisierung von selbst durch. Ohne aufwändige Überlegung und kraftvollen Willensakt greifen wir zu dem bewährten Verhalten. Bleibt Generalisierung aus, so deshalb, weil unsere Psyche die Unähnlichkeit der beiden Situationen in den Vordergrund stellt. Es gibt einen wichtigen Unterschied zwischen den beiden Situationen, der nicht bewusst ist oder nicht beachtet wurde. Welcher Unterschied verhindert Generalisierung? Eventuell muss zu tiefer emotionaler Erfahrung mit Exposition, Neubewertung und nochmaliger Änderungsentscheidung zurückgegriffen werden, um den Unterschied bewusst erfahrbar zu machen und intrapsychisch zu beseitigen. Erst wenn diese emotionale Barriere beseitigt ist, erfolgt Generalisierung in den nachfolgenden Schritten durch:

a) Übertragung der Reaktionen auf ähnliche Situationen

   Das neue Verhalten beginnt mit der Wahrnehmung und Bewertung der Situation und der Person, geht weiter mit Gefühlen, die der neuen Einschätzung der Situation entsprechen, und mündet in die neue soziale Interaktionshandlung. Ergibt die kognitive Einschätzung eine große Ähnlichkeit mit der Situation, in der sich das Verhalten bewährt hat, und gibt es keine konkurrierenden erfolgversprechenderen Verhaltensentwürfe, so wird das Verhalten auf die ähnliche Situation übertragen (Aktualisierung kognitiver, emotionaler und Verhaltensschemata).

b) Definition einer Klasse von Situationen, in denen das Verhalten angebracht und erfolgversprechend ist

Schließlich erfolgt ein Prozess der Abstraktion, bestehend aus der Definition einer Klasse von Situationen, in denen das neue Verhalten angebracht und erfolgversprechend ist. Diese Definition ist nicht notwendigerweise bewusst, da die während des Fertigkeitentrainings stattfindenden Lernprozesse diese Definition implizit ergeben. Aber das zusätzliche kognitive Erkennen dieser Abstraktion verfestigt den Lernprozess. Diese Definition ist keine reine Generalisierung, sondern enthält den lernpsychologischen Vorgang der Diskrimination. Generalisierungs- und Diskriminationslernen haben diese Definition einer Klasse von Situationen als Ergebnis. Welche Merkmale (diskiminativen Stimuli), die die einzelnen Situationen unterscheiden, zeigen mir an, ob mein Verhalten (z. B. energisch – ärgerlich) erfolgversprechend sein wird? Wenn die Person der Chef ist, kann das Verhalten eventuell weniger erfolgversprechend sein als gegenüber einem Kollegen. Oder das eine Mal ist mein Gegenüber ein Erwachsener und das andere Mal ein Kind. Wenn Menschen sich Erwachsenen gegenüber genauso vehement durchsetzen würden wie ihren Kindern gegenüber, dann wäre das ein erheblicher Zuwachs von sozialer Kompetenz. Oder wenn Eltern ihren Kindern gegenüber genauso respektvoll »klientenzentriert« wären wie Erwachsenen gegenüber, so wäre das ein erheblicher Zuwachs an Beziehungskompetenz.

c) Flexible Variation des Verhaltens entsprechend der Unterschiede der geeigneten Situationen

Die neben der großen Ähnlichkeit doch bestehenden Unterschiede zwischen zwei Situationen legen nahe, statt eines Entweder-oders (verhalte ich mich jetzt so oder nicht so?) das Verhalten entsprechend flexibel zu variieren, sodass ich der Situation und dem anderen Menschen gerecht werde. Beim Aufbau eines neuen, schwer zu erlernenden Verhaltens, zum Beispiel Sich-Durchsetzen, fehlt diese Flexibilität anfangs noch. Dies führt öfter zu Misserfolgen oder übertriebenem Verhalten. Hier ist Geduld notwendig, um schließlich zu verfeinerten Interaktionen zu gelangen.

Die emotionale Erfahrung besteht darin, dass das neue Verhalten nicht nur in der Situation gelingt, in der es geübt wurde (meistens eine leichtere Situation). Vielmehr wird das neue Verhalten in andere (auch schwierigere)

Situationen übertragen. Es ist zu einer Fertigkeit geworden, die zuverlässig verfügbar ist. Dadurch entsteht ein neues Selbstgefühl, das dabei hilft, auch schwierige Situationen zu meistern.

4.16 Selbstmanagement des Verhaltens und Erlebens

Ausgehend von Kanfers Selbstregulationsmodell (1977, 2000) kann Verhaltenssteuerung als quasi automatisierte Selbstverwaltung der eigenen Verhaltensweisen betrachtet werden. Selbstbeobachtung, Selbstbewertung und Selbstverstärkung betrachtet Kanfer als die drei Stadien der Selbstregulation. Ist das Ergebnis eines Verhaltens nicht zufriedenstellend, so wird der Vorgang bewusst und das Verhalten wird durch bewusste Selbstkontrolle korrigiert. Nach einer gewissen Zeit treten keine Fehler mehr auf, die Aufmerksamkeit kann abgezogen werden und die Selbstregulation läuft wieder unbeachtet und unbewusst ab. Selbstmanagement zielt nach Kanfer auf Selbsttherapie ab (Kanfer et al. 2012). In der Selbstmanagementtherapie soll der Patient sein eigener Therapeut werden. Der Patient ist zu Selbstmanagement fähig, wenn er Selbstbeobachtung, den Einsatz von Bewältigungsstrategien und deren Evaluation beherrscht. In diesem Sinne ist Selbstmanagement auch hier gemeint. In der Therapie sollte diese komplexe Fähigkeit so früh wie möglich als Ressource aufgebaut werden. Spätestens die zweite Hälfte der Therapie soll die Selbstständigkeit und Selbstverantwortlichkeit des Patienten zum prozessualen Ziel haben. Das Selbstmanagement des Erlebens und Verhaltens gelingt durch:

a) Ausblenden der therapeutischen Unterstützung

   Wo immer eine Idee, eine Lösungsalternative, ein spontaner Impuls von Patientenseite aus kommt, werden diese aufgegriffen. Je schwieriger das therapeutische Problem ist, umso eher hat sich in der ersten Therapiehälfte eine Rollenverteilung eingestellt, die Fürsorge, Entscheidung und Leitung eindeutig beim Therapeuten lässt. Auch der Satz »Das ist eine gute Idee, betrachten wir die mal genauer« ist noch völlig durch die Direktive des Therapeuten geprägt. Der Therapeut gibt noch zu wenig Führung ab. Er bestimmt, was gemacht wird. Er bietet den nächsten Schritt an und der Patient akzeptiert diese Unterstützung. Die allmähliche Zurücknahme der Unterstützung ist eine milde Frustration der Abhängigkeitsbedürfnisse des Patienten, die Anreiz zur Verselbstständigung gibt. Da diese aber Zeit braucht, sollte dieser Prozess so früh wie möglich eingeleitet werden. Geschieht der Wechsel der Therapeutenhaltung zu ruckartig, entstehen Angst und Frustration, die der therapeutischen Beziehung schaden können und eventuell eine biografische Wiederholung darstellen. Jeder Therapeut muss sich so gut kennen, dass er weiß, ob er zu lange führt, zu lange behütet oder zu schnell zu viel fordert.

b) Verantwortliche Übernahme der Änderungsentscheidungen durch den Patienten

Wenn Selbstmanagement explizit als Ziel und therapeutische Aufgabe definiert wurde, können Sitzungssequenzen als Selbstmanagementübung eingeleitet werden, wie der Entscheidungsprozess bezüglich der nächsten Änderungsschritte. Auch hier zeigt die Frage des Therapeuten »Und was machen Sie als Nächstes?« noch zu viel Führung an, der Therapeut ist noch zu sehr Manager der Therapie. Er muss allmählich kleiner werden, der Patient fühlt sich dann größer und kommt weniger auf den Gedanken, den Therapeuten entscheiden zu lassen. Er nimmt sein Problem, dem er sich jetzt gewachsen fühlt, selbst in die Hand, bespricht es mit dem Therapeuten, behält während dieser Unterredung die Verantwortung bei sich und entscheidet schließlich selbst. Je eher die Entscheidung von der vom Therapeuten präferierten Lösung abweicht, umso eher findet schon Selbstmanagement statt.

c) Selbstbeurteilung und Selbstverstärkung

Nach erfolgten Problemlösungen, Meisterung der Aufgaben und Änderungsschritten bleibt auch in der dritten Selbstmanagementphase die eigenständige Initiative und Aktivität beim Patienten. Er evaluiert den Erfolg seiner Handlungen (»Habe ich erreicht, was ich wollte?«), entscheidet, welche Kriterien er hierzu anlegt, und prüft selbst die Angemessenheit seiner Kriterien (eventuell zu streng?). Wenn er auf ein erfolgreiches Coping zurückblicken kann, so weiß er auch, dass er diesen Erfolg wiederholen kann, wenn er sich selbst dafür verstärkt, während ausbleibende Verstärkung ein Verhalten wieder zum Verschwinden bringt. Er weiß, dass die Verstärkung nicht gedanklich, sondern emotional-motivational stattfindet. Sie muss beim Gefühl ankommen. Genugtuung, Zufriedenheit, Freude oder gar Stolz sind Zeichen einer stattgefundenen Selbstverstärkung. Nur behelfsweise als Einstieg werden materielle Selbstverstärkungen eingesetzt. Wohingegen selbstbestätigende innere Dialoge durchaus selbstverstärkende Wirkung haben.

Die emotionale Erfahrung besteht darin, dass die Schüler-Rolle abgegeben wird und mit dem Therapeuten auf Augenhöhe reflektiert wird. Eigene Ziele, eigene Initiative und eigene Verantwortung bestimmen den letzten Teil der Therapie. Das fühlt sich unabhängig, selbstbestimmt und selbstständig an.

4.17 Bahnung weiterer Selbstentwicklung

Auch wenn im Rahmen einer Kurzzeittherapie die Symptome verschwunden und die grundsätzlichen Probleme gelöst sind, kann noch ein Anreiz zur weiteren Selbstentwicklung gegeben werden (Sulz 2012). Piagets (1978) und Kegans (1986) Entwicklungsmodelle bieten sich hierfür als hilfreiche Heuristiken an. Diese werden ausführlich im Kapitel 5 »Entwicklung« in diesem Buch beschrieben.

Bahnung weiterer Selbstentwicklung geschieht durch:

a) Entwicklungsanalyse

Brachte in der diagnostischen Phase der Therapie die Entwicklungsanalyse den Stand der emotionalen und Beziehungsentwicklung hervor, so wurden im Lauf der Therapie die Errungenschaften und die Begrenzungen der Entwicklungsstufe des Patienten deutlich (Sulz & Theßen 1999). Nicht selten stellte die Therapie eine gute Vorbereitung auf den Schritt zur nächsten Entwicklungsstufe dar, wenn er nicht schon durch sie stattfand, ohne dass Therapeut und Patient die therapeutischen Veränderungen als Entwicklung im Piaget'schen Sinne wahrnahmen und attribuierten.

b) Entwicklungsneugier

Von der Entwicklungspsychologie wissen wir, dass mit dem nahenden Beenden einer Entwicklungsstufe immer mehr Neugier auf die nächste Stufe entsteht. Gedanken, Gefühle und Fantasien sind immer öfter auf diese ausgerichtet. Die Entwicklungsaufgaben der alten Stufe sind erledigt, die entsprechenden Fähigkeiten werden beherrscht, die Errungenschaften der Stufe sind sicher verfügbar. Es ist kein Anreiz mehr auf der alten Stufe vorhanden. Wenn der Therapeut diese Neugier bemerkt und auf sie eingeht, bahnt er Entwicklung.

c) Entwicklungsbereitschaft

Am Ende einer erfolgreichen Kurzzeittherapie besteht zumindest eine Entwicklungsbereitschaft. Die eigenen Ressourcen und Errungenschaften wurden in der Therapie real erfahren, sodass der Patient sich für den Entwicklungsschritt gerüstet fühlt.

d) Entwicklungsförderung

Entwicklungsförderung geschieht nach Kegan (1986) durch dosierte Frustration der Bedürfnisse der alten Entwicklungsstufe (nicht abruptes Verweigern) und durch »In-der-Nähe-Bleiben«, wenn der Schritt getan wurde (statt beleidigtem Rückzug unter dem Motto »Du brauchst mich ja nicht mehr« oder manipulativem »Jetzt musst du aber auch selbst damit zurechtkommen«). Dadurch wird der Eindruck verhindert, dass Entwicklung mit dem unwiderruflichen Verzicht auf die Gratifikationen der alten Stufe verbunden ist und dass es sich deshalb um einen riskanten Schritt handelt. Dazu gehören Botschaften, die das Gefühl geben, das Alte nicht mehr so zu brauchen, es aber auch nicht ganz hergeben zu müssen, das Neue zu beherrschen beziehungsweise es sich aneignen zu können, es aber nicht gleich perfekt können zu müssen, im Hintergrund notfalls Unterstützung zu haben.

e) Reduktion von Entwicklungshemmung

Entwicklungshemmung findet statt durch Überfürsorglichkeit, durch verwöhnendes, verführerisches Anbieten von alten Befriedigungen, durch Angstmachen vor dem Neuen, durch eigene Ängstlichkeit und Zaghaftigkeit, durch abrupte völlige Frustration alter Bedürfnisse, durch Abwendung (statt In-der-Nähe-Bleiben). Der Therapeut prüft seine eigene Haltung, sein eigenes Verhalten, auch seinen eigenen Entwicklungsstand und versucht, daraus resultierende hemmende Einflüsse zu reduzieren. Die gleichen Prüfungen führt er bei den wichtigen Bezugspersonen des Patienten durch. Haben sie extrem entwicklungshemmende Tendenzen (meist wird die Entwicklung des anderen als bedrohlich empfunden), so sind Interventionen wie Paar- oder Familientherapie erforderlich.

Das alles geschieht nach der Erfahrung einer förderlichen Therapiebeziehung.

Zu bedenken ist, dass ein Entwicklungsschritt das alte Gefüge der Persönlichkeit und der Beziehungen so destabilisieren kann, dass eine Entwicklungskrise entsteht, die von Kegan (1986) als natürliche Krise bezeichnet wird und die nicht verwechselt werden darf mit Krisen, die pathologischen Charakter haben. Insofern ist es naheliegend, einen anstehenden Entwicklungsschritt noch in der Therapie ablaufen zu lassen und den Patienten in die Stabilität und die Herausforderungen der neuen Entwicklungsstufe zu entlassen.

Die emotionale Erfahrung besteht darin, dass die Therapie gedanklich schon Vergangenheit ist und die Aufmerksamkeit sich auf die Zeit danach konzentriert, auf die intendierten Entwicklungen nach dem Abschluss der Behandlung. Das Ende der Therapie ist kein Ort, an dem stehen geblieben wird, weil er das erreichte Ziel ist. Das Ende der Therapie ist der Beginn der autonomen und autarken Weiterentwicklung, die darin besteht, dass an nicht-behobenen Problemen weitergearbeitet wird und auch neue Herausforderungen angegangen werden. Vielleicht können sich Unternehmenslust und etwas Tatendrang einstellen.

4.18 Abschied, Trauer, Trennung

Hier meint Abschied und Trauer etwas anderes als in Kapitel 4.9 »Loslassen, Abschied, Trauer«, in dem es darum ging, vor dem Aufbruch zu Neuem sich von Altem zu verabschieden. Ohne das Alte loszulassen, kann auf das Neue nicht zugegriffen werden.

Inwiefern das Therapieende etwas mit persönlichem Abschied und Trauer zu tun hat, hängt von der zwischenmenschlichen Beziehung ab, die im Laufe der Therapie entstanden ist. Auf alle Fälle ist vonseiten des Patienten eine emotionale Bindung entstanden, deren hilfreiche Auflösung eine wichtige, unabdingbare Aufgabe des Therapeuten zum Ende der Therapie hin ist. Es besteht eine extreme Einseitigkeit der Beziehung:

- Der Therapeut hat viele Patienten.
- Ihm bedeutet dieser eine Patient emotional nicht so viel.
- Dieser Patient ist für ihn nicht so wichtig.
- Er hat kein persönliches Anliegen an den Patienten.
- Er braucht den Patienten nicht dringend.
- Er setzt keine Hoffnung in den Patienten, von diesem aus einer Not befreit zu werden.
- Er offenbart sich dem Patienten nicht.
- Er gibt dem Patienten nicht sein Innerstes, von dem zuvor noch niemand erfuhr, preis.

Gerade deshalb muss sich der Therapeut bewusstmachen, dass die folgenden Gedanken beim Patienten ablaufen: »Noch nie ist ein Mensch so exklusiv mit so ungeteilter Aufmerksamkeit auf mich eingegangen, ist mit so viel Interesse meinen Ausführungen gefolgt. Noch nie habe ich mich so angenommen und verstanden gefühlt. Die behutsame und gefühlvolle Begleitung durch die Momente schmerzhaften Erlebens, das Herausfordern meiner Begabungen und Fähigkeiten, das Fördern meiner Versuche, Neuland zu betreten, das Hinführen zum Erfolg, zur Wahrnehmung meines Könnens und meines Wertseins, von anderen Menschen geliebt zu werden, ist die positivste Erfahrung meines Lebens.«

Abschied, Trauer und Trennung geschehen durch:

a) Spüren der emotionalen Bedeutung der therapeutischen Beziehung

Die Aufgabe, dem Moment des Abschiednehmens gerecht zu werden, ist für den Therapeuten viel schwerer als für den Patienten. Für diesen ist es evident. Der Therapeut muss sich vieles vergegenwärtigen und sich nochmals mit viel Empathie in die Position des Patienten hineinversetzen, um über seine sehr begrenzte Perspektive hinaus die Beziehung als Ganzes erfassen zu können. Vielleicht entdeckt er zwar spät, aber doch auch bei sich eine emotionale Bindung, deren Lösung traurig macht. Erst danach sollte er das Spüren der emotionalen Bedeutung der therapeutischen Beziehung beim Patienten zum Thema der Therapiestunde machen.

b) Trauern um den Verlust, der mit dem Ende der Therapie und dem Ende dieser Beziehung verbunden ist

Das Gefühl der Traurigkeit oder des Schmerzes belegt die vorhandene Bindung. Ihr Fehlen kann Hinweis auf einen dysfunktionalen oder gar pathologischen Umgang mit Trennung sein, der der therapeutischen Bearbeitung bedarf. Unterbleibt diese, so wird ein Einbruch oder Rückfall einige Wochen nach der Therapie wahrscheinlicher, wenn die Vermeidung der bewussten Verarbeitung dieses Prozesses nicht länger aufrechterhalten werden kann. Ähnlich bei Hinterbliebenen, die bis zur Beerdigung und zur Regelung der Erbangelegenheiten gut funktionieren (währenddessen die Trauer vermeiden) und danach zusammenbrechen.

c) Entscheidung, die Bindung loszulassen

Durch diese Entscheidung wird aus dem Patienten der aktive Teil, der den anderen verlässt, statt wie eventuell in der Biografie vorausgegangen wider Willen verlassen oder weggeschickt zu werden. Deshalb sollte im gegebenen Rahmen auch der Patient entscheiden, wann er das letzte Mal kommen möchte, weder das Stundenkontingent der

Krankenkasse noch die Therapeuten sollten dieses Limit und diesen Countdown setzen.

d) Bewahren von Verbundenheit und prinzipieller Verfügbarkeit in Krisenzeiten

Die therapeutische Beziehung hat Modellfunktion für andere Beziehungen. Deshalb sollte das Geschehen auf der Beziehungsebene nicht wie eine emotionale Prostitution wirken, was leicht passiert, wenn mit dem Ablauf der Bezahlung die Beziehung weggezaubert ist. Hier sollten eine menschliche Begegnung und eine menschliche Beziehung stattgefunden haben, bei der Verbundenheit nicht mit dem Glockenschlag der Uhr abreißt. Es ist zu fordern, dass der Therapeut dem Patienten verbunden bleibt, und ihm signalisiert, dass er in Krisenzeiten für ihn da sein wird. Dazu gehören Boostersitzungen und Katamnesesitzungen nach drei und sechs Monaten und kurze Telefonate nach einem und nach zwei Jahren. Wenn der Patient das Wertvolle der Beziehung mitnehmen soll, so sollte die Beziehung an dieser wichtigen Stelle keine technologische Künstlichkeit aufweisen.

e) Bewegendes Ritual des Abschiednehmens

Ein bewegendes Ritual hilft Therapeut und Patient dem Moment gerecht zu werden. Es gibt dem Patienten Raum für die anstehenden Gefühle, die jetzt einfach da sind, wenn der Therapeut sie nicht nonverbal verbietet. Viele Therapeuten mogeln sich am liebsten um diesen Augenblick herum – mithilfe ihrer eigenen emotionalen Vermeidungen, indem sie sich ihre Professionalität bewusstmachen oder sich über den Abschiedsstrauß freuen oder über die gelungene Therapie. Die Schwierigkeit besteht in der Ungleichheit der Gefühlsintensitäten. Der Therapeut möchte nicht heucheln, also vermeidet er lieber. Doch dies ist eine der wichtigen Bewährungsproben seiner therapeutischen Beziehungsfähigkeit – sich jetzt emotional zu stellen und mitzutrauern.

f) Ständiges Ertappen bei den vielen Versuchen, die mit dem Abschied verknüpften Gefühle zu vermeiden

Zugleich achtet der Therapeut darauf, wie der Patient eventuell versucht, sich von dem schmerzlichen Trennungsgefühl zu entfernen, benennt die Vermeidungen und holt den Patienten zurück zu diesen Gefühlen. Und er achtet darauf, wie seine eigenen Vermeidungen es dem Patienten schwerer machen, bei seinen Gefühlen zu bleiben.

All dies sowohl vonseiten des Patienten als auch vonseiten des Therapeuten. Auch, wenn von Anfang an klar war, dass die Therapiebeziehung befristet ist, haben die Gefühle eine tiefe Bindung geschaffen, die es jetzt zu lösen gilt.

Worin die emotionale Erfahrung besteht, wurde benannt und reflektiert: Es geht für den Patienten um den Abschied von einem Menschen, der eventuell wie nie jemand zuvor während der Gespräche ganz für ihn da war und dessen Verständnis und Mitgefühl so wertvoll war, wie nie zuvor. Von einem Menschen, der zugleich zu Eigeninitiative herausforderte und davon nicht abließ, bis wirklich Bewegung entstand und die Stagnation überwunden wurde. Da können Dankbarkeit und Trauer in einem Ausmaß entstehen, dass sich manche Therapeuten davon überfallen fühlen, da ihnen die Empathie für so viel Gefühl in diesem Moment schwerfällt. Vielleicht sind die Gefühle des Patienten aber auch ansteckend und helfen dem Therapeuten so, die eigenen Gefühle deutlicher zu spüren.

II
Praxis der Emotionstherapie und das Emotionsregulationstraining

Von der tiefen emotionalen Erfahrung zur Entwicklung des Selbst und der Beziehungen

1 Problemaktualisierung durch tiefe emotionale Erfahrung

Emotive Gesprächsführung, metakognitives Gespräch, raum-körperliche Erfahrung (Embodiment)

In dieser Einführung wird nicht jedes psychotherapeutische Thema umfassend dargestellt. Hierzu ist die Lektüre der beiden Bände von *Gute Verhaltenstherapie lernen und beherrschen* (Sulz 2017b, c) erforderlich. Der Fokus liegt auf dem praktischen Vorgehen bei diesen Themen soweit es die Arbeit mit Emotionen betrifft. Denn die Konzentration auf die emotionalen Prozesse des Patienten ermöglicht es, ihn so zu begleiten, dass er ein tieferes Verständnis seines Problems bekommt, hohe Änderungsmotivation entfaltet und dadurch ein viel besseres Selbstmanagement erreicht.

1.1 Die Entstehung eines tiefen Verständnisses für den Patienten und sein Symptom

Aus der Sicht des Therapeuten ist das Grundanliegen dieser Einführung die Beantwortung folgender Fragen:

- Wie gelangt der Psychotherapeut zu einem tiefen Verständnis des Patienten und seiner Biografie?
- Wie kann aus den Verletzungen der Kindheit seine implizite Überlebensstrategie abgeleitet werden?
- Wie kann die Symptombildung als Notfallmaßnahme in einer nichtbewältigbaren Lebenssituation identifiziert werden, die dazu dient, die dysfunktionale Überlebensregel nicht zu übertreten?
- Wie kann aus all dem eine vollständige Fallkonzeption erstellt werden, aus der sich Therapieziele und ein Therapieplan ergeben?
- Welche Therapieziele werden zwingend daraus abgeleitet?
- Und welcher Therapieplan verspricht diese Ziele zu erreichen?
- Wie können emotive Interventionen zum Gelingen der Therapie beitragen?

Im Fokus stehen *erlebnisorientiertes Vorgehen* und *tiefe emotionale Erfahrung*.

1.2 Zum erlebnisorientierten Vorgehen

Bei manchen Patienten läuft schon beim Erzählen von selbst so viel Emotionales ab, dass es keiner weiteren Intervention zur Emotionsaktivierung bedarf. Andere können auf die therapeutische Einladung hin sehr gut, quasi »mit Haut und Haaren«, *in die Imagination zu einem virtuellen Ort* gehen und dort alles sehr intensiv erleben. Während sie physisch im Therapiezimmer sitzen, sind sie in ihrer Imagination woanders, an einem erinnerten oder fantasierten Ort.

Bei nicht wenigen bringt das *in Szene setzen im Therapieraum* mit Objekten, Symbolen oder Puppen ein noch intensiveres Erleben. Noch einen Schritt weiter in das ganzheitliche Erleben kommen wir, wenn der Therapieraum zum Erlebensraum wird, in dem der Patient so steht, sich so bewegt wie in der realen Situation, die gerade betrachtet wird. In der Einzeltherapie werden die anderen Personen zwar auch nur imaginiert (z. B. »Hier steht also Ihr Bruder …«), aber das ist für manche hilfreicher als nur eine Imagination.

Vorteil der Szene im Therapieraum ist, dass der Patient auch mit seinem Körpererleben in Beziehung kommt, durch Körperhaltungen Bewusstseinszustände herholt oder ändert, sich aber auch an manches erinnert, das von seinem Körpergedächtnis stammt (Embodiment). Es lohnt sich also meistens, die Szene im Therapiezimmer nachzustellen und den Patienten Positionen, Bewegungen und Handlungen ausprobieren zu lassen, um sich dann auf sein Erleben zu konzentrieren.

1.3 Zur Bedeutung der tiefen emotionalen Erfahrung

Wenn der Therapeut das Therapiegespräch nur kognitiv führt, erreicht er nicht die motivationale Ebene des Patienten, von der aus therapeutische Änderungen möglich sind. Grawe (1998, 2004) weist auf empirische Untersuchungen hin, nach denen ein Therapiegespräch wirkungslos ist, in dem es nicht zur Problemaktualisierung (tiefen emotionalen Erfahrung) kommt. Damit ist gemeint, dass der Patient das, worüber er spricht, im Gespräch auch sehr deutlich fühlt. Von Greenberg (2000) stammt der Begriff »tiefe emotionale Erfahrung« für diesen notwendigen Prozess. Diese besteht aus zwei Abschnitten: zuerst erlebnisorientiert die Gefühle bewusstmachen, danach metakognitiv die Bedeutung reflektieren (mentalisieren im Sinne von Fonagy et al. 2008).

Hier ist die kognitive und metakognitive Unterscheidung der Begriffe sehr wichtig. Kognitionen sind Gedanken in konkreten Situationen, die sich auf die betreffende Situation beziehen. Mitten im Geschehen sind sie Feststellungen, die helfen, die Situation zu meistern beziehungsweise Aufgaben zu lösen. Metakognition (von Fonagy et al. [2008] Mentalisieren genannt) ist ursprünglich ein Synonym von »Theory of Mind«. Auf einer Metaebene der Betrachtung – wie aus der Vogelperspektive mit etwas Abstand – wird über eine Situation, eine Interaktion, Gedanken, Gefühle und Bedürfnisse nachgedacht. Das nicht ganz zutreffende Schlagwort ist »sich Gedanken über Gedanken machen«, und zwar sowohl über die eigenen als auch über die des Interaktionspartners. Daraus entsteht über die Länge der Zeit eine Theorie des psychischen Geschehens, die zu Menschenkenntnis führt und hilft, mit anderen Menschen wirksamer umzugehen. Fonagy hat diese Theorie später »Theorie des Mentalen« genannt.

Da nun tiefe emotionale Erfahrung beziehungsweise Problemaktualisierung definitionsgemäß aus zwei Teilprozessen besteht – erstens der aktuellen Emotionswahrnehmung und zweitens dem metakognitiven Reflektieren –, ist in der Therapiestunde unverzichtbar, dass beides geschieht. Letzteres können sowohl kognitive Verhaltenstherapeuten als auch psychodynamische Psychotherapeuten entstehen lassen. Das wird jedoch im Sinne von Fonagy et al. (2008) zum wirkungslosen Pseudo-Mentalisieren, wenn die Emotion nicht da ist. Eines der Hauptanliegen dieses Buchs ist deshalb, Therapeuten zu helfen, die Emotionswahrnehmung des Patienten so zu fördern, dass eine anschließende Reflexion sinnvoll und therapeutisch wirksam wird. Zu viele Therapien bleiben im Kognitiven hängen und nutzen dadurch nicht die Energie des Emotionalen, um therapeutische Veränderungen möglich zu machen.

1.4 Emotive statt kognitive Gesprächsführung (Emotion Tracking)

»Was die kleine Momo konnte wie kein anderer, das war: Zuhören.

Das ist nichts Besonderes, wird nun vielleicht mancher Leser sagen, zuhören kann doch jeder. Aber das ist ein Irrtum. Wirklich zuhören können nur ganz wenige Menschen.

Und so wie Momo sich aufs Zuhören verstand, war es ganz und gar einmalig. Momo konnte so zuhören, dass dummen Leuten plötzlich sehr gescheite Gedanke kamen. Nicht etwa, weil sie etwas sagte oder fragte, was den anderen auf solche Gedanken brachte, nein, sie saß nur da und hörte einfach zu, mit aller Aufmerksamkeit und Anteilnahme.

Dabei schaute sie den anderen mit ihren großen, dunklen Augen an und der Betreffende fühlte, wie in ihm auf einmal Gedanken auftauchten, von denen er nie geahnt hatte, dass sie in ihm steckten.

Sie konnte so zuhören, dass ratlose oder unentschlossene Leute auf einmal ganz genau wussten, was sie wollten. Oder dass Schüchterne sich plötzlich frei und mutig fühlten. Oder dass Unglückliche und Bedrückte zuversichtlich und froh wurden.

Und wenn jemand meinte, sein Leben sei ganz verfehlt und bedeutungslos und er selbst nur irgendeiner unter Millionen, einer, auf den es überhaupt nicht ankommt und der ebenso schnell ersetzt werden kann wie ein kaputter Topf – und er ging hin und erzählte alles das der kleinen Momo, dann wurde ihm, noch während er redete, auf geheimnisvolle Weise klar, dass er sich gründlich irrte, dass es ihn, genauso wie er war, unter allen Menschen nur ein einziges Mal gab und dass er deshalb auf seine besondere Weise für die Welt wichtig war. So konnte Momo zuhüren!«

Michael Ende (2018, S. 14)

1.4.1 Emotive Gesprächsführung

Bei der emotiven Gesprächsführung kommt zum Zuhören (empathisches Eingehen auf das Narrativ) als ebenso wichtiger zweiter Aspekt das Hinsehen (im Gesicht des Patienten sehen, wenn gerade ein Gefühl entsteht) dazu. Aber das konnte Michael Endes *Momo* sicher genauso gut wie das Zuhören.

Die Gesprächsführung, die der Aktualisierung und Bearbeitung eines komplexen affektiv-kognitiven Schemas dient, kann als affektive Mentalisierung im Sinne von Fonagy et al. (2008) zum Beispiel so ablaufen:

Der Patient berichtet über sein häufiges Unglücklichsein in einer wichtigen Beziehung oder über eine Situation, in der das Symptom auftritt. Der Therapeut nimmt möglichst jedes während des Berichts von Minute zu Minute neu auftretende Gefühl in den Gesichtszügen des Patienten als somatischen Marker wahr. Er benennt das Gefühl im Sinne einer prompten Affektspiegelung mit einfachen, im Konkreten bleibenden Worten. Der Therapeut nennt den berichteten Kontext als Auslöser des Gefühls und ermöglicht es so dem Patienten, Herkunft und Funktion seines Gefühls affektiv und metakognitiv zu erfassen.

Der Patient prüft, während er in dem Gefühlszustand bleibt, ob das Gefühl richtig benannt wurde. Wenn nicht, korrigiert er die Benennung. Bei ihm gibt es parallel zwei Bewusstseinszustände – einerseits den Zustand, in dem er sich in einem inneren Bild oder Film emotional in der berichteten Situation und Begegnung mit dem wichtigen Menschen befindet, andererseits den Zustand (Vogelperspektive), in dem er sich mit dem Therapeuten unterhält und er von diesem ein korrigierendes Feedback bekommt.

Der Patient konzentriert sich weiter auf die Wahrnehmung des Gefühls, das Kristallisationspunkt seines weiteren Berichtens ist und ihn allmählich zur umfänglichen Vergegenwärtigung und Erfassung der emotionalen Bedeutung der berichteten Beziehungsepisode(n) führt (dem Bedürfnis des Patienten gerecht werdend, seine Affekte zu verstehen). Der Therapeut bleibt in seiner Suchhaltung nach somatischen Markern und benennt das durch diese angezeigte Gefühl (Kontinuität der kontingenten Affektspiegelung). Er ermöglicht dem Patienten durch seine unterstützende Begleitung, das Gefühl intensiver werden zu lassen, sodass seine Intensität den wirklichen Umfang der emotionalen Bedeutung ausdrückt (Akzeptieren negativer Gefühle in schützendem Rahmen). Der Patient vertieft sich in die szenische Vergegenwärtigung und erlebt sich ganz in der Situation und Beziehung zu der imaginierten Person (begleitetes Durchspielen des erinnerten Kontextes im Als-ob-Modus). Der Therapeut signalisiert einerseits sein empathisches Mitfühlen mit dem Affekt des Patienten, andererseits strahlt er mit seiner ruhigen Präsenz die Zuversicht und Fähigkeit aus, den intensiven Affekt zu begrenzen (Markierung der Affektspiegelung).

Es gibt im Bericht des Patienten immer wieder einen Punkt größter Bedürftigkeit und Frustration, den der Therapeut nutzt, um ihm zu spiegeln, was er in diesem Moment am meisten gebraucht hätte. Zum Beispiel: »Sie hätten jemanden gebraucht, der Ihnen zugetraut hätte, dass Sie das schaffen, und der stolz gewesen wäre, wenn es Ihnen gelungen wäre!« Auch an diesem Punkt prüft der Patient, ob das therapeutische Angebot mit seinem Gefühl übereinstimmt und korrigiert oder ergänzt die Aussage des Therapeuten notfalls (gemeinsames Mentalisieren).

Wenn es stimmt, rutscht der Patient unwillkürlich und in Sekundenschnelle in ein inneres Bild der Wunscherfüllung, sein Gesicht hellt sich auf und zeigt Züge der Zufriedenheit oder des Glücks (Stärkung positiver Gefühle). Und das noch bevor er dazu kommt, seine Zustimmung auszusprechen. Oft gesellt sich zu diesem Glück Weinen und ein Schmerz darüber, dass es nicht so ist oder war. Ein Moment, in dem die empathische Spiegelung dieses Affekts den Patienten aus seiner, im realen Kontext erfahrenen Einsamkeit befreit und ihm sein aktuelles Geborgensein in der therapeutischen Beziehung Erleichterung verschafft (Affektmodulierung). Indem er sich dies bewusst macht, gelangt er zum Verständnis der erlebten Gefühlsmischung.

Der Patient macht zudem die Erfahrung, dass er durch seine Gefühlswahrnehmung und seinen Gefühlsausdruck einen anderen Menschen berührt, sein Affektausdruck eine Wirkung auf andere Menschen hat, es ihm gelingt, Empathie und Verständnis hervorzurufen, er sozialer, intentionaler und repräsentationaler Akteur ist und diesbezüglich Kompetenz gezeigt hat.

Ergebnis des Gesprächs kann sein, dass der Patient

- sein Symptom versteht, akzeptiert und es hergeben kann,
- sein Gefühl besser bewusst wahrnehmen kann,
- sein negatives Gefühl akzeptieren kann,
- sein Gefühl verändern kann,
- seine Selbstwahrnehmung verändern kann,
- seine Bezugsperson anders wahrnehmen kann,

- der Beziehung eine andere Bedeutung geben kann,
- sich weniger abhängig von der Bezugsperson fühlt und definiert,
- weniger Vermeidung im Umgang mit sich und den anderen aufrechterhalten muss und
- seine Mentalisierungsfähigkeit (metakognitive Fähigkeit) geübt und verbessert hat.

1.4.2 Schritte im emotiven Gespräch

Der Patient erzählt von einem sehr schmerzlichen oder belastenden Ereignis aus Kindheit, Jugend oder Erwachsenenalter oder von einer sehr schwierigen Beziehung zu einem wichtigen Menschen. Er spricht langsam, mit Pausen, damit er das, was er erzählt, vor seinem inneren Auge sehen kann (inneres Bild, innere Szene, innerer Film). Er versucht, seine Gefühle da sein zu lassen und erst dann weiterzuerzählen, wenn das zugehörige Gefühl spürbar geworden ist:

Erzählen – Pause, um die emotionale Bedeutung des Erzählten zu spüren, das Gefühl wahrzunehmen und auszusprechen, falls der Therapeut es nicht schon ausgesprochen hat. Der Therapeut versucht ebenso, zu dem Gesagten und seiner Wahrnehmung dessen das Gefühl zu benennen *und* den Kontext dazu zu formulieren: »Ich sehe, wie traurig Sie sich fühlen (Emotion), wenn Sie daran denken, dass Sie sich nie wieder sehen werden (Kontext).« In einer Gruppentherapie übernimmt ein Gruppenmitglied die Rolle einer Person, die das Gefühl spiegelt (ein Beobachter oder Zeitzeuge). Der Satz enthält immer das wahrgenommene oder erschlossene Gefühl *und* den Kontext dieses Gefühls: Welche Erinnerung oder Vergegenwärtigung ging diesem Gefühl voraus? Zum Beispiel: Therapeut: »Als Sie gerade anfingen, über Ihren Bruder zu berichten (Kontext), wurden Sie traurig (Gefühl).« Also immer das Gefühl *und* den auslösenden Kontext ansprechen. Der Therapeut verwendet dabei möglichst genau den Wortlaut des Patienten. Der Patient prüft, ob dieses Gefühl wirklich da ist, und korrigiert gegebenenfalls den Therapeuten: »Nein, es ist nicht Angst, es ist Traurigkeit, was ich gerade spüre.«

Wenn das richtige Gefühl ausgesprochen wurde, zeigt sich das sofort am bejahenden Gesicht des Patienten (somatischer Marker). Ist dagegen beobachtbar, dass der Patient anfängt zu überlegen, ob es das genannte Gefühl gewesen sein könnte, war es sicher nicht richtig.

1.4.3 Das Antidot

Albert Pesso (1969, 2008a, b, siehe auch Pesso & Pesso-Boyden 1994 und Pesso & Perquin 2008) hat schon sehr früh durch die Antidot-Spiegelung des Bedürfnisses die Ressourcenorientierung in die emotive Gesprächsführung eingebracht – das Erleben unbedingter Bedürfnisbefriedigung und das Erleben des dazugehörigen Glücksgefühls im Hier und Jetzt der Therapiesitzung. Später haben u.a. Young (1994) und Reddemann (2017) dieses Prinzip übernommen.

Wenn das Leid und das Defizit umfassend genug erzählt wurden und deutlich spürbar wird, welches Bedürfnis nicht befriedigt wurde, welches Verhalten des Gegenübers gebraucht worden wäre, wird dies von Therapeutenseite aus empathisch ausgesprochen: »Sie hätten stattdessen jemanden gebraucht, der (z.B.) bei Ihnen bleibt.« Hierbei ist wichtig, dass nicht gefragt wird: »Was hätten Sie gebraucht?«, denn das würde auf weniger Einfühlungsvermögen hindeuten. Als zwar hypothetische Aussage formuliert, bewirkt der Satz beim Patienten ein Empfinden, gesehen zu werden. Der Therapeut prüft, ob seine Aussage treffsicher war. Das sieht er sofort daran, dass der Patient zu strahlen beginnt und Freude sichtbar wird.

Die Antidot-Spiegelung kann immer wieder erfolgen. Im richtigen Moment geäußert, ist sie das wirksamste Signal von Empathie und Mitgefühl. Im weiteren Verlauf des emotiven Gesprächs könnte ein Schritt weitergegangen und das Gegenteil des erlebten Schmerzes in der Fantasie hergestellt werden. Das kann aber auch auf ein späteres Gespräch verschoben werden, wenn der diagnostische Prozess abgeschlossen ist. Allerdings muss dann quasi von vorn begonnen werden. Das könnte so ablaufen:

Therapeut: »Wir könnten uns eine Person hier im Raum vorstellen, die damals genauso da gewesen wäre, wie Sie es gebraucht hätten. Wie wäre sie gewesen, was hätte sie gesagt, was getan? (Antidot).« Wenn der Patient einverstanden ist, kann er mit dem Fantasieren beginnen und vor seinem inneren Auge ein Bild der gewünschten Person entstehen lassen. Er beschreibt, was er innerlich sieht.

Therapeut: »Jetzt ist schon ein sehr plastisches Bild dieser Person da. Wenn sie hier im Raum wäre, wo steht oder sitzt sie? Wie schaut sie? Wo sind Sie? Sie können sich vorstellen, dass sie jetzt hier genau das sagt oder tut, was Sie brauchen, und genauso, wie Sie es brauchen. Wollen Sie es probieren? Wie fühlt sich das an, wenn die Person, die gebraucht worden wäre, jetzt hier ist mit allen Eigenschaften, die so dringend gebraucht worden wären? Was könnte sie sagen, was das symbolisiert, was wir gerade besprochen haben? Wie spricht sie?«

Der Therapeut spricht stellvertretend den vereinbarten Satz, während der Patient nicht zu ihm, sondern zu der imaginierten Person blickt(!): »Wie fühlt es sich an, das jetzt von ihr/ihm zu hören?« Wenn es dem Patienten gelingt, die Szene im Hier und Jetzt zu erleben, entsteht oft eine eher ruhige Freude, ein Angekommensein im Glück – Albert Pessos Antidoterfahrung. Diese kann sich der Patient mit allen Sinnen einprägen und sich jederzeit daran erinnern. Als Ressource oder als Vision, durch die die Erwartung an künftige Begegnungen nicht mehr hundertprozentig negativ ist, sondern ein bisschen Zuversicht einkehrt – die wiederum von anderen Menschen als Bereitschaft decodiert werden kann, etwas Positives entstehen zu lassen, statt der bisherigen self-fulfilling prophecy. Das Antidot-Thema wird im Abschnitt über frustrierendes Elternverhalten wieder aufgegriffen werden.

Mit dem Erleben der Befriedigung des Grundbedürfnisses und der Erfüllung des tiefen Wunsches durch die dafür zuständige Bezugsperson ist die Skala möglicher Schicksale des zentralen Bedürfnisses komplettiert worden. Bislang hatte diese Skala nur ein Ende – Defizit, Mangel oder gar Trauma. Jetzt gerät der Gegenpol – Befriedigung und Wunscherfüllung – ins Blickfeld. Jetzt erst wird das Ausmaß des Mangels messbar. So weit weg von dem, was richtig und notwendig gewesen wäre, war die eigene Kindheitsgeschichte.

Nach der ressourcenorientierten Konstruktion eines Sollwertes mit einem eventuellen Höhepunkt emotionalen Erlebens ist der mit dem Emotion Tracking mögliche erste Schritt des Emotionsregulationstrainings abgeschlossen. Alle weiteren Gespräche unterliegen dem zweiten Paradigma: Metakognitive Reflexion der emotionalen Bedeutung aller wichtigen Aspekte der Lebens- und Beziehungsgestaltung – in Vergangenheit, Gegenwart und Zukunft. Beide Arten der Gesprächsführung bedürfen intensiver Schulung, wenn sie effektiv sein sollen. Gründliches Studium der Videoaufnahmen eigener Gespräche sind deren wichtigstes Schulungsmaterial: Im Video wird der mimische Ausdruck des Gefühls authentisch reproduziert.

1.4.4 Der Transfer in die Realität des heutigen Lebens

Bei der emotiven Gesprächsführung als Emotion Tracking nach Pessos Microtracking (z. B. Pesso 2008a–c) wird meist ein Bogen gespannt vom gegenwärtigen Beziehungsproblem zum gleichartigen Problem mit Eltern in der Kindheit über die Fantasie idealer Eltern in der Kindheit. Dieser Bogen benötigt aber einen Abschluss, der zurück zum Gegenwartsproblem führt: der Transfer der Problemlösung auf das in das Therapiegespräch mitgebrachte Anliegen. Denn wir haben bisher erst den zweiten Schritt des 7-Phasen-Modells von Kanfer (Kanfer et al. 2012) erreicht: das Schaffen günstiger Ausgangsbedingungen (Phase 1) und der Aufbau von Änderungsmotivation (Phase 2). Es folgt Phase 3 mit Verhaltensdiagnostik und funktionalem Bedingungsmodell. Die Ziele (Phase 4) sind zwar nach dem bisherigen Emotion Tracking offensichtlich, bedürfen aber noch der Entscheidung des Patienten: »Ich brauche und ich will von meiner Bezugsperson ...« Die Vorbereitung und die Durchführung von neuem Verhalten (Phase 5) entsprechen dem vierten und letzten Schritt des Emotion Trackings – dem Transfer der tiefen emotionalen Erfahrung und dem daraus resultierenden metakognitiven Verständnis auf das eingangs in das therapeutische Gespräch eingebrachte Gegenwartsproblem und dessen Lösung. Der Patient ist durch das Emotion Tracking bei einem neuen Gefühl (als change agent im Sinne von Greenberg 2000) und im Idealfall in einem neuen psychophysischen Selbst angekommen (beim Embodiment im Raum stehend ganzheitlich spürbar), das ihn seine Berechtigung, seine Befähigung (als Selbstwirksamkeit), seine Selbstakzeptanz und sein Selbstmitgefühl ebenso bewusst werden lässt wie die Bedeutung, die er der Beziehung zu seiner Bezugsperson beimisst. Hier noch einmal die vier Schritte des Emotion Trackings:

1. aktuelles Problem einbringen
2. Parallele in der Kindheit aufspüren
3. Frage beantworten: »Welche Kindheit und welche Eltern hätte ich gebraucht?«
4. Transfer in die heutige Realität, sodass das Problem lösbar wird

Beim Transfer betrachten wir das Prinzip, die mentale Vorbereitung und die Durchführung, ausgehend von der Wutexposition oder vom Erleben idealer Bedürfnisbefriedigung mit der Bezugsperson, die gebraucht worden wäre.

Ausgehend von der Wutexposition (Sicht des Patienten):

a) Prinzip
    - Erlaubnis Wut zu fühlen und zu zeigen.
    - Mit diesem kraftvollen Selbst in die nächste Begegnung gehen.
    - Dem anderen sagen, welches Gefühl sein Verhalten in mir auslöst.

- ➢ Der Person sagen, welches Bedürfnis ich habe, das durch sein Verhalten frustriert wurde.
- ➢ Und ihr auch sagen, welches Verhalten ich mir wünsche.

b) Mentale Vorbereitung
- ➢ Nach der Wutexposition weiß ich, wie es in mir aussieht, ich kenne meine Angst, meine Wut, mein Bedürfnis, meinen Wunsch in unserer Beziehung.
- ➢ Ich muss keine Angst vor meiner Wut mehr haben.
- ➢ Ich darf meine Wut fühlen und zeigen.
- ➢ Sie ist berechtigt und gibt mir Kraft.
- ➢ Es ist nur fair, wenn ich ausspreche, was das Verhalten des anderen mit mir macht, wie sehr mich das verletzt und wie wütend ich deshalb werde.
- ➢ Ich sage, was ich von der Person brauche.
- ➢ Ich spreche aus, welches Verhalten ich mir wünsche.
- ➢ Ich bitte sie so mit unserer Beziehung umzugehen.
- ➢ Und ich sage, dass mich das freuen und beruhigen würde.

c) Durchführung
- ➢ Zu mir:
  - ➢ Ich habe keine Angst vor meiner Wut mehr.
  - ➢ Ich darf meine Wut fühlen und zeigen.
  - ➢ Sie ist berechtigt und gibt mir Kraft.
- ➢ Zur Bezugsperson:
  - ➢ Es verletzt mich und macht mich wütend, wenn Du Dich so verhältst: ....
  - ➢ Ich brauche von Dir ....
  - ➢ Ich bitte Dich, verhalte Dich stattdessen so: ....
    Wenn Du das tust, freut mich das und ich bin beruhigt.

Ausgehend vom Erleben idealer Bedürfnisbefriedigung (Sicht des Patienten):

a) Prinzip
- ➢ Die neue Erlaubnis meines Bedürfnisses.
- ➢ Die neue Erwartung, dass es befriedigt werden kann.
- ➢ Dem anderen sagen, welches Bedürfnis ich habe.
- ➢ Ihm sagen, mit welchem Verhalten er mein Bedürfnis befriedigen kann und
- ➢ wie sehr mich das freuen würde.

b) Mentale Vorbereitung
   - Nach der idealen, Bedürfnis befriedigenden Imagination/Szene weiß ich und spüre ich:
     - Ich brauche die Befriedigung meines Bedürfnisses.
     - Ich habe ein Recht auf dieses Bedürfnis.
     - Ich kann erwarten, dass es befriedigt werden kann.
     - Ich kann und will dem anderen sagen, welches Bedürfnis ich habe.
     - Ich kann und will ihm sagen, mit welchem Verhalten er mein Bedürfnis befriedigen kann.
     - Ich kann und will ihm sagen, wie sehr mich das freuen würde.

c) Durchführung
   - Zu mir:
     - Ich brauche die Befriedigung meines Bedürfnisses.
     - Ich habe ein Recht auf dieses Bedürfnis.
     - Ich kann erwarten, dass es befriedigt werden kann.
   - Zur Bezugsperson:
     - Ich brauche von Dir ....
     - Ich bitte Dich deshalb, verhalte Dich stattdessen so ....
     - Wenn Du das tust, freut mich das sehr und ich fühle mich mit Dir mehr verbunden.

Das sind Vorgehensweisen, wie sie im *Praxismanual – Strategien der Veränderung von Erleben und Verhalten* (Sulz 2009b) im Rahmen der Strategischen Kurzzeittherapie (SKT) (Sulz 2017a) und der Strategisch-Behavioralen Therapie (SBT) (Sulz 2017b, c) vorgeschlagen werden, und wie sie im Prinzip auch Rosenbergs Gewaltfreier Kommunikation (GFK) (2016) entsprechen.

1.5 Metakognitive Gesprächsführung als zweite Komponente des Emotionsregulationstrainings

Tiefe emotionale Erfahrung soll die Voraussetzung schaffen für die (Nach-) Reifung der Fähigkeit zur Emotionsregulation und zu gelingender Beziehungsgestaltung. Sie besteht aus zwei Schritten:

1. Emotionswahrnehmung im kontextuellen Erleben wird in das Hier und Jetzt der Therapiesitzung geholt.

2. Metakognitive Reflexion der Zusammenhänge, sodass eine realistische Theory of Mind (Theorie des Mentalen) gebildet wird.

Das Emotion Tracking konzentriert sich zunächst völlig auf das im Hier und Jetzt auftretende Gefühl beim Vergegenwärtigen eines erinnerten, fantasierten oder szenisch nachgestellten Kontexts. Ziel ist, dieses ganz ins Bewusstsein zu heben, sodass das frühere emotionale Erleben nachgespürt und so die emotionale Bedeutung des erinnerten Kontexts erfasst werden kann. Diese Art der Gesprächsführung wurde im vorigen Abschnitt ausführlich dargestellt. Wenn wir das Vorgehen mit der mentalisierungsfördernden Gesprächsführung von Fonagy etl al. (2008) vergleichen, dann wird sichtbar, dass es bei letzterem im konkreten Vorgehen weit weniger um diesen ersten Schritt der therapeutischen Arbeit mit Gefühlen geht. Wir können deshalb auf das Emotion Tracking nicht verzichten. Denn wir erinnern uns an Grawes (1998, 2004) Hinweis: Ohne Emotion gibt es keine tiefe emotionale Erfahrung und keine therapeutische Wirksamkeit.

Umgekehrt wird der zweite Schritt – das metakognitive Reflektieren der Emotion und ihres Kontexts – beim Emotion Tracking nicht so detailliert vorgeschlagen, damit eine viel weiterführende Reflexion entsteht, sodass wirklich die Theory of Mind (ToM) elaboriert und die Fähigkeit zur Affektregulierung in dem Ausmaß gefördert wird, wie durch den Vorschlag von Fonagy et al. (2008) für eine mentalisierungsfördernde Gesprächsführung. Beide Vorgehensweisen haben einzigartige Stärken, benötigen aber jeweils das andere Vorgehen, damit ihre Schwächen das therapeutische Bemühen nicht auf halber Strecke zum Erliegen bringen. Die Vorschläge der MBT-Arbeitsgruppe (MBT = Mentalisierungsbasierte Therapie) (ebd.) werden im Folgenden übernommen und für das verhaltenstherapeutische Emotionsregulationstraining adaptiert, das zum Ziel hat, eine stabile und wirksame Affektregulierung als notwendige Voraussetzung befriedigender Beziehungsgestaltung aufzubauen.

Aspekte Metakognitiver Reflexion im Sinne mentalisierungsfördernder Gesprächsführung sind:

1. Sicherheit in der Beziehung herstellen

   Der Patient muss sich sicher und geschützt fühlen, bevor er sich ungeschützt dem Therapeuten öffnet und mit ihm zusammen sein Innenleben betrachtet. Es ist Aufgabe des Therapeuten, zu prüfen, ob schon genügend Beziehungssicherheit vorhanden ist. Wenn nicht, ist es seine Aufgabe, diese herzustellen.

2. Dichte Führung der Bewusstseinsprozesse des Patienten
   Der Therapeut sollte nur kurze Pausen im Gesprächsfluss entstehen lassen, damit der Patient nicht seiner belastenden und eventuell chaotischen Gefühlswelt ausgeliefert wird.
3. Fragen-Antwort-Dialog statt freiem Assoziieren
   Dazu gehört, dass kein zielloses Assoziieren angestoßen wird, sondern der Patient in einen Dialog fest eingebunden ist, indem er auf Fragen antwortet, also erfragte Erinnerungen und Beispiele berichtet. Die therapeutischen Fragen strukturieren seine Bewusstseinsprozesse. Zugleich gibt es kurze Gesprächspausen, in denen das auftretende Gefühl wahrgenommen werden kann. Dazu kommen eigene Gedanken ins Bewusstsein, die dann kommuniziert werden können.
4. Columbo-Fragen: Nicht-Wissen
   Der Therapeut soll vermeiden, wissend Bestätigung für mitgebrachte oder spontane Hypothesen einzuholen, stattdessen aus einem bescheidenen Nicht-Wissen als Lernender fragen, der immer noch etwas mehr verstehen möchte, was im Patienten abläuft. Der Therapeut mag zwar eine richtige Vermutung haben, holt sich aber durch seine Fragen die Bestätigung des Patienten. Wir kennen Columbo-Fragen bereits von Kanfers Selbstmanagementtherapie (Kanfer et al. 2012) und von Linehans (2016a, b) Dialektisch-Behavioraler Therapie (DBT).
5. Nicht-Wissen statt metatheoretische Allwissenheit
   Der Therapeut zeigt eine *authentische* Haltung von Nicht-Wissen (statt vorher oder sofort alles zu wissen). Er kann nicht wissen, was beim Patienten wie zusammenhängt. Das erfährt er erst von ihm. Denn wer sich (all-)wissend fühlt, befindet sich wohl selbst auf einer frühen (prä-mentalen) Entwicklungsstufe, die noch nicht zulässt, die therapeutische Realität wirklichkeitsnah einzuschätzen.
6. Intellektuelle Pseudo-Einsichten (Pseudo-Mentalisieren) unterbrechen
   Wenn der Patient über Gefühle und Gedanken spricht, ohne zu fühlen und zu verstehen, sondern einfach gelernte Denkschablonen abspult, stoppt der Therapeut ihn und fragt so nach, dass er ins Fühlen und wirkliche Reflektieren über sich und seine Beziehungen kommt.
7. Laut denken als unfertige Überlegung
   Laut Gedanken aussprechen, die gerade entstehen – darüber, wie die Aussagen des Patienten mit seinen Gefühlen zusammenhängen

beziehungsweise seine Gedanken mit seinen Gefühlen. Durch diese Transparenz wird der Patient in die Reflexionen mitgenommen, an ihnen beteiligt und Schlussfolgerungen sind eher ein gemeinsames Ergebnis.

8. Aktuelle Gefühle im Hier und Jetzt fokussieren (wie beim Emotion Tracking)

   Der gegenwärtige innere Prozess des Patienten mit seinen Vergegenwärtigungen, Erinnerungen, Gefühlen und Gedanken ist Gegenstand des Gesprächs. *Vergangenes ist lediglich das Material* für seine aktuellen inneren Prozesse, der Kontext, der diese hervorruft.

9. Mentalisierung (Metakognitive Reflexion) wertschätzen, Nicht-Mentalisierung hinterfragen

   Für metakognitive (mentalisierende) Äußerungen des Patienten sofort Anerkennung aussprechen, Äußerung von unreflektierten affektiven *(nicht-mentalisierten) Inhalten* ebenfalls sofort als zu *hinterfragen* etikettieren (»Das müssen wir nachher nochmal genauer anschauen.«).

10. Alternative Interpretationen zu unreflektierten affektiven (nicht-mentalisierten) Äußerungen anbieten

    Vermutungen des Patienten über gegnerische oder feindselige Absichten der anderen Person *infrage stellen* und eine alternative Interpretation anbieten, die eine gute Absicht denkbar macht (wie sie einer realitätsgerechten Theory of Mind entstammen würden).

11. Empathisches Eingehen auf unausgesprochene Gefühle (Emotion Tracking)

    Wenn der Therapeut beim Patienten ein Gefühl wahrnimmt, das er (noch) nicht ausgesprochen hat, spiegelt der Therapeut ihm dieses und geht empathisch darauf ein. Der Therapeut versprachlicht das Gefühl, sodass es einen Namen bekommt und nicht mehr exklusiv über den Bottom-up-Weg aktualisierbar bleibt. Auf neurobiologischer Ebene wird dadurch die Verbindung zwischen dem Neocortex und dem limbischen System durchlässiger.

12. Konfrontationstechnik »Stopp – nicht weiter!«

    Wenn plötzlich inadäquate schädliche affektive Reaktionen kommen, den *Redefluss abrupt stoppen:* »Stopp – nicht weiter!« Anschließend gemeinsam die Bewusstseinsinhalte erforschen, die Auslöser waren.

13. Umgang mit teleologischem Modus: markiert spiegeln

Ein Patient befindet sich immer wieder auf der dritten sensomotorischen Stufe Piagets (1978), das ist die Stufe der sensumotorischen Intelligenz. Der Therapeut hat es also mit einem teleologischen Akteur oder einem Menschen im teleologischen Modus (Fonagy et al. 2008) zu tun. Dieser gibt konkretem Verhalten des Therapeuten übermäßige Bedeutung und versucht auf dieses intentional Einfluss zu nehmen, zum Beispiel während der Sitzung auf die Uhr schauen. Der Patient sagt daraufhin gereizt und gekränkt: »Ich langweile Sie wohl?« Der Therapeut bekommt die Zweckgerichtetheit des Patienten unmittelbar zu spüren und fühlt sich in die von ihm intendierte Richtung gedrängt. Er antwortet mit markierter Spiegelung: »Ich merke, dass es Ihnen gerade ganz wichtig ist, dass ich Ihnen sage, ob ich da eingreifen will.« Die markierte Spiegelung ist eigentlich eine ganz natürliche Reaktion des Therapeuten, die einerseits signalisiert, dass er ein Bedürfnis oder ein Gefühl wirklich versteht, und andererseits zeigt, dass ihn die Sache weniger erregt und er die Lösungen des Problems schon in Reichweite sieht. Der Therapeut hinterfragt: »Es ist ärgerlich für Sie, wenn ich auf die Uhr schaue. Sie denken, dass ich das mache, weil ich mich langweile. Kann das auch einen anderen Grund haben?«

14. Erkennen, wenn der Patient im Als-ob-Modus ist

    Der Patient begibt sich in eine realitätsferne Gedanken- und Gefühlswelt (Spiel- und Fantasiemodus bzw. Als-ob-Modus), in der er keinen Kontakt mehr zu seinem Fühlen und Denken in seiner realen psychophysischen Welt hat. Wir kennen von spielenden Kindern den Spiel- und Fantasiemodus recht gut. Sie tauchen vollständig in ihre Spiel- und Fantasiewelt ein, in der das Leben vollkommen anders abläuft, in der ganz andere Regeln gelten und in der sie ganz andere Menschen sind als in ihrer realen Welt.

    Wenn der Patient sich im Als-ob-Modus befindet, hat er keinen Zugang zur Realität. Deshalb kann das Gespräch keine therapeutische Wirkung haben. Es ist daher wichtig, den Patienten durch Fragen zur Realität aus diesem Als-ob-Modus in die Realität zurückzuführen.

15. Sagen, wenn ein Gedanke ein Irrtum war

    Im Sinne des Lautdenkens und der Transparenz wird dem Patienten mitgeteilt, wenn eine therapeutische Überlegung nicht richtig war. Auch dies verhindert, dass der Therapeut als allwissender

Experte wahrgenommen wird. Ähnlich wie beim markierten Spiegeln werden dabei zwei Botschaften gesendet:

a) Ich irre mich manchmal.
b) Das hindert mich aber nicht daran, kompetent zu arbeiten, damit sich der Patient bei mir gut aufgehoben fühlen kann.

16. Gemeinsam reflektieren

    Das Lautdenken des Therapeuten lädt den Patienten dazu ein, gemeinsam weiter zu reflektieren und so teilzuhaben an dem Ergebnis der Schlussfolgerungen bezüglich der Zusammenhänge.

17. Metatheoretische Erklärungen des Geschehens vermeiden

    Was in der Sitzung geschieht, sollte der Therapeut nicht durch Metatheorie erklären oder etikettieren (Fachtermini wie Gegenübertragung, Wiederholungszwang, narzisstischer Modus etc. vermeiden).

18. Konkret nach Motiven für ein Verhalten fragen

    Statt offene Fragen zu stellen, fragt der Therapeut direkt nach dem Motiv eines konkreten Verhaltens des anderen. Dadurch regt er zur Reflexion der Gefühle und Bedürfnisse des Patienten an.

19. Eigene Hypothesen nicht aufdrängen

    Auch wenn sie ganz offensichtlich erscheinen, drängt der Therapeut seine eigenen Hypothesen über Motive des Patienten oder dessen Bezugsperson nicht auf. Er spricht diese nur aus als eine mögliche Interpretation. Der Patient muss diese nicht aufgreifen oder übernehmen, wenn er noch nicht so weit ist.

20. Metaphern und Bilder nur sparsam anbieten

    Symbolisierungs-(Mentalisierungs-)schwache Patienten sind durch Metaphern und Bilder leicht irritiert. Der Therapeut bietet diese daher nur wenig an. Und auch, wenn diese aus dem Erfahrungshorizont des Patienten stammen, kann der Wechsel der Reflexionsebenen (Mentalisierungsebenen) zu schwierig sein.

21. Strukturiert und supportiv vorgehen

    Die Gesprächsführung ist strukturiert und supportiv und bezieht sich primär auf das Hier und Jetzt der Therapiesitzung.

22. Immer wieder deutliche bis intensive Gefühle entstehen lassen (Emotion Tracking)

    Reflexion (Mentalisieren) von Gefühlen und Motiven benötigt im Hier und Jetzt wahrnehmbare Gefühle. Deshalb versucht der Therapeut immer wieder, die Bewusstseinsprozesse des Patienten so zu steuern, dass er angesichts eines Gesprächsthemas deutliche Gefühle spüren kann.

23. Sich seine durch den Patienten ausgelösten Gefühle und Handlungstendenzen (Gegenübertragungstendenzen) bewusst machen

    In der Regel überträgt der Patient aus der Kindheit kommende Beziehungsmuster auf den Therapeuten. Ohne es gleich zu merken, übernimmt dann der Therapeut elterliche Funktionen. Er verspürt eventuell eine auffallende Fürsorglichkeit für einen eigentlich recht selbstständigen Patienten. Oder er entwickelt ein schlechtes Gewissen und Angst, nicht ausreichend fürsorglich zu sein.

    Je mehr die Übertragung des Patienten dazu führt, dass beim Therapeuten starke Gegenübertragungsgefühle auftreten und er aus diesen heraus agiert oder agieren möchte, umso wichtiger ist es, sich diese mental zu vergegenwärtigen und deren Funktionalität (Psychodynamik) zu verstehen. Und zu erkennen, dass man selbst in einen rein affektiven (prä-mentalen) Zustand geraten ist.
24. Dem Patienten an einem Beispiel die Übertragung verständlich machen

    In einem Beispiel, das für den Patienten nicht so zentral konflikthaft ist, wird ihm der Vorgang der Übertragung erklärt. Deren Verständnis gehört zu einer elaborierten Theory of Mind.

Tabelle 1 zeigt weitere mögliche Formulierungen in einem Gespräch, das zu tiefer emotionaler Erfahrung führen soll.

Tabelle 1: Tiefe emotionale Erfahrung und metakognitive Reflexion

Affektfördernde Sätze	**Mentalisierende Sätze**
Die Frage so formulieren, dass das *Gefühl* bewusster wird (welches Gefühl?):	Die Frage so formulieren, dass ein *Nachdenken* erfolgt:
Fühlen Sie gerade …?	Wie kam es, dass …?
Welches Gefühl ist gerade da?	Was ging Ihrem Gefühl voraus?
Ist noch ein anderes Gefühl dabei?	Was war das z. B. Ärgerliche/Bedrohliche daran?
Ist es ein …-Gefühl?	Was war die Folge Ihres Verhaltens?
Wie fühlt sich das körperlich an?	Welche Wirkung Ihres Verhaltens hätten Sie sich gewünscht?
Wo im Körper spüren Sie das?	Wie erklären Sie sich, dass die Person ganz anders reagiert hat?

Die Frage so formulieren, dass das Gefühl *Kontext* erhält (Auslöser): Sie wurden traurig als Sie erinnerten, dass …? Die Erinnerung an seine Antwort verursacht Ärger? Die Vorstellung, ihn wegzuschicken, freut sie? Die Fantasie, er wäre hier, macht Ihnen Angst?	Die Frage so formulieren, dass *Perspektivenwechsel* erfolgt (in den anderen hineinversetzen): Worum ging es ihr/ihm in dieser Situation? Was wollte sie/er erreichen? Welches Verhalten erwartete sie/er von Ihnen? Welche Folgen hatte der Ausgang der Situation für sie/ihn?
Die Frage so formulieren, dass der Affekt-*Impuls* bewusst wird (Handlung): Will da eine Körperbewegung entstehen? Wenn Sie den Körperimpuls verstärken, was entsteht? Will aus dem Gefühl heraus eine Reaktion erfolgen? Danach: Das Gefühl … will so … reagieren? Wie geht es Ihnen bei der Vorstellung, so zu handeln? Aha, da entsteht ein zweites Gefühl von …? Ist dann das erste Gefühl ganz verschwunden?	Die Frage so formulieren, dass *Empathie* entstehen kann (Mitfühlen): Wie ging es ihr/ihm wohl dabei? Wie erklären Sie sich, dass sie/er sich … fühlte? Was hätte sie/er zu diesem Zeitpunkt gebraucht? Was hat er/sie befürchtet? Was hätten Sie tun können, damit er/sie beruhigt ist?
Die Frage so formulieren, dass das *Bedürfnis* bewusst wird: Er hat ganz anders reagiert, als Sie erwarteten? Was hätten Sie stattdessen in dieser Situation gebraucht? Wiederholen/Präzisieren: Sie hätten gebraucht, dass …? Wenn da jemand wäre, der Ihnen das gibt, wie wäre diese Person? Was für ein Mensch wäre sie? Was würde sie sagen oder machen?	Die Frage so formulieren, dass die Interessen des anderen gewahrt sind: Was hätten Sie davon, wenn die Person bekommt, was sie möchte? Wie viel können Sie ihr geben, ohne leer auszugehen? Können Sie das aus freier Entscheidung beschließen? Ist das dann ein faires Ergebnis? Wie wirkt sich das auf die Qualität Ihrer Beziehung aus? Wie fühlt sich eine bessere Beziehung an?

Die Fragen so formulieren, dass *Bedürfnisbefriedigung* gespürt wird:	Die Fragen so formulieren, dass wirksames Verhalten geplant wird:
Wollen Sie sich das Folgende kurz vorstellen? (Imagination)	Wenn Sie wieder in diese Situation kommen ...
Dass jetzt dieser Mensch da ist	... in der Sie erreichen wollen, dass ...
... mit den Eigenschaften ...	... und einschätzen, wie viel erreichbar ist ...
... und sagt/macht ... ... worauf Sie ein Recht haben, was gerecht ist?	Welches eigene Verhalten hilft Ihnen dabei?
Gelingt die Fantasie? Click of Closure?	Und welches Verhalten sollten Sie weglassen?
Wie fühlt sich das an?	
Wie läuft die Situation ab?	
Wie fühlt es ich an, zu bekommen, was Sie brauchen?	

1.6 Der Emotions- und Beziehungsraum – ein Embodiment-Ansatz

Eine gute Möglichkeit – zusätzlich zur emotiven und mentalisierungsfördernden Gesprächsführung – den Patienten in das emotionale Erleben eintreten zu lassen, ist der Emotions- und Beziehungsraum.

Auf dem Boden des Therapiezimmers wird dieser Emotions- und Beziehungsraum mithilfe von Abbildung 5 visualisiert. Diese wird als DIN A4 Blatt mehrfach ausgedruckt[7]; es wird etwa 1,5 x 2 Meter Bodenfläche benötigt. Die Blätter werden so ausgelegt, dass sie aus der Ich-Perspektive des Patienten gut gelesen werden können. Dieser geht zu der jeweiligen Station und vergegenwärtigt sich dort, welche Aussage ihm einfällt. Das Selbstgefühl des Patienten ist bisher geprägt durch seine subjektiven Defizite (was er noch nicht kann) und seine Abhängigkeit, die sich aus seinen Bedürfnissen und Ängsten ergibt. Zudem bleibt ihm kompetentes Verhalten durch seine gebietende und verbietende Überlebensregel verwehrt (ich muss – ich darf nicht). Als dieser Mensch begegnet er nun in einer beispielhaften Situation seiner Bezugsperson, die sich so verhält, dass der Patient sich verletzt und enttäuscht fühlt und sich sehr ärgert oder sehr traurig ist. Alles, was er

7 Das Blatt kann unter https://eupehs.org/kostenlose-downloads/ heruntergeladen werden.

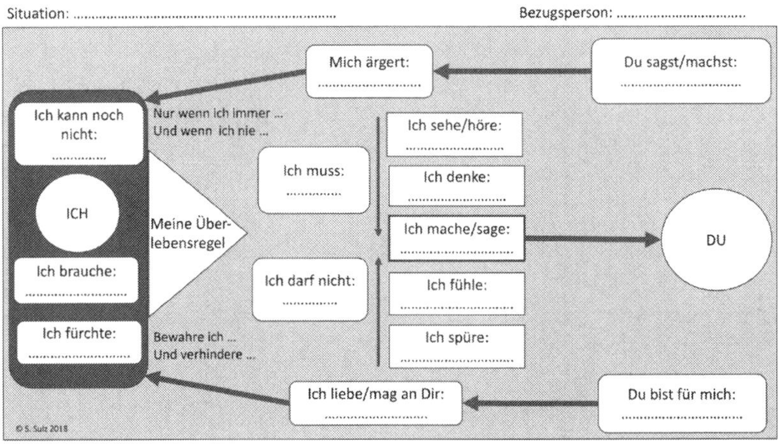

Abbildung 5: Der bisherige Emotions- und Beziehungsraum (beim Durchspielen einer konkreten Situation mit einer bestimmten Bezugsperson)

auf diese emotionale Weise in die Begegnung mitbringt, färbt seine Wahrnehmung, sein Denken und Fühlen – samt dem, was er in seinem Körper spürt. Und so wird sein Verhalten durch all das bestimmt und nur wenig durch seine bewusste Entscheidung. Die Begegnung wird zusätzlich durch die Gefühle des Patienten gegenüber dieser Person bestimmt. So entsteht

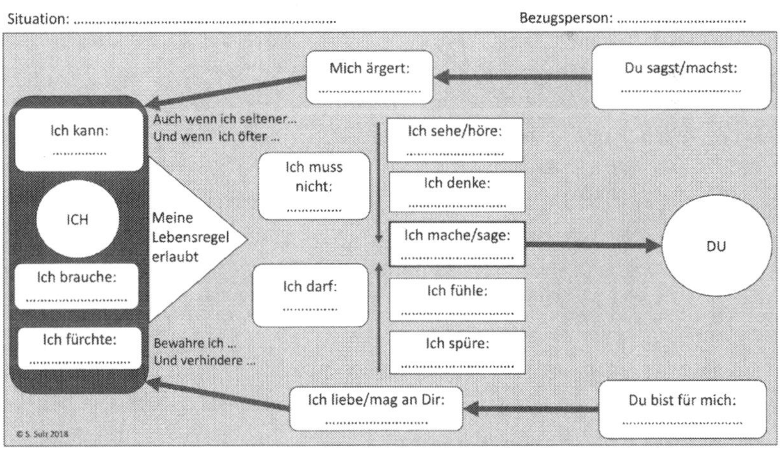

Abbildung 6: Der künftige Emotions- und Beziehungsraum (beim Durchspielen einer konkreten Situation mit einer bestimmten Bezugsperson)

ein mehrfacher Konflikt, der mithilfe der dysfunktionalen Überlebensregel auf eine für ihn ungünstige Weise entschieden wird.

Eine andere Situation entsteht, wenn die Überlebensregel durch die neu erarbeitete, Erlaubnis gebende Lebensregel ersetzt wird (Abb. 6). Die eigenen Kompetenzen, die eigene Autonomie und Autarkie bestimmen mehr das Selbstgefühl, sodass weniger Bedürftigkeit und Angst das Verhalten blockiert. Vielmehr werden die eigenen emotionalen Anliegen und Interessen klar und eindeutig kommuniziert, sodass die Bezugsperson sich darauf einstellen kann. Ein vorübergehender Disput, eine vorübergehende Uneinigkeit bringt die Beziehung nicht ins Wanken, festigt sie vielmehr.

1.7 Die Reaktionskette zum Symptom erlebnisorientiert im Therapiezimmer darstellen

Ebenso wie den Emotions- und Beziehungsraum können wir das, was im Menschen abläuft, was also in seinem psychischen Innenraum stattfindet, nach außen in das Therapiezimmer projizieren (externalisieren), aufstellen oder in Szene setzen. Dies kann sowohl das emotionale Erleben sehr verdichten als auch das metakognitive Verständnis vertiefen. Es wird also leichter zu einer tiefen emotionalen Erfahrung kommen. Wieder liegen auf dem Boden DIN A4 Blätter (s. Abb. 7). Die für diese Übung benötigte Vorlage kann ebenfalls heruntergeladen werden (s. Fußn. 7). Der Patient nimmt die jeweiligen Positionen der Reihe nach ein, indem er sich hinter das jeweilige Blatt stellt. Er steht zuerst auf der Ich-Position und erinnert sich an die symptomauslösende Situation, sodass in ihm ein lebendiges Bild entsteht. Die therapeutischen Instruktionen helfen ihm, die primäre Emotion wahrzunehmen (in früheren Sitzungen wurde der Zugang zur primären Emotion schon geöffnet). Wenn er diese dann deutlich fühlt, geht er zu der entsprechenden Position. Dort erspürt er, was für ein Handlungsimpuls aus dieser Emotion heraus entstehen möchte. Sobald er das deutlich spürt, nimmt er die Position des primären Impulses ein. Er stellt sich nun vor, seine Bezugsperson (»Du«) steht ihm gegenüber, während er diesen Impuls verspürt. Was passiert jetzt in ihm (Gedanke, Gefühl, Verbot der Überlebensregel)? Was erwartet er als Folge, wenn er seinen primären Handlungsimpuls ausübt? Er spricht die Erwartung aus und nimmt das Gefühl wahr, das diese in ihm auslöst. Und er erspürt seinen Körper. Er geht jeweils einen Schritt weiter zur entsprechenden Position.

Wie möchte er sich seiner Bezugsperson gegenüber verhalten? Zu welchem Gefühl passt das? Wenn es das vermeidende Verhalten ist, mit dem er Konflikten ausweicht, geht die ganze emotionale Energie in die Symptombildung.

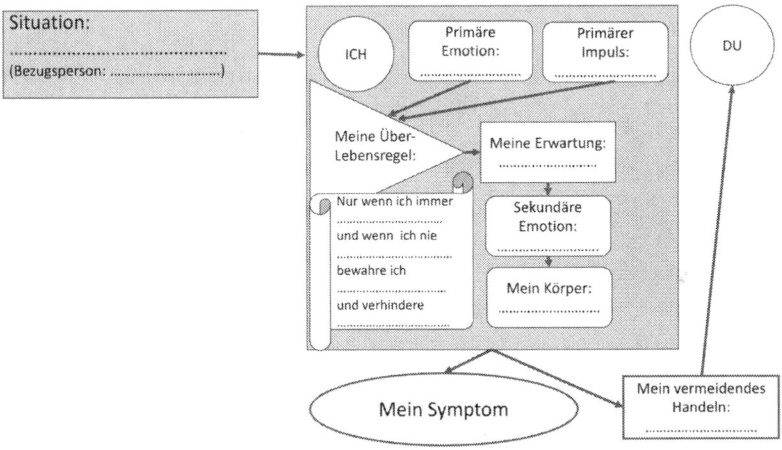

Abbildung 7: Die Reaktionskette zum Symptom (beim Durchspielen in der symptomauslösenden Situation mit beteiligter Bezugsperson)

Die Reaktionskette zum Symptom wird in den Kapiteln 3.6 »Symptombildung – die Reaktionskette zum Sympton« und 4.4 »Symptomtherapie« ausführlich behandelt. Möchte man nicht nur eine tiefe emotionale Erfahrung mit metakognitivem Verständnis erarbeiten, sondern schon einen Schritt in die Therapie gehen, so kann bei jedem Glied der Reaktionskette, das heißt an jeder Position, eine Weiche gestellt werden (Kapitel 4.4).

Es ist erstaunlich und beeindruckend, wie gut durch die Nutzung des physikalischen Raums des Therapiezimmers vergangenes, gegenwärtiges und zukünftiges Geschehen intensiv erlebbar gemacht werden kann, sodass ein tiefes Verstehen der Herkunft von Reaktionstendenzen und der falschen Erwartungen und Vorhersagen von Folgen des eigenen Handelns entsteht. In Kombination mit der auf diese Weise gut möglichen Arbeit mit dem Körper wird dieses Vorgehen zum Embodiment-Ansatz. Wir haben es nun mit der Bewegtheit und der Bewegung des Körpers im Beziehungsraum zu tun.

1.8 Das emotionale Feld

Hauke und Kollegen (Hauke & Dall'Occhio 2015, siehe auch Hauke 2017; Lohr, Flies & Hauke 2017) entwickelten eine Methode der Emotionstherapie, die Emotionale Aktivierungstherapie (EAT), bei der auch das Innenleben des Patienten in den physikalischen Raum des Therapiezimmers externalisiert wird (vgl. Abb. 8). Eine Wand dient als Projektionsfläche für die Bezugsperson, mit der es eine emotionale Interaktion gibt, die untersucht wird. Zunächst stehen Therapeut und Patient am Rand, man könnte sagen, am Spielfeldrand als Beobachter, Trainer und Coach. Auch außerhalb des emotionalen Felds befindet sich die Null-Position, auf die der Patient sich zwischendurch zurückziehen kann, um aus den Emotionen des Feldes herauszugehen – ähnlich dem sicheren Ort in der Traumatherapie. Dies ist eine Hilfe, wenn im Feld die Emotionsregulation zu einem Zeitpunkt überfordernd wäre. Eine dritte Position außerhalb des Feldes nennen die Autoren »Ich-mag-nicht-mehr«. Zu dieser geht der Patient dann, wenn ein deutlicher Widerstand gegen das momentane Vorgehen aufkommt. Dies ist eine sehr wichtige emotionale Position, deren Verständnis gemeinsam erreicht werden kann. Wenn er sich von Position 1 aus mit der signifikanten Person und dem Beziehungsproblem befasst, wird er zunächst sekundäre Gefühle haben und von diesen berichten.

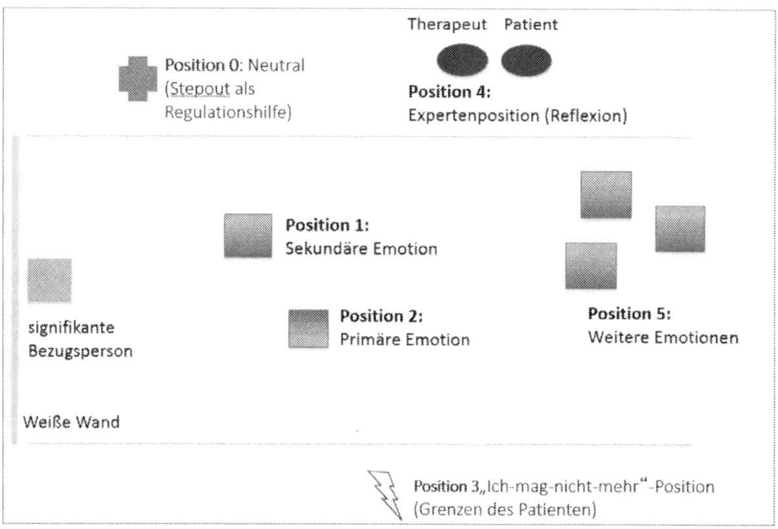

Abbildung 8: Arbeit mit dem emotionalen Feld (verändert nach Hauke 2017, S. 156)

Erst allmählich tritt auch die primäre Emotion ins Bewusstsein und gar nicht so selten weitere Emotionen wie Schuld und Scham. Der Patient begibt sich jeweils auf die Position, zu der die gerade gefühlte Emotion gehört.

Durch diese räumliche Anordnung kommt mehr Bewegung und ein größeres Einbeziehen des Körpers ins Spiel. Zudem bleibt der Patient so nicht ausschließlich beim intensiven emotionalen Erleben, sondern kann metakognitiv erfassen, um was es eigentlich geht, ohne dass ihm das bisher bewusst war.

1.9 Basale emotionsfokussierte Interventionen im therapeutischen Prozess

Von der Emotionsfokussierten beziehungsweise prozessorientierten Therapie Greenbergs und seiner Arbeitsgruppe (Elliott et al. 2008) können wir sechs wichtige basale Interventionen übernehmen (wie dabei genau vorgegangen wird, haben die Autoren umfassend und anschaulich mit Fallbeispielen in ihrem *Praxishandbuch der Emotions-Fokussierten Therapie* [Elliott et al. 2008] beschrieben).

1. Herstellen eines sicheren Ortes: Freiraum schaffen
2. Focusing bei unklaren Gefühlen: Emotion wahrnehmen und benennen
3. erneutes Verarbeiten problematischer Erfahrungen: das eigene Selbstschema erkennen und ändern
4. erneutes Erzählen des Traumas: Bedeutung des Traumas ändern
5. Zwei-Stuhl-Dialog bei konflikthaften Spaltungen: innerer Kritiker wird weicher
6. Leere-Stuhl-Arbeit für nicht abgeschlossene Themen: primäre Gefühle und Bedürfnisse

1.9.1 Herstellen eines sicheren Ortes beziehungsweise einen Freiraum schaffen[8]

Bevor intensive Emotionen evoziert werden können, müssen Therapeut und Patient in der Lage sein, einen Ort zu konstruieren, an dem der Pa-

8 Dieses und die nachfolgenden Kapitel stammen in Auszügen aus Elliott et al. 2008, S. 173ff.

tient geschützt ist vor nicht-verkraftbaren Erlebnissen oder vor Retraumatisierungen. Idealerweise befindet sich der Patient schon vorher an diesem sicheren Ort und ist in der Lage, jederzeit zu ihm zurückkehren. Hauke und Dall'Occhio (2015) verwenden dafür den von Bloch (1989, 2006; vgl. Theßen 2015) übernommenen Begriff »Neutralposition«.

1. Marker: Der Patient vergegenwärtigt sich seine emotionalen Belastungen.
2. Sich dem inneren Problemraum zuwenden: Der Patient richtet seine Aufmerksamkeit auf die belastenden Emotionen.
3. Emotionale Probleme auflisten: Der Patient fertigt eine Liste der belastenden Probleme an.
4. Probleme weglegen: Symbolisch kann er mit der Liste seine Probleme in ein Kästchen legen oder in einen anderen Raum bringen, sodass er ihnen nicht mehr ausgeliefert ist.
5. Sicheren Ort wertschätzen: Der Patient erlebt Erleichterung und Sicherheit an diesem Ort.
6. Generalisierung des sicheren Ortes: Der Patient verschafft sich die Rückzugsmöglichkeit an einen sicheren Ort, an dem er vor schwierigen und belastenden Lebensbelangen geschützt ist.

Gilbert (2014) sowie Reddemann und Fischer (2013) stellen diesen sicheren Ort in der Imagination her. Hier sei eine eigene Instruktion als Beispiel wiedergegeben:

»Setzen Sie sich bequem mit geschlossenen Augen auf einen Stuhl und atmen Sie ruhig. Lassen Sie mit Fantasie einen inneren Ort entstehen, an dem sie sich ganz sicher und sehr geborgen fühlen. Was an diesem Ort lässt Sie ruhig sein? Was lässt ein Gefühl von Geborgenheit und Wärme entstehen – sodass Sie vertrauen können, dass hierher nichts von all dem Stress und den Belastungen des übrigen Lebens durchdringen kann. Während Sie ruhig weiteratmen, können Sie dieses wohlige Gefühl von Gut-aufgehoben-Sein genießen. Nehmen Sie mit allen Sinnen wahr, was diesen Ort ausmacht – was Sie sehen (einen Raum oder eine Landschaft, auch die Farben), was Sie hören (Musik, Vogelgezwitscher, Wasser, Gletscher oder anderes), was Sie riechen (charakteristische dezente oder wohltuende Düfte), was Sie schmecken (eventuell frisches Obst), und wenn Sie sich an diesem Ort auf eine lockere und leichte Art bewegen, wie sich Ihr Körper anfühlt und wie es sich anfühlt hier zu sein. Prägen Sie sich alles ein, was Sie in dieser Fantasie erlebt haben, und nehmen Sie es mit als inneres Bild ihres sicheren Ortes, das sie jederzeit in Ihr Bewusstsein holen können, sodass sie in der Fantasie diesen Ort aufsuchen können, egal, wo Sie gerade in der Realität sind.«

1.9.2 Focusing bei unklaren Gefühlen (Felt Sense)

Da der Patient das entscheidende Gefühl noch gar nicht deutlich wahrnehmen kann, vielmehr beim körperlichen Empfinden bleibt, und wenn er es wahrnimmt, nicht benennen kann, benötigt er Hilfe bei der Präzisierung seiner Emotionswahrnehmung. Hierzu wird Focusing angewendet.

Focusing (Gendlin 1996) besteht darin, seine Aufmerksamkeit nach innen zu richten, dabei das Kognitive wegzulassen und stattdessen zu »warten, ruhig mit dem noch nicht sagbaren gegenwärtig sein und empfänglich für das noch nicht geformte sein« (Leijssen 1990, S. 228). Es entspricht der Achtsamkeit (mindfulness, siehe Linehan 1996, 2016a, b). Die Aufmerksamkeit ist dabei immer auf etwas gerichtet, ein Thema oder ein Gefühl. Es wird eine neugierige, offene, verständnisvolle und fürsorgliche Haltung eingenommen – interessiert und geduldig.

Das unklare, noch nicht benennbare Gefühl nennt Gendlin (1996) »Felt Sense«. Dies ist ein vom Körper herkommendes, psychisch-emotional hineinreichendes Empfinden, für das noch kein Name oder Symbol gefunden werden kann. Elliott et al. (2008) nennen es »implizites emotionales Schema«.

Focusing besteht aus sechs Schritten oder Stufen:

1. Marker: ein vages Gefühl von psychisch-körperlichem Unwohlsein
2. Felt Sense: sich dem unklaren Gefühl aufmerksam zuwenden
3. Suchen von Beschreibungen
4. Gefühls-Shift: das Gefühl ändert sich teilweise
5. Receiving: Annehmen und Schützen des neuen Gefühls
6. Carrying Foreward: Fortsetzen und Stärken des Gefühls-Shifts, zum Beispiel mit der Zwei-Stuhl-Arbeit

➢ Stufe 1: Der Marker ist gekennzeichnet durch folgende drei Merkmale:
    a) Der Patient spricht das unklare Gefühl als vages Empfinden von Unwohlsein an.
    b) Der Patient berichtet von seiner Schwierigkeit, es sprachlich zu beschreiben oder zu symbolisieren.

c) Der Patient berichtet, dass es belastend oder beunruhigend für ihn ist.

- Stufe 2: Felt Sense. Der Therapeut lädt den Patienten ein, sich aufmerksam dem unklaren Gefühl zuzuwenden. Mit welchen Themen hat es zu tun, welches ist das wichtigste? Das wichtigste Thema herausgreifen und in die Mitte des Raumes »stellen«.
- Stufe 3: Beschreibungen. Der Patient wird ermutigt, das nun in der Mitte des Raumes stehende unklare Gefühl zu fragen, was es mit ihm auf sich hat. Er bittet ihn, zu prüfen, ob die erste Antwort passt und eine gute Beschreibung ist. Wenn nicht, wird weitergesucht. Der Therapeut fragt: »Was ist das wichtigste Merkmal dieses Gefühls? Was ist das Schlimmste? Was braucht es? Wonach wäre Ihnen aus diesem Gefühl heraus?« Wenn dem Patienten nichts einfällt, bietet der Therapeut ihm aus seinem Bauchgefühl heraus eine Beschreibung an.
- Stufe 4: Gefühls-Shift. Wenn die passende Beschreibung gefunden wurde, ist manchmal ein Lächeln oder ein Seufzer der Erleichterung beobachtbar. Der Patient kann dies körperlich empfinden und zum Beispiel ein Gefühl von Befreiung und Einverstandensein erleben.
- Stufe 5: Receiving. Wenn aus einem Gequältsein ein rebellisches Gefühl wird, so kann sich eine kritische Stimme gegen die Rebellion wenden. Der Therapeut hilft dem Patienten, sich von der kritischen Stimme nicht zum alten Gefühl zurückholen zu lassen und beim neuen Gefühl zu bleiben.
- Stufe 6: Carrying Foreward. Im Beispiel von Gequältsein und Sich-Wehren ist eine innere Spaltung entstanden, sodass die beiden Seiten mit einem Zwei-Stuhl-Dialog verhandeln können. Dies ist bereits ein Vorgehen außerhalb des eigentlichen Focusing-Prozesses.

1.9.3 Erneutes Verarbeiten problematischer Erfahrungen

Von Rice und Sapera (1984) stammt die Methode des systematischen evokativen Erschließens bei problematischen Reaktionen. Dabei lässt der Therapeut den Patienten eine schwierige Situation bis ins kleinste Detail beschreiben, sodass er seine Gefühle in dieser Situation wieder erleben kann. Beim Therapeuten und Patienten entsteht so ein lebendiges Bild der damaligen Situation.

Der Ablauf kann in sechs Schritten dargestellt werden:

1. Marker: Der Patient berichtet über eine problematische Reaktion in einer schwierigen Situation.
2. Reaktivieren des Erlebens: Der Patient geht in die Szene hinein und erlebt sie nun noch einmal.
3. Verfolgen beider Seiten: Sowohl der Patient und seine Reaktion als auch die Situation und ihre Bedeutung für den Patienten werden betrachtet.
4. Bedeutungsbrücke: Es entsteht ein Verständnis dafür, dass der Patient in genau dieser Situation auf der Basis seiner subjektiven Interpretation der Situation reagiert hat.
5. Erkennen von Selbstschemata: Das problematische Selbstschema des Patienten wird identifiziert und alternative Selbstschemata formuliert sowie deren Konsequenzen analysiert.
6. Abwägen neuer Optionen: Der Patient gelangt zu einer neuen Betrachtungsweise der interpersonellen Situation und spricht Änderungswünsche bezüglich seiner bisherigen Reaktionsweisen aus. Er fühlt sich nun in der Lage, diese Änderungen vorzunehmen.

1.9.4 Erneutes Erzählen des Traumas

1. Marker: Patient und Therapeut besprechen, welches Ereignis zum Erzählen ausgewählt wird.
2. Elaborieren: Der Patient beschreibt von einem äußeren Beobachtungspunkt aus sachlich und detailliert die Vorgänge.
3. Dwelling – beim Trauma bleiben: Der Patient ruft sich das sichere Gefühl, das er in seinem sicheren Ort (s. Kap. 1.9.1) hergestellt hat, ins Bewusstsein und kann sich so gestärkt den Gefühlen einiger wichtiger Aspekte des Traumas widmen.
4. Neue Bedeutungen hervortreten lassen: Der Patient reflektiert ideosynkratische Bedeutungen des Traumas aus seiner inneren Perspektive heraus.
5. Alternative Sichtweisen: Mit diesem erweiterten Denkhorizont reflektiert der Patient alternative Sichtweisen, sodass sich jetzt eine sinnvollere und realistischere Erzählung ergibt.

6. Reintegration: Während der Patient seine innere Sicherheit (Verbindung zum sicheren Ort) bewahrt, erweitert er sein Selbst- und Weltbild, aus dem sich neue Verhaltensweisen ergeben.

Tabelle 2: Erneutes Erzählen traumatischer oder schwieriger Erfahrungen (aus Elliott et al. 2008, S. 209)

Stufe des erneuten Erzählens (eines Traumas)	**Therapeutenreaktionen**
1. *Marker:* Patient nimmt Bezug auf eine traumatische Erfahrung, über die eine Geschichte erzählt werden könnte (z. B. traumatisches Ereignis, unterbrochene Lebensgeschichte, Alptraum). Variante: Patient berichtet von einer intensiven Reaktion.	Therapeut achtet auf einen Marker und spiegelt diesen dem Patienten. Er schlägt die Aufgabe vor, handelt sie aus und beschreibt dabei das Rational für die Aufgabe des Wiedererzählens.
2. *Elaborieren:* Patient beginnt ein detailliertes, konkretes Narrativ des Traumas zu geben und beschreibt von einem externalen und sachlichen Standpunkt aus, was passiert ist.	Therapeut stellt Fragen zur Situation, zu dem, was dazu geführt hat, sowie zu Fakten. Er ermuntert den Patienten, in seiner Vorstellung wieder in die Situation einzutreten.
3. *Beim Trauma bleiben (dwelling):* Patient erlebt wichtige Momente oder Aspekte des Traumas wieder, während er sich ein Gefühl von Sicherheit bewahrt.	Therapeut bietet evokative Spiegelungen an. Er achtet auf und spiegelt besonders eindringliche Elemente. Er achtet auf das unmittelbare Erleben des Patienten und hilft diesem, eine sichere Arbeitsdistanz aufrechtzuerhalten. Er beendet die Aufgabe, wenn nötig.
4. *Neue Bedeutungen treten hervor:* Patient erinnert sich an oder differenziert persönliche, idiosynkratische und hervortretende Bedeutungen des Traumas von einem internalen Standpunkt aus.	Therapeut achtet auf, spiegelt und unterstützt neue Bedeutungen, insbesondere verminderte Selbstanklage.
5. *Alternative Sichtweisen:* Patient reflektiert und bewertet vorläufig alternative, differenzierte Betrachtungsweisen des Traumas und integriert zuvor unverbundene oder inkonsistente Aspekte der Erfahrung in eine sinnvolle Geschichte.	Therapeut hilft dem Patienten dabei, alternative Sichtweisen zu reflektieren und zu explorieren.
6. *Reintegration:* Patient bringt eine breitere, besser integrierte Sichtweise von sich selbst, Anderen oder der Welt zum Ausdruck und wägt neue Verhaltensweisen ab, wobei er sich weiterhin ihre persönliche Sicherheit bewahrt.	Therapeut spiegelt und unterstreicht die neu integrierte Geschichte. Er fördert die Exploration neuer Verhaltensweisen.

1.9.5 Zwei-Stuhl-Dialog bei konflikthaften Spaltungen

1. Marker: Der Patient ist innerlich gespalten; die kritische Seite lässt die Tendenzen der anderen nicht zu.
2. Beginn des Dialogs: Der Patient setzt sich auf den Kritikerstuhl und spricht Bedenken und Kritik aus. Nach dem Wechsel auf den anderen Stuhl wird das emotionale Erleben dieser Kritik ausgesprochen.
3. Vertiefen der Spaltung: Werte und Standards des kritischen Selbstaspekts werden benannt, wodurch die Kluft größer wird. Außerdem wird das natürliche Bedürfnis, das kritisiert wird, deutlich gemacht.
4. Neues Erleben und Selbstbehauptung: Mit einem neu erlebten Gefühl werden Bedürfnisse und Wünsche ausgesprochen.
5. Milderwerden des Kritikers: Der innere Kritiker akzeptiert die Bedürfnisse und empfindet eventuell sogar Mitgefühl.
6. Aushandeln: Der Patient kann zu einem akzeptablen Verhandlungsergebnis beider Seiten gelangen, bei dem einerseits die Werte, andererseits die Bedürfnisse berücksichtigt werden.

1.9.6 Leere-Stuhl-Arbeit für nicht abgeschlossene Themen

1. Marker: Der Patient leidet unter einer schlechten oder zurzeit verschlechterten Beziehung zu einer wichtigen Bezugsperson.
2. Vorbereiten und Beginnen: Der Patient spricht zu der imaginär auf dem leeren Stuhl sitzenden Bezugsperson. Er spricht seine Gefühle aus.
3. Ausdifferenzieren der Bedeutung des Konflikts/Problems: Dem Patienten gelingt es zunehmend, primäre Gefühle zum Ausdruck zu bringen.
4. Ausdruck der Bedürfnisse: Patient wird dafür wertgeschätzt, dass er seine Bedürfnisse ausdrückt.
5. Mehr Verständnis für den anderen: Der Patient versetzt sich in den anderen hinein, um ihn zu verstehen.
6. Selbstbejahung und Loslassen: Der Patient erlebt sich bestätigt in seinem Bedürfnis, kann das anfängliche (sekundäre) Gefühl loslassen und nun kämpfen oder sich versöhnen.

1.9.7 Emotionen durch Atmen, Mimik und Körperhaltung intensivieren (Bloch 2006, Theßen 2015)

Die von Bloch (2006) entwickelte Methode der Intensivierung von Emotionen durch emotionsspezifisches Atmen wird von Theßen (2015) ausführlich beschrieben und ihre psychotherapeutischen Anwendungsmöglichkeiten aufgezeigt. Auch Hauke und Dall'Occhio (2015) wenden sie an; ihre Darstellung erfolgt in enger Anlehnung an Theßen (2015[9]). Es bleibt aber nicht beim Atmen, hinzu kommen die emotionsspezifische Mimik und die Körperhaltung.

Trotz schwierigen Zugangs zu einem Gefühl kann während einer fünfminütigen Übung ein kurzer »Gefühlsblitz« auftauchen. Diesen kann der Therapeut aufgreifen und den Patienten nachfolgende Übung durchführen lassen:

1. Üben Sie erst das Atemmuster.
2. Danach üben Sie den Gesichtsausdruck.
3. Nun üben Sie das Atemmuster und den Gesichtsausdruck zusammen.
4. Anschließend üben Sie den Körperausdruck.
5. Und schließlich üben Sie das Atemmuster mit dem Gesichtsausdruck und mit dem Körperausdruck zusammen.
6. Machen Sie sich vertraut mit dem Gefühlsausdrucksmuster und üben Sie die Ausdrucksstärke in den drei Ausprägungen leicht, mittel und stark.

Jede Übung wird mit der Neutral-Atmung abgeschlossen (nach ca. einer halben Minute).

Neutral-Atmung

- Atmung: Atmen Sie regelmäßig und vollständig durch die Nase ein und durch den Mund wieder aus.
- Gesicht: Entspannen Sie das Gesicht und blicken Sie auf einen konkreten Punkt am Horizont. Wenn kein Horizont da ist, stellen Sie sich einfach einen vor (zum Beispiel ein Meer).
- Körper: Stellen Sie die Füße hüftbreit und parallel nebeneinander auf und finden Sie zu einer angenehmen aufrechten Haltung. Führen Sie so drei bis fünf Atemzüge aus.

9 Siehe auch http://sbt-in-berlin.de.

Außerdem können die nachfolgenden Formen der Atmung durchgeführt werden.

Wut-Atmung

- Atmung: Atmen Sie schnell und mit großen Atemzügen durch die Nase ein und aus. Die Nasenlöcher weiten sich dabei. Schließen Sie die Lippen fest (ca. eine halbe Minute).
- Gesicht: Die Augen sind gespannt, versuchen Sie, den Blick auf einen Punkt zu fixieren (ca. eine halbe Minute).
- Körper: Spannen Sie alle Muskeln des Körpers an (ca. eine halbe Minute).
- Ausdrucksstärke: Sie können versuchen, die Körperspannung zwischen leicht, mittel und stark zu variieren (ca. eine Minute).

Angst-Atmung

- Atmung: Versuchen Sie, unregelmäßig mit sehr kurzen Atemzügen durch den Mund zunächst nur einzuatmen. Erst wenn Sie nicht mehr einatmen können, lassen Sie die Luft von alleine wieder ausströmen (ca. eine halbe Minute).
- Gesicht: Der Mund ist während der ganzen Zeit leicht geöffnet. Die Augen sind weit geöffnet (ca. eine halbe Minute).
- Körper: Versuchen Sie, den Körper nicht zu bewegen, oder neigen Sie sich mit dem Körper leicht nach hinten (ca. eine halbe Minute).
- Ausdrucksstärke: Versuchen Sie auch hier, die Körperspannung zwischen leicht, mittel und stark zu variieren (ca. eine Minute).

Traurigkeit-Atmung

- Atmung: Atmen Sie stockend in kurzen und unregelmäßigen Zügen durch die Nase ein. Danach atmen Sie durch den geöffneten Mund wieder aus. Achten Sie darauf, die Luft so vollständig wie möglich durch den Mund auszuatmen (ca. eine halbe Minute).
- Gesicht: Versuchen Sie, die Augen halb zu schließen, ohne einen Punkt zu fixieren. Senken Sie den Blick nach unten (ca. eine halbe Minute).
- Körper: Neigen Sie den Kopf nach unten. Der Körper ist schwer gebeugt, die Bewegungen sind langsam (ca. eine halbe Minute).
- Ausdrucksstärke: Probieren Sie, den Ausdruck zwischen leicht, mittel und stark zu erspüren (ca. eine Minute).

Freude-Atmung

- Atmung: Atmen Sie kurz und kräftig durch die Nase ein. Danach atmen Sie ruckartig und in mehreren unregelmäßigen Stößen durch den Mund wieder aus (ca. eine halbe Minute).
- Gesicht: Der Mund ist dabei geöffnet. Versuchen Sie für kurze Momente den Mund so zu formen, als wollten Sie ein »E« sagen. Verkleinern Sie dabei die Augenspalten (ca. eine halbe Minute).
- Körper: Wenn Sie ausatmen, versuchen Sie auch, die vorderen Bauchmuskeln dabei anzuspannen (ca. eine halbe Minute).
- Ausdrucksstärke: Probieren Sie, den Ausdruck zwischen leicht, mittel und stark zu erspüren (ca. eine Minute).

Liebe-Atmung

- Atmung: Atmen Sie rhythmisch und regelmäßig langsam durch die Nase ein und aus. Versuchen Sie dabei, die Ausatmung leicht zu verlängern (ca. eine halbe Minute).
- Gesicht: Der Mund ist halb geschlossen. Experimentieren Sie damit, die Lippen für ein paar Sekunden so zu formen, als wollten Sie ein »E« sagen (ca. eine halbe Minute).
- Körper: Sie können auch damit experimentieren, den Kopf für ein paar Sekunden einige Millimeter zu einer Seite zu neigen. Versuchen Sie, den Körper zu entspannen. Der Körper tendiert zu Annäherung (ca. eine halbe Minute).
- Ausdrucksstärke: Probieren Sie wieder, den Ausdruck zwischen leicht, mittel und stark zu erspüren (ca. eine Minute).

Abschließend erfolgt die Nachbesprechung. Der Therapeut kann folgende Fragen stellen:

- Konnten Sie ein Gefühl empfinden?
- Wenn ja, kam es schnell und deutlich?
- Oder hat es sich ganz allmählich aufgebaut?
- Fiel es Ihnen leicht, dieses Gefühl anzunehmen?
- Fiel es Ihnen schwer, dieses Gefühl anzunehmen?
- Hatten Sie Erinnerungen an frühere Situationen?
- Hatten Sie Fantasien über frühere Situationen?
- Hatten Sie Gedanken dabei?
- Wenn Sie kein Gefühl wahrnehmen konnten:
    - Wollte etwas in Ihnen das Gefühl zurückhalten?

- Gab es statt des geübten ein Ersatzgefühl (sekundäres Gefühl)?
- Konnten Sie selber eine Erklärung dafür finden?

Jeweils eine Atem- und Körperübung kann punktuell eingesetzt werden, wenn in der Therapiestunde ein Gefühl im Ansatz da ist, aber unverhältnismäßig schwach bleibt.

1.9.8 Imagination eines fürsorglichen und mitfühlenden Begleiters

Unsere psychische Realität besteht nur zur Hälfte aus dem, was wir in unserer Außenwelt erleben. Ebenso wertvoll ist, was wir in uns selbst erzeugen. Hier ist der Vorteil, dass wir allein die Macht über unsere inneren Szenarien gewinnen können. Was in unseren äußeren Beziehungen fehlt oder sehr unvollkommen ist, können wir in uns selbst ideal werden lassen und so von einem idealen Begleiter das bekommen, was wir brauchen. Eine Variante eines idealen Begleiters kann der mitfühlende Begleiter sein (Gilbert 2009, 2010, 2014).

Der Therapeut lädt den Patienten ein, seinen idealen fürsorglichen und mitfühlenden Begleiter zu etablieren und zu einer immer verfügbaren Unterstützung werden zu lassen. Der Patient sitzt bequem auf einem Stuhl, atmet ruhig und entspannt sich. Der Therapeut bittet ihn, mit geschlossenen Augen das innere Bild eines Wesens, das nicht unbedingt ein Mensch sein muss, entstehen zu lassen, das ihm mit liebevoller Fürsorglichkeit begegnet. Er stellt folgende Fragen als Hilfestellung für die Imagination:

- Wenn es ein Mensch ist, ist es ein Mann oder eine Frau?
- Welches Alter etwa?
- Welche Statur, zum Beispiel groß, mittel, schlank?
- Welche Kleidung?
- Welches Gesicht, welche Augen und welche Mimik?
- Welche Stimme und Sprechweise?
- Welche Eigenschaften, zum Beispiel stark, weise, mitfühlend, warmherzig, verständnisvoll, nicht bewertend und verurteilend, temperamentvoll, ruhig, fröhlich, ermutigend etc.?

Der Therapeut empfiehlt dem Patienten Eigenschaften auszuwählen, die für ihn persönlich am wohltuendsten sind. Er fragt ihn, ob es Sätze gibt, die er gerne von diesem Begleiter oder dieser Begleiterin hören würde, zum Beispiel: »Ich freue mich, dass du mich als Begleitung ausgewählt hast. Ich verstehe sehr viel von den Menschen und helfe dir gern mehr zu verstehen. Ich weiß, wie viel du kannst. Ich höre dir gern zu. Du musst nicht perfekt sein. Du bist gewiss ein wertvoller Mensch.« Zum Schluss sagt der Therapeut: »Wenn eine gute Begegnung entstanden ist, können Sie sich bei ihm oder ihr bedanken und sich verabschieden, wohl wissend, dass er bzw. sie verfügbar bleibt und jederzeit da ist. Stellen Sie den Kontakt einige Male pro Tag her und lassen sich jeweils das geben bzw. schenken, was Ihnen im Moment am meisten guttut.«

Wenn es dem Patienten gelingt, diesen ganz auf seine persönlichen Bedürfnisse zugeschnittenen inneren Begleitet zu etablieren, findet er immer wieder Bestätigung und Entlastung sowie die Erlaubnis, so zu sein, wie er ist.

2 Das verletzte Kind

Biografie verstehen und ihre Bedeutung erspüren

Um einen Menschen zu verstehen, werden Informationen über seine Lebensgeschichte benötigt – von Anbeginn seines Lebens an. Zunächst wird global das ganze Kaleidoskop der Umstände und Geschehnisse seines bisherigen Lebens betrachtet. Dann konzentriert sich der Therapeut auf die primären Erfahrungen mit Eltern und Familie. Es gilt, herauszufinden, inwiefern die Eltern nicht in der Lage oder willens waren, ihrem Kind das zu geben, was es für eine ungestörte kindliche Entwicklung in einem bestimmten Alter gebraucht hätte. Dabei lässt sich auch erkennen, auf welche Weise er ein ganz anderes Kind werden musste, um mit diesen Eltern emotional überleben zu können. Das nachfolgende Vorgehen hat sich bewährt.

2.1 Die Lebensgeschichte

Der Patient füllt den Anamnesefragebogen (VDS1) aus. Der Therapeut exploriert die Anamnese nach, nachdem er den VDS1 gelesen hat.

Vorgehen des Therapeuten

Beim Lesen markiert der Therapeut die Stellen, zu denen er noch Genaueres wissen oder Unklarheiten beseitigen möchte. Er spricht diese Stellen direkt an – mit offenen Fragen: »Sie schreiben, dass Ihr Vater aufbrausend war. Können Sie etwas mehr darüber berichten?«

Nicht selten kann der Therapeut beim Lesen der Anamnese erahnen, dass der Patient nicht alles aufgeschrieben hat, sondern auf das Gespräch wartet, um es ihm direkt erzählen zu können. Der Therapeut kann sagen: »An welchen Stellen Ihrer Lebensgeschichte traten bei Ihnen deutliche Gefühle auf, die Sie vielleicht schon in diesem Zusammenhang kennen oder die ganz neu und unerwartet waren?« Er sollte stets fragen: »Wie ging es Ihnen dabei? Wie fühlten Sie sich, als er …?« und »Welche Gefühle sind heute da, wenn Sie darauf zurückblicken, dass er …?« Wenn nach einem Gefühl gefragt wird, immer den Kontext angeben, in dem das Gefühl eventuell aufgetreten ist: Kontext → Gefühl beziehungsweise Gefühl → Kontext. Diese schwierigen oder problematischen Situationen können später beim Thema »Frustrierendes Elternverhalten« angesprochen werden.

Die *tiefe emotionale Erfahrung* kann darin bestehen, dass der Patient sein ganzes bisheriges Leben vor seinem inneren Auge Revue passieren lässt. Es bleibt nicht aus, dass die Erinnerungen zu inneren Bildern führen beziehungsweise zu bildhaften Szenen, die wie ein Film ablaufen. Wenn der Patient diese Situationen nicht von außen als unbeteiligter Beobachter betrachtet, sondern sich in diesen Bildern oder Filmen erlebt, dann treten die damaligen Gefühle ins Bewusstsein – teilweise mit einer sehr überraschenden Intensität. Dadurch wird ihm die Bedeutung des damaligen Geschehens bewusst und er beginnt zu reflektieren und Zusammenhänge zu erfassen. Es gelingt dem Patienten nun mehr, sich als die Person, die er geworden ist, zu verstehen und zu akzeptieren.

Zwischenergebnis zur Lebensgeschichte, festgehalten von Patient und Therapeut[10]

Der Patient konzentriert sich auf das Thema und erspürt sein Befinden.

- Wie fühlt sich der Körper an?
- Was wurde emotional am stärksten spürbar?
- Welche gedanklichen Schlussfolgerungen ergeben sich daraus?

2.2 Eltern, die frustrieren und verletzen

Der Patient beschreibt seinen Vater und seine Mutter. Die Einladung des Therapeuten dazu kann so lauten: »Unser heutiges Thema sind Ihre Eltern in der Hinsicht, in der sie nicht so sein konnten, wie Sie sie gebraucht hätten. Vielleicht können Sie zuerst Ihre Eltern beschreiben. Mit

10 Am Ende eines jeden Kapitels/Teilkapitels können Therapeut und Patient ein Zwischenergebnis festhalten, bei dem die drei Fragen im grauen Kasten beantwortet werden.

wem wollen Sie anfangen? Aha, Ihr Vater. Wie war er? Nennen Sie Eigenschaften und typische Verhaltensweisen. Was war er ganz allgemein für ein Mensch? Wie war er im Beruf, wie in der Öffentlichkeit, wie Freunden gegenüber, wie in der Familie, wie zu Ihrer Mutter, wie zu Ihnen und wie zu Ihren Geschwistern? Welche Beziehung hatte er zu seinen Eltern? Welches Gefühl entsteht bei Ihnen, wenn Sie so an ihn denken und über ihn berichten? Was war das Gute, das er Ihnen gab oder mitgab? Zuletzt: Was hätten Sie am meisten gebraucht von Ihrem Vater und was bekamen Sie nicht von ihm?«

Wenn der Therapeut genauso bei der Mutter vorgeht, kann es sein, dass er damit schon die wichtigen Frustrationen und Verletzungen des Kindes sichtbar und spürbar gemacht hat. Er kann dies jedoch ergänzen beziehungsweise bestätigen, indem er mit dem Patienten per Imagination den VDS24-Fragenbogen »Frustrierendes Elternverhalten« (siehe nachfolgende Instruktion) erarbeiten. Der Therapeut konzentriert sich auf die beiden wichtigsten Frustrationen (z. B. auf Geborgenheit und danach auf Wertschätzung) bezüglich der Zugehörigkeitsbedürfnisse und sammelt Erinnerungen von »frustrierenden beziehungsweise schmerzlichen Situationen« mit dem Vater oder der Mutter. Er arbeitet die emotionale Bedeutung der Frustrationen und Verletzungen in der Kindheit heraus – anhand der schlimmsten Situation oder elterlichen Grundhaltung. »Was genau war das Verletzende oder Frustrierende am Verhalten von Vater bzw. Mutter?«

2.2.1 Frustrierendes Elternverhalten, das zur Überlebensregel führte[11]

Eine bereits angesprochene Variante oder zusätzliche Art des Erkundens frustrierender oder verletzender Erfahrungen als Kind ist das Durchführen des VDS24-Fragebogens »Frustrierendes Elternverhalten« mit Imagination, Papier und Bleistift: Welche Bedürfnisse wurden von den Eltern frustriert? Welche vom Vater, welche von der Mutter? Dies kann folgendermaßen exploriert werden:

a) Imagination der Kindheitsjahre (Kindergartenalter und Grundschule)

11 Das Kapitel wurde verändert übernommen aus Sulz 2017b, S. 132ff.

b) inneres Nachsprechen der jeweiligen Aussage (»Mir fehlte …«)
c) nach jeweils sieben Aussagen die Augen öffnen und das Ergebnis aufschreiben
d) das Wichtigste zusammenfassen

Begonnen wird mit den sieben Zugehörigkeitsbedürfnissen (s. Abb. 9).

Instruktion: »Ich lade Sie ein, sich in der Erinnerung in die Zeit zurückzuversetzen, in der Sie noch nicht in die Schule gegangen sind (falls Sie sich nicht daran erinnern können, nehmen Sie das Grundschulalter). Am einfachsten ist es, wenn Sie die Augen schließen und die Erinnerungen kommen lassen: In welcher Stadt oder welchem Dorf wohnten Sie? In welchem Haus? Sehen Sie es? Welche Wohnung? Wo sind Sie als Kind gerade in dieser Wohnung? Wo ist Ihre Mutter? Wie sah sie damals aus? Wie ist sie gekleidet? Was macht sie gerade? Lassen Sie ein Bild entstehen. Schaut sie Sie an? Wie schaut sie Sie an? Sehen Sie ihre Augen, ihren Mund, ihr Gesicht? Was sagt sie zu Ihnen? Wie spricht sie? Und was machen Sie gerade als das Kind von damals? Ist der Vater da? Oder kommt er herein? Wie kommt er herein? Wie bewegt er sich? Wie ist er gekleidet? Was macht er zuerst? Wie begrüßt er die Mutter? Wie begrüßt er Sie? Sehen Sie sein Ge-

1. ( ) Mir fehlte Willkommensein
bei Vater ( )? bei Mutter ( )?

2. ( ) Mir fehlte Geborgenheit und Wärme
von Vater ( )? von Mutter ( )?

3. ( ) Mir fehlte zuverlässiger Schutz
bei Vater ( )? bei Mutter ( )?

4. ( ) Mir fehlte Liebe
von Vater ( )? von Mutter ( )?

5. ( ) Mir fehlte Aufmerksamkeit, Beachtung
von Vater ( )? von Mutter ( )?

6. ( ) Mir fehlte Verständnis
von Vater ( )? von Mutter ( )?

7. ( ) Mir fehlte Wertschätzung, Bewunderung, Lob
bei Vater ( )? bei Mutter ( )?

!? Von diesen 7 Zugehörigkeitsbedürfnissen fehlte mir
Am meisten: ....(Nr. ___)
Am zweitmeisten: ....(Nr. ___)

Abbildung 9: Zugehörigkeitsbedürfnisse

sicht, seine Augen? Hören Sie seine Stimme. Welche Gefühle stellen sich bei Ihnen ein? Kommen weitere Erinnerungen?

Nun bitte ich Sie, während Sie dieses innere Bild betrachten und darin sich selbst und Ihre Eltern sehen, die Sätze, die ich je zweimal vorspreche, innerlich zu wiederholen:

- Mir fehlte Willkommensein.
- Von wem fehlte mir Willkommensein? Vom Vater? Von der Mutter? Von beiden?

Spüren Sie noch etwas nach und öffnen Sie, wenn Sie so weit sind, Ihre Augen. Nun können Sie auf dieser Tafel die ersten sieben Bedürfnisse ankreuzen, die für Sie zutreffen. Entscheiden Sie sich anschließend, welches dieser sieben Bedürfnisse am meisten gefehlt hat und welches am zweitmeisten. Lassen Sie Ihr Gefühl antworten. Ihr Verstand weiß das nicht, grübeln Sie also nicht nach.«

Nachbesprechung des frustrierenden Elternverhaltens von Zugehörigkeitsbedürfnissen: »Bei den Zugehörigkeitsbedürfnissen vermissten Sie am meisten .... und .... Beginnen wir mit dem wichtigsten. Berichten Sie ein bisschen davon, welche Erlebnisse Sie damit verbinden. Können Sie sich an Situationen erinnern, in denen dieses Bedürfnis sehr groß war? Erzählen Sie davon und versuchen Sie sich das Erzählte bildlich vorzustellen. Stellen Sie sich selbst in der erinnerten Situation vor. Wann war das? Wie alt waren Sie etwa? Was wünschten Sie sich in dieser Situation? Was hätten Sie gebraucht? Von welchem Menschen – Vater oder Mutter? Versuchen Sie weiter, sich selbst in der Situation vorzustellen und das Gefühl von damals aus der Erinnerung ins Bewusstsein kommen zu lassen. Sie fühlten sich .... und spüren das Gefühl jetzt auch. Sprechen Sie darüber.«

Bedürfnisbefriedung erleben (ab jetzt in der Gegenwartsform weitersprechen): »Als Kind hat Ihnen es so gefehlt von Ihrem Vater/Ihrer Mutter, dass .... (bitte benennen Sie das unbefriedigte Bedürfnis). Ich möchte Sie einladen, sich einmal vorzustellen, wie sich das angefühlt hätte, es so zu bekommen, wie Sie es gebraucht hätten. Es ist einfacher in eine Fantasiewelt zu gehen, in der ein Fantasie-Vater oder eine Fantasie-Mutter genau so ein Mensch ist, wie Sie ihn/sie als Vater/Mutter gebraucht hätten. Was für ein Mensch wäre das gewesen – auf welche Weise anders als Ihr Vater/Ihre Mutter? Was hätte er/sie gekonnt, gewollt, gern gemacht mit Ihnen als Kind?

Stellen Sie sich vor, er/sie wäre jetzt hier und Sie wären das Kind von damals. Und jetzt gibt er/sie Ihnen das genau so wie es sich richtig anfühlt, richtig guttut: .... Sprechen Sie aus, was Sie gerade erleben. Spüren Sie diese Befriedigung und erzählen mir, was gerade da ist – die Situation, Ihr Körper, Ihr Gefühl. Nachdem Sie noch etwas nachgespürt haben und wenn Sie soweit sind, können Sie die Augen öffnen und wir können darüber sprechen.«

8. ( ) Mir fehlte das Selbstmachen dürfen, das Selbstkönnen dürfen
von Vater ( )? von Mutter ( )?

9. ( ) Mir fehlte Selbstbestimmung,Freiraum
von Vater ( )? von Mutter ( )?

10. ( ) Mir fehlte es, Grenzen gesetzt zu bekommen
von Vater ( )? von Mutter ( )?

11. ( ) Mir fehlte Gefördert werden , Gefordert werden
von Vater ( )? von Mutter ( )?

12. ( ) Mir fehlte ein hilfreiches Vorbild, jemand zum Idealisieren
Vater ( )? Mutter ( )?

13. ( ) Mir fehlte Intimität, Hingabe, kindlicher Erotik
Vater ( )? Mutter ( )?

14. ( ) Wenn ich einen Gegenüber suchte, so wich aus/wies mich zurück – Vater
Mutter ( )?

!? Von diesen 7 Autonomiebedürfnissen fehlte mir
Am meisten: ....(Nr. ___)
Am zweitmeisten: ....(Nr. ___)

Abbildung 10: Autonomiebedürfnisse

Anschließend folgen die Autonomiebedürfnisse (8 bis 14) (s. Abb. 10).

Instruktion: »Jetzt machen wir dasselbe mit den Bedürfnissen von acht bis 14, den Selbst- beziehungsweise Differenzierungsbedürfnissen, die oft Autonomiebedürfnisse genannt werden. Rufen Sie sich wieder mit geschlossenen Augen das innere Bild der Kindheitssituation mit Ihren Eltern in Erinnerung. Wenn Sie es wieder vor sich sehen, heben Sie kurz Ihre Hand, damit ich mit dem Vorsprechen der Sätze beginnen kann.«

Für die *Nachbesprechung des frustrierenden Elternverhaltens von Autonomiebedürfnissen* an der zuvor behandelten Nachbesprechung der Zugehörigkeitsbedürfnisse orientieren.

Und zuletzt kommen die sieben Homöostasebedürfnisse (s. Abb. 11).

H1. ( ) Eine zu ängstliche Bezugsperson war
von Vater ( )? von Mutter ( )?

H2. ( ) Eine zu bedrohliche Bezugsperson war
von Vater ( )? von Mutter ( )?

H3. ( ) Eine zu bedrohliche Außenwelt wurde mir vermittelt
Vater ( )? Mutter ( )?

H4. ( ) Extrem wütend machte mich immer wieder
Vater ( )? Mutter ( )?

H5. ( ) Viel zu schwach als Gegenpol zum anderen Elternteil war
Vater ( )? - Mutter ( )?

H6. ( ) zu viele Schuldgefühle machte mir immer wieder
Vater ( )? Mutter ( )?

H7. ( ) Missbraucht für seine eigenen Bedürfnisse hat mich
- Vater ( )? Mutter ( )?

!? Von diesen 7 Homöostasebedürfnissen frustrierten Eltern
Am meisten: ....(Nr. ___)
Am zweitmeisten: ....(Nr. ___)

Abbildung 11: Homöostasebedürfnisse

Instruktion: »Zuletzt wiederholen wir dasselbe mit den Homöostasebedürfnissen. Schließen Sie wieder Ihre Augen, rufen Sie sich erneut das innere Bild in Erinnerung und heben Sie kurz die Hand, wenn es da ist, damit ich mit dem Vorsprechen der Sätze beginnen kann.«

Auch für die *Nachbesprechung des frustrierenden Elternverhaltens von Homöostasebedürfnissen* an der Nachbesprechung der Zugehörigkeitsbedürfnisse orientieren.

Nun können die Ergebnisse aus den drei Übungen zusammengefasst und in die Übersicht (Abb. 12) eingetragen werden.

Nachfolgend noch einige therapeutische Erläuterungen zur Anwendung und Auswertung:

- Wichtig ist, dass keine »Kopf«-Entscheidungen getroffen werden, sondern »Bauch«-Entscheidungen, also *vom Gefühl her ohne nachzudenken.*
- Die Begriffe müssen nicht erklärt werden, jeder nimmt sie so, wie er sie versteht.

Von den 7 Zugehörigkeitsbedürfnissen (1 bis 7) fehlte mir
Am meisten: ....(Nr. ___)
Am zweitmeisten: ....(Nr. ___)

Von den 7 Autonomiebedürfnissen (8 bis 14) fehlte mir
Am meisten: ....(Nr. ___)
Am zweitmeisten: ....(Nr. ___)

Von den Bedürfnissen 1 bis 14 fehlte mir
Am meisten: ....(Nr. ___)
Am zweitmeisten: ....(Nr. ___)

Von den 7 Homöostasebedürfnissen frustrierten Eltern
Am meisten: ....(Nr. ___)
Am zweitmeisten: ....(Nr. ___)

Von allen 21 Bedürfnissen fehlte mir
Am meisten: ....(Nr. ___)
Am zweitmeisten: ....(Nr. ___)

Abbildung 12: Auswertung

- Es *muss* eine Wahl getroffen werden, nichts auslassen, auch bei Unschlüssigkeit einfach ankreuzen.
- Wir merken uns *je Bedürfnisgruppe zwei Wichtigste* (am meisten und zweitmeisten frustrierte), das ist zuverlässiger.
- Wir wählen dann noch das *Wichtigste und Zweitwichtigste der ersten 14 Bedürfnisse.*
- Zum Schluss wird bewertet, *ob eventuell eines oder beide Homöostasebedürfnisse noch wichtiger waren* – noch mehr frustriert wurden. Wenn nicht, bleibt es bei der vorigen Wahl der beiden meist fehlenden Bedürfnisbefriedigungen.

Nachbesprechung

Es geht nicht um die Schuld der Eltern. Sie konnten nicht anders – ihr eigener Überlebenskampf ließ keinen besseren Umgang mit ihrem Kind zu. Trotzdem haben sie ihrem Kind dadurch geschadet – meist so sehr, dass dies bleibende Auswirkungen erzeugte. Entscheidend ist dabei der für ein Kind nicht verkraftbare Mangel oder die Verletzung, nicht so sehr die Täterschaft eines Elternteils – wenngleich Zorn und Wut willkommene Gefühle sind, da sie helfen, einen bisher nicht konkret genug dargestellten Sachverhalt zu präzisieren. Zorn und Wut helfen, aus der ohnmächtigen Opferrolle herauszukommen. Trauer und Schmerz wecken Trost und führen eher zur Hoffnung auf nachträgliche Bedürfnisbefriedigung.

Die *tiefe emotionale Erfahrung* kann darin bestehen, dass dem Patienten bewusst wird, in welch großem Ausmaß Verletzung stattfand und dass ein Mangel da war. Auch die Art der Verletzung war ihm bisher vielleicht nicht bewusst. Durch die Reflexion kann er nachvollziehen, wie permanent Mühe darauf verwandt wurde, den Mangel zu beheben oder nie wieder so verletzt zu werden.

2.3 Eltern, wie sie gebraucht worden wären

So wie Youngs Schematherapie (1994) bei diesem Schritt des Therapieprozesses das »Reparenting« einführt (Imagination befriedigender Eltern), haben viele Jahre zuvor Albert und Diane Pesso die »Ideale Eltern«-Übung eingesetzt, zunächst als kleinere Übung, die der eigentlichen therapeutischen Arbeit vorausgeht, dann als letzter Akt des großen Dramas der Kindheitsgeschichte, die an dieser Stelle zu einem guten Ende führt, als Möglichkeit, die das Leben bieten kann und als Kraft gebende Ressource für die Zukunft.

Der richtige Moment für das Erfassen eines impliziten inneren Sollwertes beziehungsweise einer von Geburt an mitgebrachten Erwartung an Eltern und Familie ist dann, wenn der Mangel am schmerzlichsten gespürt wird. So wie es im vorausgehenden Kapitel erarbeitet wurde. Der Mensch, der gerade mit seinen Gefühlen ganz nah an das verletzte Kind von damals herangekommen ist und wie dieses empfindet – voll Wut, Schmerz, Trauer –, kann jetzt am besten fühlen, was er stattdessen als Kind gebraucht hätte.

Wir wissen durch die vorige Übung schon, welches Bedürfnis nicht befriedigt wurde. Nun sollte es aber nicht so abstrakt, sondern lebensnaher formuliert werden. Nicht der Mangel wird jetzt angesprochen, sondern das, was stattdessen gebraucht worden wäre. Statt nur »Geborgenheit« auszusprechen, geht es vielleicht darum, dass »jemand so dagewesen wäre, dass Sie sich geborgen und gut aufgehoben gefühlt hätten«.

Zunächst sprechen wir davon, dass »jemand« da gewesen wäre und nähern uns erst allmählich dem Zentrum der Bedürfnisbefriedigung, genau dem Menschen, der in diesem Alter dafür zuständig gewesen wäre. Natürlich hätte dieser Jemand Vater oder Mutter oder beide sein müssen.

Das heißt, es reicht nicht, wenn das der Onkel oder der Großvater gewesen wären. Es muss der richtige Verwandtschaftsgrad sein – als Vater und Mutter. Und es reicht auch nicht, wenn zum Beispiel die Wertschätzung im Grundschulalter gefehlt hat. Das bedeutet, der Zeitpunkt der Bedürfnisbefriedigung muss ebenfalls stimmen – also im richtigen Alter. Wie hätte sich das angefühlt, genau dieses Bedürfnis zu bekommen?

An den Patienten: »Vielleicht können Sie sich vorstellen, dass Sie jetzt das Kind im damaligen Alter sind, dass jetzt ein Mensch in elterlicher Position (väterlich oder mütterlich) da ist, der das kann und will. Was für ein Mensch kann das sein? Wer könnte das sein? Und welche Eigenschaften muss er haben, damit Sie ihm das glauben beziehungsweise damit Sie das von ihm annehmen können?

Stellen Sie sich vor, das in diesem Moment von ihm zu bekommen. Er sagt .... und er macht .... Beschreiben Sie, was in Ihrem inneren Bild geschieht und was in Ihnen abläuft. Wenn ein angenehmes, schönes Gefühl entsteht, dann wird deutlich, wie gut es tut, das zu bekommen und jetzt im Moment zu haben. Wenn Traurigkeit entsteht, ist das auch in Ordnung. Sie zeigt, wie traurig es ist, dass Sie das damals nicht bekommen haben. Wenn Ärger entsteht, ist auch das in Ordnung. Er zeigt, wie ungerecht es ist, dass Ihnen das nicht gegeben wurde. Versuchen Sie zu dem angenehmen Gefühl zurückzukehren und dieses als Erfahrung und Vision beziehungsweise Suchhaltung in der Erinnerung mitzunehmen.«

Hinweise für den Therapeuten

Wenn das eigene Verstehen und Mitfühlen des Therapeuten nicht ausreicht, um das Gefühl benennen zu können, kann gefragt werden: »Was hätten Sie stattdessen von ihm/ihr gebraucht?« Viel besser und absolut erstrebenswert ist es, die eigene Empathie sprechen zu lassen, zum Beispiel: »Sie hätten jemanden gebraucht, der da gewesen wäre und Sie beschützt hätte.«

Wenn es möglich ist, sollte das innere Bild durch eine äußere Szene oder durch Objekte ergänzt werden, damit auch das körperlich-szenische Erleben dieser Erfahrung eindrücklicher wird. In einer Gruppe können Patienten Rollenspieler werden und Vater und Mutter spielen, so wie der Patient sich befriedigende Eltern wünscht, mit Körperkontakt (hinter ihm stehend, sodass der Kopf sich nach hinten neigen und anlehnen kann, Hände auf die Schultern legen, neben ihm stehend oder sitzend den Arm um seine Schultern legend, beide auf einem Polster sitzend, sodass das Kind sich bei Vater oder Mutter ankuscheln oder sich zwischen beiden eingraben kann). Der Therapeut lässt genau die Szene entstehen, die vom Patienten als Möglichkeit und Wunsch geäußert wird.

Noch eine Anmerkung zur Anrede bei Imaginationen: Der erwachsene Patient wird mit »Sie« angesprochen. Wenn er gerade in der Imagination das Kind ist, passt »Du« besser. Aber es ist nicht so leicht zu erkennen, welcher Satz des Therapeuten sich an das imaginierte Kind wendet und welcher an den Erwachsenen, der gerade zusammen mit dem Therapeuten die therapeutische Intervention durchführt. Es wäre nicht gut, wenn der Patient über längere Zeit ganz das Kind wird. Der kooperierende Erwachsene wird benötigt, der die kindliche Szene aufmerksam beobachtet und metakognitiv reflektiert, was hier geschieht. Mit dem »Du« gelangt man gut in die Imagination hinein, mit dem »Sie« wieder heraus.

Nachbesprechung

Die sofortige Nachbesprechung hat Vor- und Nachteile. Der Vorteil ist, dass das szenisch-bildhafte Geschehen zusätzlich als sprachlich-kognitives Narrativ im Gedächtnis gespeichert wird, wodurch es dem Erinnernden leichter zugänglich bleibt. Der Nachteil ist, dass ein grandioses Erleben eventuell durch eher dürftige sprachliche Beschreibungen beschädigt wird. Man kann deshalb der Konsolidierung des Gedächtnisses Zeit lassen und erst in der nächsten Sitzung darüber sprechen. Wenn es aber so ist wie bei Träumen, dass sie sehr schnell aus der Erinnerung verschwinden, ist eine sofortige Nachbesprechung (oder sofortiges Niederschreiben) besser.

Die *tiefe emotionale Erfahrung* kann darin bestehen, dass ohne viel Worte der Kontrast zwischen frustrierender Beziehungserfahrung und befriedigender Imagination beeindruckend ist und bleibt, sodass die eigene Geschichte mit der betrachteten Person auf neue Weise verstanden werden kann. Außerdem wird auch nachvollziehbar, dass es in der Kindheit auf eine nicht-gute Weise weitergegangen ist.

2.4 Wenn Eltern selbst so dringend Hilfe gebraucht hätten – »Holes in Roles«

Manchmal geschieht es, dass die Vorstellung, selbst ein glückliches Leben zu haben, dadurch blockiert wird, dass ein Elternteil unglücklich sein oder werden musste. Wenn aus dem Mitgefühl für die Eltern eine grundsätzliche fürsorgliche und versorgende Haltung wird, nennen wir das Parentifizierung. Die eigenen Eltern werden beeltert. Es muss aber nicht unbedingt bis zur Parentifizierung gehen. Es kann auch sein, dass unbewusst ein Verbot existiert, glücklich zu sein, solange es einem Elternteil so schlecht geht. Pesso (2008c) nannte das »Holes in Roles« (Löcher in der elterlichen Versorgung der eigenen Eltern). Bei der Betrachtung der Lebensgeschichte und der Beziehungen von Eltern und Großeltern wird spürbar, dass etwas Grundlegendes gefehlt hat, dass ein riesiges Loch in die emotionale Versorgung von Mutter oder Vater in deren Kindheit, Jugend und Erwachsenenalter gerissen wurde. Es fehlte jemand, der die notwendige versorgende Rolle in der emotionalen Entwicklung von Vater oder Mutter auf eine hinreichende Weise übernommen hätte. Ohne Vater aufgewachsen, zu früh die Mutter verloren oder weggegeben in ein Heim sind dafür typische Schicksale. Es muss aber nicht sein, dass eine Person an sich gefehlt hat. Es kann sein, dass die zuständigen Betreuungspersonen ihre elterlichen Aufgaben nicht erfüllt haben. Sie haben zum Beispiel zentrale Bedürfnisse nicht befriedigt, nicht geschützt, nicht geliebt etc.

Wenn nun mit einem Patienten vereinbart wird, in der Einzeltherapie eine Imagination idealer Eltern (Eltern, wie sie gebraucht worden wären) zu beginnen, dann kann es passieren, dass der Patient plötzlich an die Mutter denkt und große Traurigkeit entsteht, weil diese auch eine umsorgende Mutter gebraucht hätte. Dieses Mitfühlen kann so umfassend und anhaltend sein, dass das eigene Wohl völlig in den Hintergrund tritt. Dann ist nur noch der Wunsch vorhanden, dass es der Mutter bessergehen möge und sie das bekommt, was ihr zugestanden und was sie gebraucht hätte. Also muss die Imagination eigener idealer Eltern zurückgestellt werden. Stattdessen kann die »Holes in Roles«-Intervention von Pesso (2008c) angewendet werden: Der Patient berichtet von der entsagungsreichen Biografie des betreffenden Elternteils. Er erzählt zuerst von einem zum guten Teil unbefriedigend und unglücklich verlaufenden Erwachsenenleben, zum Beispiel der Mutter. Wie es ihr nicht gelungen ist, ihr Leben und ihre Beziehungen so zu gestalten, dass daraus ein gelungenes Leben wurde. Oft kommt dann der Gedanke, dass sie bessere Startbedingungen für ihr Leben gebraucht hätte, um alles anders machen zu können. Also betrachten wir ihren Start ins Leben: Wie war das Leben der Eltern der Mutter, als diese zur Welt kam? Inwiefern hat deren Überlebenskampf verhindert, dass sie sich auf die notwendige Art und Weise väterlich/mütterlich ihrem Kind zuwenden konnten? Was haben sie ihrem Kind nicht gegeben beziehungsweise im schlimmeren Fall, was haben sie ihm angetan?

Bei diesen Schilderungen wird sichtbar, dass beim Patienten ein inneres Bild/ein innerer Film abläuft und er vor seinem inneren Auge sieht, was seine Mutter als Kind ertragen musste. Viele Tränen drücken sein Mitgefühl mit der Mutter aus. Der Therapeut wird nun empathisch aussprechen, was die Mutter stattdessen gebraucht hätte, zum Beispiel: »Ihre Mutter hätte es gebraucht, dass ihre eigene Mutter gesund geblieben wäre und ein langes Leben gehabt hätte, sodass sie ihr eine liebevolle und unterstützende Begleiterin geblieben wäre.« Beim Patienten entsteht zugleich ein inneres Bild, das er betrachtet und ihm Erleichterung verschafft. Er fühlt sich beruhigt und entlastet. Der Therapeut geht einen Schritt weiter und schlägt dem Patienten vor, sich seine Mutter als Kind in einer typischen Situation im entsprechenden Alter mit einer neu erfundenen Mutter, die vital und gesund ist und bleibt, vorzustellen. Er beschreibt, was er sieht, und berichtet, wie sich die Mutter als dieses Kind wohl fühlt und wie er sich selbst beim Betrachten fühlt. Nachdem er diese Vorstellung einige Zeit genießen konnte, schlägt ihm der Therapeut vor, sich dieses Bild gut einzuprägen und die emotionale Erfahrung, die er gerade gemacht hat, als Erinnerung und Ressource mitzunehmen. Dieses Erlebnis durchdringt sein Denken, sein Fühlen und seinen Körper und ist so beeindruckend, dass es in ihm nachwirkt. Obwohl es unmöglich ist, Geschichte im Nachhinein zu verändern, erweitert diese emotionale Arbeit den Möglichkeitsraum im Sinne von Albert Pesso so weit, dass mehr neues im Leben zugelassen werden kann. Und dazu gehört auch, dass die Imaginationsarbeit bezüglich eigener idealer Eltern nun möglich wird.

Nachbesprechung

Wenn die »Holes in Roles«-Intervention nicht zu viel Zeit in Anspruch genommen hat und der Patient noch über gute emotionale Reserven verfügt, kann nach einer kurzen Nachbesprechung zur idealen Elternübung übergegangen werden. Andernfalls wird diese erst in der nachfolgenden Therapiesitzung durchgeführt. In der Gruppentherapie sind wir nicht auf Imaginationen angewiesen, sondern können diese im Rollenspiel in Szene setzen. Eine Patientin übernimmt die Rolle der Mutter als Kind, eine andere die der idealen Mutter. Dazu kommt meist ein idealer Vater, auch wenn über diesen noch kaum gesprochen wurde. Denn eine ideale Mutter ist nicht allein. Nach Regieanweisungen des Patienten wird die ideale Kindheitsszene der Mutter nachgestellt. Ihre Mutter spielt nun mütterliches Verhalten, sodass die Bedürfnisse des Kindes befriedigt werden.

Ein sehr ausführliches Beispiel dieser Intervention findet sich bei Pesso (2008c).

Die *tiefe emotionale Erfahrung* kann darin bestehen, dass allein die Vorstellung, der Mutter würde es gut gehen, als heilsam erlebt wird, auch wenn im realen Leben nichts rückgängig gemacht werden kann. Wie Damasio (2000) es beschreibt, reagieren wir auf innere Bilder genauso intensiv wie auf reale Ereignisse. Das Erleben eines nicht-realen Ereignisses führt zu realen emotionalen Reaktionen und Erfahrungen. Die intensiven positiven Gefühle bei diesen beiden Übungen wirken auf die Psyche in sehr wirksamer Weise nach. Dieser Umstand ist für die Therapien eine große Hilfe.

2.5 Das verletzte Kind – Imaginationsübung

Hinweis: Auch als erwachsene Menschen können wir eine emphatische Verbindung zu dem Kind, das in unserer Kindheit verletzt wurde, aufnehmen. Sein Erleben und seine Gefühle waren der Startpunkt für eine nicht so glückliche Entwicklung. Aber das Kind konnte nicht anders, als so zu werden, wie es ist. Das Mitgefühl mit diesem Kind kann dazu führen, dass eine versöhnlichere Haltung den heutigen Schwächen gegenüber eingenommen werden kann.

Instruktion: »Bitte setzen Sie sich mit geschlossenen Augen bequem auf einen Stuhl. Gehen Sie in Ihrer Fantasie zurück zu einer Zeit, in der Ihre Eltern Ihnen nicht gegeben haben, was Sie gebraucht hätten, oder etwas getan haben, was Sie verletzt hat. Vielleicht entsteht vor Ihrem inneren Auge ein Bild einer Situation, in der Sie sich als Kind sehen können. Betrachten Sie sich nicht von außen, sondern seien Sie in der Imagination dieses Kind. Wie alt waren Sie ungefähr? Welcher Elternteil war da? Was machte oder sagte er? Wie fühlten Sie sich dabei? Was war am schlimmsten daran? Wenn ein Elternteil nicht gut mit Ihnen umgegangen ist, was hat der andere währenddessen getan? Wenn er oder sie nicht beschützend war, wie war das für Sie? Was hätten Sie stattdessen gebraucht? Wie hätte Ihr Vater oder ihre Mutter sich verhalten müssen, damit es Ihnen in dieser Situation gut gegangen wäre? Fällt ihnen noch etwas ein, was Sie gebraucht hätten oder Ihnen gutgetan hätte?

Gab es Menschen in Ihrer Kindheit, die anders waren, die Ihnen einfach gegeben haben, was Sie brauchten? Welches Gefühl entsteht, wenn Sie an diese Menschen denken und sich an deren wohltuendes Verhalten erinnern? Erleben Sie heute noch Situationen, in denen das verletzte Kind von damals in Ihnen zu sein scheint? Und kann jemand es trösten? Oder können Sie es trösten?«

Nachbesprechung
Der Patient hat während der Imagination gleich ausgesprochen, was in seinem Bewusstsein vor sich geht. Der Therapeut kann ihn jetzt noch etwas darüber sprechen lassen und empathisch auf ihn eingehen. Er kann ihm das Konzept des inneren Kindes vermitteln und mit ihm besprechen, wie er als Erwachsener elterliche liebevolle Fürsorglichkeit für das verletzte Kind in ihm entstehen lassen kann.

Die *tiefe emotionale Erfahrung* kann darin bestehen, dass es möglich wurde, eine emotionale Verbindung zu dem damaligen Kind herzustellen, voller Mitgefühl und Sympathie. Auch die Erinnerung an Menschen, die gut mit dem Kind umgegangen sind, erweitert das Blickfeld. Wenn heutige Situationen die gleichen Gefühle erzeugen, dann entsteht die Frage: Wie kommt es zu dieser Wiederholung? Haben die heutigen Bezugspersonen eine so große Ähnlichkeit zu den damaligen? Oder wird so wie damals auf Menschen zugegangen, sodass sie ebenso verletzend reagieren?

2.6 Die Folgen der Kindheitserfahrungen

Nach dem Beenden der Imagination wird gemeinsam über die Bedeutung der stattgefundenen Vergegenwärtigungen reflektiert – wie diese schmerzlichen Kindheitserfahrungen die Weichen für das spätere Leben gestellt haben und der Patient deshalb keine Chance hatte, so eine schwierige Situation wie die symptomauslösende zu meistern. Fazit ist eine tiefe emotionale Erfahrung.

Durch diese gemeinsamen Betrachtungen der Biografie kann der Patient sich selbst mehr verstehen, akzeptieren und mögen. Der Therapeut sagt: »Sie haben in der Imagination (und bei der hier im Zimmer nachgestellten Szene einer typischen Situation Ihrer Kindheit) all die Gefühle spüren können, die uns die Bedeutung der unguten Seiten Ihrer Kindheitserfahrungen mit Ihren Eltern zeigten.«

Anmerkung: Nach jeder Antwort auf die folgenden Fragen ergänzt der Therapeut diese Frage: »Was fühlen Sie während der Antwort?« Der Therapeut stellt nun folgende Fragen:

- Wie geht es Ihnen damit?
- Warum hat Ihr Vater/Ihre Mutter so gehandelt? (Was fühlen Sie während der Antwort?)
- Warum hat er/sie nicht so gehandelt, wie Sie es gebraucht hätten?
- Was für ein Kind hätten Sie bleiben oder werden können, wenn er/sie auf Ihre Bedürfnisse liebevoll eingegangen wäre?
- Und was für ein erwachsener Mensch wären Sie geworden, wenn Sie nicht so früh hätten mit so viel Frustration und Entbehrung umgehen müssen?
- Was mussten Sie in Ihrem Leben bisher zu oft oder zu viel machen?
- Was durften oder konnten Sie bisher nicht oder zu wenig machen?
- Was hat das eventuell mit Ihrer Symptombildung zu tun?

Die *tiefe emotionale Erfahrung* kann darin bestehen, dass bereits zu Beginn der Psychotherapie – zum Zeitpunkt der Exploration und Anamnese – die Evidenz des massiven Einflusses des Elternverhaltens auf die spätere Entwicklung der Persönlichkeit, der Beziehungs- und Lebensgestaltung nicht mehr verleugnet werden kann. Implizit ist es die Erlaubnis, neben dem geliebten positiven Aspekt der Eltern auch deren negativen Aspekt, der es dem Patienten im Leben so schwer gemacht hat und schließlich zur Symptombildung beitrug, kritisch zu betrachten und auch zornig zu werden. Von ganz besonderem Wert ist das Erspüren von Freude- oder Glücksgefühlen beim Vergegenwärtigen der Befriedigung persönlicher Grundbedürfnisse. Diese positiven Gefühle führen zu einer Ressourcenorientierung als neue Suchhaltung. Statt immer wieder Ungutes zu erwarten, kann nun eine Zuversicht langsam wachsen, mit der auf neue Weise auf andere Menschen zugegangen wird.

Nach dem Rückblick in der Biografie des Patienten geht es in die Gegenwart: Was für ein Mensch ist er geworden? Das erfahren wir über die zentralen Bedürfnisse, zentralen Ängste, dysfunktionalen Persönlichkeitszüge und die dysfunktionale Überlebensregel, die geholfen hat, einigermaßen heil durch die Kindheit und das Zusammenleben mit den Eltern zu kommen.

3 Der heutige Mensch

Den heutigen Menschen charakterisieren wir durch seine Motive (zentrale Bedürfnisse, Ängste, Wut), sein Erleben und Handeln (Emotionen und Persönlichkeitszüge, wobei uns vorerst die dysfunktionalen interessieren) und seine Kognitionen (dysfunktionale Überlebensregel als komplexes Schema), aber auch den Stand seiner psychosozialen Entwicklung (Entwicklungsstufe).

3.1 Grundbedürfnisse – zentrale Bedürfnisse

Den Anfang machen die zentralen Bedürfnisse. Mit dem Fragebogen VDS27 können individuelle Besonderheiten differenzierter und zuverlässiger erfasst werden (im Vergleich zu den 5-Bedürfnisse-Postulaten in der Literatur, z. B. Grawe 1998). Allerdings gelangen wir nur zu den impliziten Bedürfnissen, wenn wir dem Ausfüllen eine Imagination voranstellen (siehe nachfolgende Instruktion). Es werden wieder (wie beim VDS24-Fragebogen »Frustrierendes Elternverhalten«) die beiden wichtigsten Bedürfnisse je Gruppe (Zugehörigkeit – Autonomie – Homöostase) festgehalten, die dann mit dem Patienten besprochen werden. Wichtig ist, dass dabei erlebnisorientiert vorgegangen wird, also Erinnerungen, Bilder und Gefühle ins Bewusstsein geholt werden – lange bevor darüber (meta-)kognitiv reflektiert wird. Die einzelnen Schritte sind:

1. Imagination zentraler Bedürfnisse
2. Ausfüllen VDS27-Fragebogen
3. Festhalten der drei mal zwei wichtigsten Bedürfnisse
4. über das wichtigste Bedürfnis von allen sprechen
5. über ein weiteres Bedürfnis sprechen, das vielleicht zugunsten des ersten geopfert wird

6. eventuell mit der ausführlichen Version des VDS27 analysieren, welche dysfunktionalen Arten des Umgangs mit zentralen Bedürfnissen häufig sind und sorgfältig explorieren

Als Ziel einen konkret zu formulierenden funktionalen Umgang mit dem Bedürfnis vereinbaren und konkrete Vorgehensweisen planen und per Kontrakt affirmieren. Zuerst sprachlich formulieren, dann mental visualisieren – zunächst das Vorgehen und dann vor allem auch die Zielerreichung mit der dazugehörenden Körperhaltung (Aufstehen!), dem Körpergefühl und dem Gefühl am Ziel zu sein.

Es folgt die vollständige Beschreibung des Vorgehens.

3.1.1 Zugehörigkeitsbedürfnisse

Instruktion: »Wir können jetzt gemeinsam versuchen, Ihre Grundbedürfnisse herauszufinden. Wir beginnen mit den Zugehörigkeits- oder Beziehungsbedürfnissen (s. Abb. 13). Ich möchte Sie dazu einladen, sich bequem zu setzen, die Augen zu schließen und die von mir gesprochenen Sätze innerlich zu wiederholen. Zum Beispiel: ›Ich brauche Willkommensein.‹ Ohne deren Gültigkeit gedanklich zu prüfen, wird bei einigen dieser Sätze ein zustimmenderes Gefühl auftreten als bei anderen. Ich beginne mit den ersten sieben Sätzen und ich sage jeden Satz zweimal.

Meine Bedürfnisse: Ich brauche ...

Kreuzen Sie das Zutreffende an: 0 = nicht, 1 = kaum, 2 = etwas, 3 = deutlich, 4 = sehr, 5 = extrem

- 1. ( ) Willkommensein 0....1....2....3....4....5
- 2. ( ) Geborgenheit 0....1....2....3....4....5
- 3. ( ) Schutz 0....1....2....3....4....5
- 4. ( ) Liebe 0....1....2....3....4....5
- 5. ( ) Beachtung 0....1....2....3....4....5
- 6. ( ) Verständnis 0....1....2....3....4....5
- 7. ( ) Wertschätzung 0....1....2....3....4....5

Abbildung 13: Zugehörigkeitsbedürfnisse (heute)

Spüren Sie noch etwas nach und öffnen Sie, wenn Sie so weit sind, die Augen. Nun können Sie ankreuzen, bei welchen Bedürfnissen ein Gefühl von Zustimmung entstand. Wenn Sie damit fertig sind, schreiben Sie vor das Bedürfnis, das für Sie am wichtigsten ist, eine große Eins und vor das zweitwichtigste Bedürfnis eine große Zwei.«

Nachbesprechung Zugehörigkeitsbedürfnisse: »Ihre beiden wichtigsten Zugehörigkeitsbedürfnisse sind also .... und .... Beginnen wir mit Ihrem wichtigsten Zugehörigkeitsbedürfnis. Berichten Sie ein bisschen davon, welche Erlebnisse Sie damit verbinden. Können Sie sich an Situationen erinnern, in denen dieses Bedürfnis sehr groß war? Erzählen Sie davon und versuchen Sie sich das, was Sie erzählen, bildlich vorzustellen. Stellen Sie sich selbst in der erinnerten Situation vor. Wann war das? In welchem Alter – als Erwachsener, Jugendlicher oder Kind? Was wünschten Sie sich in dieser Situation? Was hätten Sie gebraucht? Von welchem Menschen? Wenn die Situation nicht frustrierend war, woher kam dann dieses Bedürfnis? Gabe es Kindheitssituationen, in denen dieses Bedürfnis da war? Erzählen Sie! Versuchen Sie wieder, sich selbst in der Situation vorzustellen und das Gefühl von damals aus der Erinnerung ins Bewusstsein kommen zu lassen. Sie fühlten sich .... und spüren das Gefühl jetzt auch.«

Bedürfnisbefriedung erleben (ab jetzt in der Gegenwartsform weitersprechen): »Wenn Sie sich so bedürftig fühlen, dann brauchen Sie jemanden, der dafür sorgt, dass Ihr Bedürfnis befriedigt wird. Entweder hilft er, die Befriedigung zu bekommen, oder er selbst befriedigt es. Was für ein Mensch wäre dazu in der Lage und bereit gewesen? Oder es hätte ihm gar Freude bereitet, Ihnen zu geben, was Sie brauchen? Gab es so jemanden? Wenn nicht, können wir ihn erfinden. Was für ein Mensch hätte das sein müssen?

Wir können jetzt kurz fantasieren, wie sich das angefühlt hätte, wenn Sie diese Befriedigung erlebt hätten. Dazu können Sie wieder die Augen schließen, sich in dieser oder einer anderen Situation erleben. Nun kommt dieser Mensch und ist ganz für Sie da und Sie erhalten, was Sie ersehnt haben. Spüren Sie diese Befriedigung und erzählen mir, was gerade da ist – die Situation, Ihr Körper, Ihr Gefühl. Nachdem Sie noch etwas nachgespürt haben und wenn Sie soweit sind, können Sie die Augen öffnen und wir können darüber sprechen.«

3.1.2 Autonomiebedürfnisse

Instruktion: »Jetzt machen wir dasselbe mit den Bedürfnissen acht bis 14, Selbst- oder Differenzierungsbedürfnisse, auch Autonomiebedürfnisse genannt (s. Abb. 14). Ich möchte Sie dazu einladen, sich bequem zu setzen, die Augen zu schließen und die von mir gesprochenen Sätze, die jetzt mit ›Ich will …‹ beginnen, innerlich zu wiederholen. Zum Beispiel: ›Ich will selbst bestimmen.‹ Ohne deren Gültigkeit gedanklich zu prüfen, wird bei einigen dieser Sätze ein zustimmenderes Gefühl auftreten als bei anderen. Ich beginne mit den ersten sieben Sätzen und ich sage jeden Satz zweimal.«

Meine Bedürfnisse: Ich brauche …

Kreuzen Sie das Zutreffende an: 0 = nicht, 1 = kaum, 2 = etwas, 3 = deutlich, 4 = sehr, 5 = extrem

- 8. ( ) Selbstständigkeit 0....1....2....3....4....5
- 9. ( ) Selbstbestimmung 0....1....2....3....4....5
- 10. ( ) Grenzen gesetzt bekommen 0....1....2....3....4....5
- 11. ( ) gefördert/gefordert werden 0....1....2....3....4....5
- 12. ( ) ein Vorbild 0....1....2....3....4....5
- 13. ( ) Intimität 0....1....2....3....4....5
- 14. ( ) ein Gegenüber 0....1....2....3....4....5

Abbildung 14: Autonomiebedürfnisse (heute)

Für die *Nachbesprechung der Autonomiebedürfnisse* an der Nachbesprechung in Kapitel 3.1.1 »Zughörigkeitsbedürfnisse« orientieren.

3.1.3 Homöostasebedürfnisse

Meine Bedürfnisse: Ich brauche …

- H1: ( ) eine angstfreie Bezugsperson 0....1....2....3....4....5
- H2: ( ) eine nicht bedrohliche Bezugsperson 0....1....2....3....4....5
- H3: ( ) eine nicht bedrohliche Außenwelt 0....1....2....3....4....5
- H4: ( ) keine aggressiv machende Bezugsperson 0....1....2....3....4....5
- H5: ( ) gleich starke Eltern 0....1....2....3....4....5
- H6: ( ) Schuldfreiheit 0....1....2....3....4....5
- H7: ( ) Missbrauchsfreiheit 0....1....2....3....4....5

Abbildung 15: Homöostasebedürfnisse (heute)

Instruktion: »Zuletzt beschäftigen wir uns mit der dritten Gruppe von Bedürfnissen, die wir Homöostasebedürfnisse nennen, weil ihre Frustration oft zu einer bis ins Erwachsenenalter anhaltenden Instabilität führt

(s. Abb. 15). Ich möchte Sie dazu einladen, sich bequem zu setzen, die Augen zu schließen und die von mir gesprochenen Sätze innerlich zu wiederholen. Zum Beispiel: ›Ich brauche eine angstfreie Bezugsperson.‹ Ohne deren Gültigkeit gedanklich zu prüfen, wird bei einigen dieser Sätze ein zustimmenderes Gefühl auftreten als bei anderen. Ich beginne mit den sieben Sätzen und ich sage jeden Satz zweimal.«

Für die *Nachbesprechung der Homöostasebedürfnisse* an der Nachbesprechung in Kapitel 3.1.1 »Zughörigkeitsbedürfnisse« orientieren.

3.1.4 Das wichtigste Grundbedürfnis

Zum Schluss kommt noch der Vergleich.

Instruktion: »Sie können jetzt prüfen, welches Bedürfnis vom Gefühl her das wichtigere ist. Schließen Sie wieder die Augen und stellen Sie sich vor, das wichtigste Bedürfnis Ihrer Zugehörigkeitsbedürfnisse wurde befriedigt. Das ist bei Ihnen .... Und auch das wichtigste Bedürfnis Ihrer Autonomiebedürfnisse wurde befriedigt. Das ist bei Ihnen .... Sie können Ihre Hände mit den Handflächen nach oben auf ihre Knie legen und sich vorstellen, in einer Hand haben Sie die eine und in der anderen Hand die andere Bedürfnisbefriedigung. Beide gehören Ihnen. Nun kommen Sie in eine Lebenssituation, in der Sie eine von beiden hergeben müssen. Welche geben Sie her, wenn Sie dazu gezwungen werden? .... Welche wollen Sie spontan behalten? ....

Vielleicht machen die Hände schon etwas, bevor Sie es sich bewusst gemacht haben. Es kann sein, dass eine Hand eine der beiden Bedürfnisbefriedigungen fester hält, während die andere beginnt, loszulassen und sich zu senken. Dann können Sie diesen Körperimpulsen folgen und sich auf diese verlassen. Wenn nicht, entscheiden Sie jetzt. Lassen Sie eines los, lassen Sie den zugehörigen Unterarm auf den Oberschenkel sinken und nehmen Sie bewusst war, was Sie in der anderen Hand behalten haben und behalten wollen. Es ist ....

Das ist also Ihr wichtigstes Bedürfnis. Nun können Sie noch einen letzten Vergleich anstellen: Prüfen Sie, ob die Befriedigung des wichtigsten Bedürfnisses von HB1 bis HB7 (das ist bei Ihnen .... eventuell noch wichtiger ist. Oder bleibt es bei dem gerade gefundenen? Letztendlich ist heute als erwachsener Mensch die Befriedigung des Bedürfnisses nach .... am wichtigsten, das Bedürfnis nach .... ist Ihr wichtigstes Bedürfnis von allen.«

3.1.5 Anmerkungen zur Nachbesprechung der wichtigsten Grundbedürfnisse

Hinweise für den Therapeuten: Nur nachfragen und den Patienten erzählen lassen über Menschen, Beziehungen, Ereignisse – nicht kommentieren und nicht interpretieren. Immer weiter fragen, bis ein inneres Bild des Patienten mit seinen Bedürfnissen und dem Umgang mit diesen entstanden ist.

- Wann spürt der Patient dieses Bedürfnis am meisten?
- Wann ist es auf eine schöne Weise befriedigt?
- Wie fühlt sich das an?
- Wann fehlt es am meisten und wie fühlt sich das an?
- Was tut er für die Befriedigung dieses Bedürfnisses?
- Ist er damit erfolgreich? Wenn ja, wie fühlt sich das an?
- Wenn nein, welches Gefühl löst das aus?
- Was unterlässt er, weshalb und was für ein Gefühl gehört zu dieser Vermeidung?
- Was könnte er tun, um die Befriedigung doch zu bekommen oder mit weniger Anstrengung zu bekommen?

Hier kann mit Imagination und Rollenspiel (das, worüber gerade gesprochen wird, direkt in einer Szene im Therapiezimmer räumlich mit Stühlen bzw. Objekten, Bildern, Zeichnungen oder Puppen veranschaulichen) eine tiefe emotionale Erfahrung erreicht werden, ähnlich wie bei dem Elternthema.

3.1.6 Über ein weiteres (vernachlässigtes) Bedürfnis sprechen

Es kann sein, dass das Pendel des Bemühens um die Befriedigung zentraler Bedürfnisse ganz in Richtung Zugehörigkeitsbedürfnisse gestellt bleibt und Autonomiebedürfnisse überhaupt noch nicht attraktiv sind. Wer zum Beispiel in den ersten zwei Lebensjahren eine unsichere Bindung zu Mutter und Vater erfahren musste, hat ein hoch aktives Bindungssystem

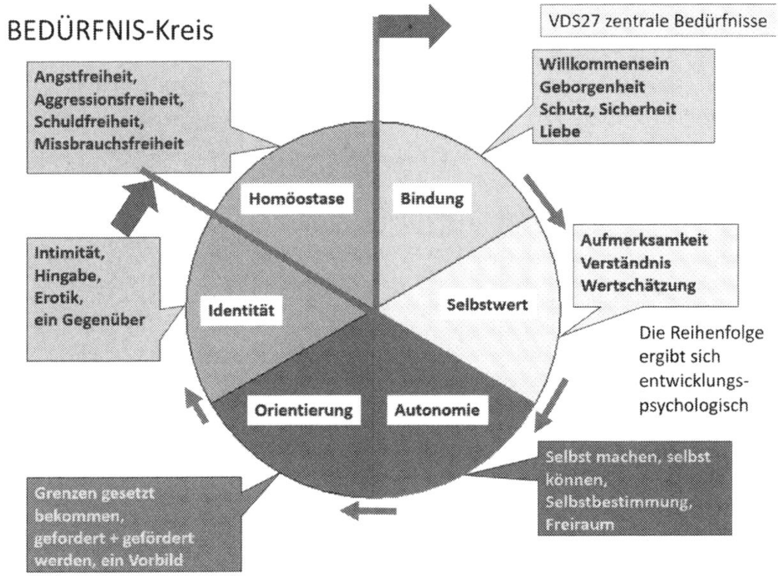

Abbildung 16: Grundbedürfnisse (zentrale Bedürfnisse)

im Sinne von Bowlby (1975) und Bischof (1995, 2001) behalten. Dieses gibt keine Ruhe, bis eines Tages in einer wichtigen Beziehung eine zuverlässige Bindung hergestellt ist. Bis dahin bleiben alle anderen Bedürfnisse bedeutungslos. Es ist nicht wichtig, in die außerfamiliäre Welt hinauszuziehen und diese zu explorieren und für sich zu erobern. Dann sind vielleicht Geborgenheit und zuverlässiger Schutz die beiden wichtigsten Grundbedürfnisse geblieben. Wieder andere haben aus der Unzuverlässigkeit von Mutter oder Vater die Schlussfolgerung gezogen, dass sie sich auf niemanden wirklich verlassen können und sie deshalb so selbstständig wie möglich sein müssen. Also ist das wichtigste Grundbedürfnis Selbstständigkeit (selbst machen und selbst können). Wer eine Kindheit von Fremdbestimmung und Unfreiheit hinter sich hat, wird in seinem weiteren Leben eventuell vielleicht Selbstbestimmung und Freiraum als wichtigstes und absolut unverzichtbares Grundbedürfnis bewahren wollen und dann auch keine feste Beziehung eingehen, um diese nicht zu verlieren. Oder nur zur Hälfte, »mit einem Bein«, in eine Beziehung gehen.

Eine ausgeglichene Balance von Beziehungs- und Selbstbedürfnissen ist für die Lebens- und Beziehungsgestaltung wichtig. Nun kann geprüft werden, ob das beim Patienten der Fall ist, indem seine bisherigen Antworten in den Kreis oder das Rad der Grundbedürfnisse eingetragen werden. Dieses läuft rund, wenn die Bedürfnisse ausgeglichen sind. Zunächst sollte aber erst einmal geklärt werden, welche verschiedenen Bedürfnisbereiche es gibt (Ergebnis einer Faktorenanalyse siehe Sulz & Müller 2000; vgl. Abb. 16).

Die Grundbedürfnisse in Abbildung 16 können mit der bisherigen Einteilung in Verbindung gebracht werden (s. Abb. 17).

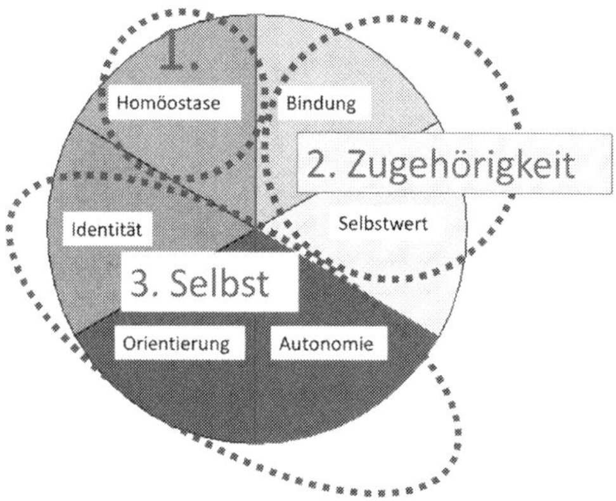

Abbildung 17: Faktorielle Dimensionen der Grundbedürfnisse (zentrale Bedürfnisse)

Folgende Fragen sind naheliegend, wenn man das Bedürfnisprofil besser verstehen möchte:

- Sind die fünf ressourcenorientierten Motive (Bindung, Selbstwert, Autonomie, Orientierung und Identität) ausgeglichen oder gibt es welche, die nur wenig in Erscheinung treten (Abb. 17)?
- Sind die beiden Bereiche Zugehörigkeit (Bindung und Selbstwert) und Selbst (Autonomie, Orientierung und Identität) ausgeglichen?
- Wenn nicht, wie lässt sich das erklären? Ist aus der fehlenden Ausgeglichenheit eine einseitige Lebens- und Beziehungsgestaltung geworden?
- Mit welchen Vorteilen?
- Und was sind die Nachteile?
- Hat das eventuell zur Symptombildung geführt?
- Wird also ein Therapieziel die Herstellung einer gesunden und gesund erhaltenden Balance der Grundbedürfnisse sein?
- Im Beispiel in Abbildung 18 sehen wir, dass die Bindung wichtiger ist als Selbstwert, und dass Autonomie und Orientierung in der Au-

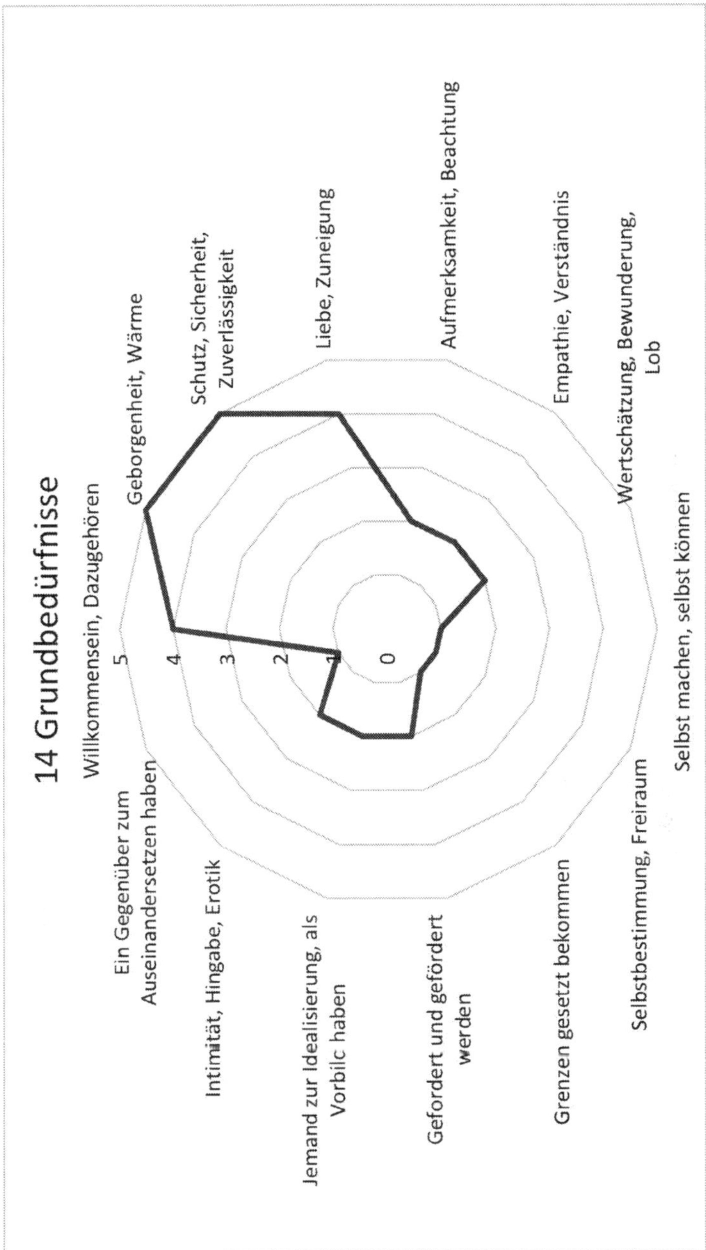

Abbildung 18: Grundbedürfnisse in Disbalance im Circumplexmodell (ein Beispiel)

ßenwelt noch weniger wichtig sind. Was hindert diesen Menschen Zugriff auf seine Selbstwert- und Autonomiebedürfnisse zu haben? Oft ist es das hyperaktive Bindungssystem, das andere Bedürfnisse hemmt. Wenn es gelingt, einem Menschen zu helfen, damit er sich sicher gebunden fühlt, kann diese Disbalance allmählich verschwinden.

Die *tiefe emotionale Erfahrung* kann darin bestehen, dass hinter den alltäglichen bewussten Strebungen die eigenen Grundbedürfnisse spürbar werden, sei es dass ihr Mangel zu schmerzen beginnt, sei es dass ihre Befriedigung wohltuende Erfüllung herbeiführt. Dazu kommt die Erkenntnis, dass manche unerfüllten Bedürfnisse einfach nicht mehr wahrgenommen wurden, indem eine fatale Entwöhnung stattgefunden hatte. Oder dass nur einem Bedürfnis das ganze bisherige Leben nachgejagt wurde, ohne Rücksicht auf andere Bedürfnisse oder wichtige Menschen. Es kann aber auch nachvollzogen werden, dass ein Bedürfnis deshalb überwertig blieb, weil auf immer gleiche Weise das Bemühen scheiterte, es zu befriedigen.

3.2 Grundformen der Angst – zentrale Ängste

Bezüglich der zentralen Angst wird ähnlich vorgegangen wie bei den Grundbedürfnissen. Auch hier muss der Therapeut dem Patienten helfen, indem er ihm sagt, er soll sich mit geschlossenen Augen vorstellen, dass es mit einer wichtigen Bezugsperson zu einer Auseinandersetzung kommt, die so eskaliert, dass im nächsten Moment das geschehen könnte, wovor er am meisten Angst hat.

Instruktion: »Heute würde ich gern mit Ihnen Ihr persönliches Profil der Grundformen der Angst erarbeiten. Jeder Mensch hat sein individuelles Angstprofil. Wenn wir darüber nur nachdenken und reden, können wir es jedoch nicht erfassen. Gefühle muss man fühlen. Dazu möchte ich Sie einladen, sich mit geschlossenen Augen eine eskalierende Auseinandersetzung mit einem Ihnen wichtigen Menschen vorzustellen. Sind Sie einverstanden und bereit für diese Imagination? Welche Bezugsperson wollen Sie auswählen? Haben Sie noch Fragen? Nun, dann können wir beginnen: Stellen Sie sich vor, Sie haben X. um ein klärendes Gespräch gebeten und er kommt jetzt von weit her in Ihre Imagination. Zunächst sehen Sie ihn so klein, dass Sie ihn nur an seinem typischen Gang erkennen. Er kommt näher, sodass Sie auch seine Kleidung sehen, schließlich sein Gesicht und seine Mimik. Lassen Sie ihn in einer Entfernung zum Stehen kommen, die für Sie zum jetzigen Zeitpunkt am besten passt. Sie sehen seine Augen, seinen Blick. Sie sagen ganz deutlich, dass Sie sich sein Verhalten nicht mehr gefallen lassen wollen. Er antwortet abwertend oder verletzend, wie bisher auch, hört gar nicht richtig zu. Sie werden energischer und zeigen deutlich, wie empört Sie sind und dass Sie von ihm verlangen mit diesem unerhörten Verhalten aufzuhören. Seine Antwort wird noch unverschämter, sodass Sie so große Wut empfinden, dass eine Eskalation droht, ein ganz unguter Ausgang Ihres Streits.

Welche Angst wird spürbar, wenn Sie sich das vorstellen? Ich lese Ihnen jetzt sechs Formen der Angst vor (Abb. 19).

Kreuzen Sie das Zutreffende an: 0 = nicht, 1 = kaum, 2 = etwas, 3 = deutlich, 4 = sehr, 5 = extrem

Ich fürchte:

1.	( ) Vernichtung	1.	0....1....2....3....4....5
2.	( ) Trennung	2.	0....1....2....3....4....5
3.	( ) Kontrollverlust – über mich	3.	0....1....2....3....4....5
4.	( ) Kontrollverlust – über andere	4.	0....1....2....3....4....5
5.	( ) Liebesverlust	5.	0....1....2....3....4....5
6.	( ) Hingabe	6.	0....1....2....3....4....5
7.	( ) Gegenaggression	7.	0....1....2....3....4....5

Abbildung 19: Grundformen der Angst (zentrale Ängste)

Beenden Sie nun die Imagination, spüren Sie noch etwas nach und öffnen Sie die Augen, wenn Sie so weit sind. Kreuzen Sie nun für jede Angstform eine Zahl von null bis fünf an, so wie sie bei Ihnen in diesem Zusammenhang auftritt oder wie Sie sie von sich kennen. Wenn Sie so weit sind, schreiben Sie vor die stärkste Angst eine große Eins und vor die zweitstärkste Angst eine große Zwei.«

Anschließend folgt die *Nachbesprechung der Grundformen der Angst.* Dazu an der Nachbesprechung in Kapitel 3.1.1 »Zugehörigkeitsbedürfnisse« orientieren.

Abbildung 20 enthält die Grundformen der Angst in einem Kreis. Das ist der psychologische Kreislauf der existenziellen Bedrohungen in zentralen Beziehungen. Die sieben Grundformen der Angst bilden sieben wichtige Entwicklungsschritte ab und ohne Kenntnis der Entwicklungspsychologie bleibt unser Verständnis bruchstückhaft. Die rote Linie symbolisiert

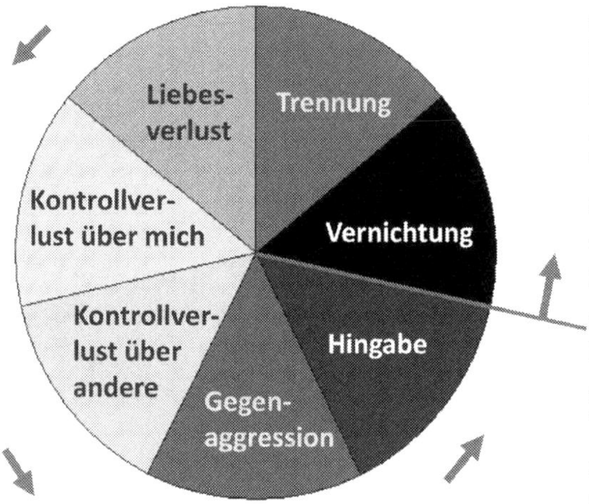

Abbildung 20: Die zentrale Angst (aus Sulz, Sichort-Hebing & Jänsch 2015b, S. 101)

den Lebensbeginn, das heißt den Beginn der Existenz. Die zentrale Angst ist die Angst vor Vernichtung, die nicht mit der Todesangst verwechselt werden darf. Rund um das Alter von einem Jahr, zur Zeit des Bindungsaufbaus, steht als zentrale Angst die Trennungsangst im Vordergrund. Ein dreijähriges Kind steckt mitten im Erwerb von vielfältigen Kompetenzen, die es ihm ermöglichen, Kontrolle zu haben. Man könnte Kontrolle auch mit Wirksamkeit übersetzen, entsprechend dem Konzept der Selbstwirksamkeit. Da ist zum einen die Kontrolle über die Außenwelt beziehungsweise die anderen Menschen und zum anderen die Kontrolle über die eigenen Impulse. Das Kind erwirbt die Fähigkeit zur Emotionsregulation als wesentlichen Schritt hin zu einem sozialen Wesen. Auf der zwischenmenschlichen Stufe wird die Liebe der Bezugsperson wichtiger als der eigene Vorteil, und die Angst vor Liebesverlust wird zur neuen Grundform der Angst. Theorien über das Funktionieren der physikalischen, biologischen und sozialen Welt bringen Ordnung in Denken und Handeln, aber auch die Bereitschaft die eigene Position zu verteidigen. Hier tritt die Angst vor Aggression und vor Chaos in den Vordergrund. Die Beziehungsentwicklung schreitet fort, sodass die liebevolle Hingabe in einer Beziehung zum wertvollen erleben wird. Wenn aber aggressive oder missbräuchliche Tendenzen anderer erlebt wurden, wird die Angst vor Hingabe zu einem wichtigen Signalgeber in Beziehungen.

Die *tiefe emotionale Erfahrung* besteht darin, seine Grundangst bewusst zu spüren, ihren Ursprung zu erkennen und zu verstehen, wie sehr sie heute noch Beziehungs- und Lebensgestaltung bestimmt und wie sehr sich die ganze heutige Persönlichkeit nach ihr ausrichtet. Aber auch, was benötigt wird, damit diese Angst verschwinden kann und wie sich Angstfreiheit anfühlt.

3.3 Grundformen der Wut – zentrale Wut

Es ist kaum bekannt, dass Menschen auch ein ganz individuelles persönliches Wut-Profil haben (Sulz 1994, 2017a–c). Ebenso wie die Grundformen der Angst geben sie Aufschluss über dominante Erlebens- und Verhaltensmuster. Erst wenn wir wissen, welche Wut ein Mensch mit seiner Emotionsregulation hemmen muss, um zwischenmenschliche Konflikte zu minimieren, verstehen wir auch sein Vermeidungsmuster und nicht selten auch die Symptomwahl. Manche Wutformen sind schon per se beängstigend (Vernichtung, Trennung), weil sie einen destruktiven Kern haben. Zu anderen Formen fehlt einfach der Mut, obwohl sie situativ vielleicht angemessen wären (Gegenaggression). Aber auch die Intensität der Wut, die eventuell plötzlich ins Bewusstsein schießt, kann Angst machen. Vielleicht ist die Intensität angemessen, vielleicht entspricht sie aber auch nicht dem Anlass. Im Hintergrund ist oft die Befürchtung vorhanden, dass diese Wut nicht zu bremsen ist oder dass ihre Wucht alles zerstören würde. Um nicht bei diesen sekundären Befürchtungen zu landen, müssen wir eine Instruktion für die Imagination wählen, bei der die Wut in ihrer Art und Intensität sich im Bewusstsein ausbreiten kann (wohl wissend, dass es sich nur um eine Fantasie handelt und in Wirklichkeit niemand zu Schaden kommen wird). Der Patient wählt wieder eine wichtige (andere) Bezugsperson für die Imagination – wieder ein Streitgespräch wie beim Thema »Grundformen der Angst«. Es kann sein, dass der Patient noch nie einen heftigen Streit erlebt hat. Jetzt wird aber imaginiert, dass der Streit so heftig wird, dass große – berechtigte und notwendige – Wut entsteht.

Instruktion: »Heute würde ich gern mit Ihnen Ihr persönliches Profil der Grundformen der Wut erarbeiten. Wut ist ein lebensnotwendiger Prozess, der uns hilft, im rechten Moment das Notwendige zu tun. Wut signalisiert zum Beispiel, dass jemand uns erheblich schadet, ohne das Recht dazu zu haben. Jeder Mensch hat sein individuelles Wutprofil. Wenn wir darüber nur nachdenken und reden, können wir es jedoch nicht erfassen. Gefühle muss man fühlen. Dazu möchte ich Sie einladen, sich mit geschlossenen Augen eine eskalierende Auseinandersetzung mit einem Ihnen wichtigen Menschen vorzustellen. Sind Sie einverstanden und bereit für diese Imagination? Welche Bezugsperson wollen Sie auswählen? Haben Sie noch Fragen? Nun, dann können wir beginnen: Stellen Sie sich vor, Sie haben X. um ein klärendes Gespräch gebeten und er kommt jetzt von weit her in Ihre Imagination. Zunächst sehen Sie ihn so klein, dass Sie ihn nur an seinem typischen Gang erkennen. Er kommt näher, sodass Sie auch seine Kleidung sehen, schließlich sein Gesicht und seine Mimik. Lassen Sie ihn in einer Entfernung zum Stehen kommen, die für Sie zum jetzigen Zeitpunkt am besten passt. Sie sehen seine Augen, seinen Blick. Sie sagen ganz deutlich, dass Sie sich sein Verhalten nicht mehr gefallen lassen wollen. Er antwortet abwertend oder verletzend wie, bisher auch, und hört gar nicht richtig zu. Sie werden energischer und zeigen deutlich, wie empört Sie sind und dass Sie von ihm verlangen mit diesem unerhörten Verhalten aufzuhören. Seine Antwort wird noch unverschämter, sodass Sie so große Wut empfinden, die Sie vielleicht im Bauch spüren, im Brustkorb, in den Schultern, Armen und Händen. Es muss jetzt absolut sein, dass Sie Ihre ganze Wut spüren und zeigen. Nur so wird er aufhören mit seinem unverschämten, rücksichtslosen und verletzenden Verhalten. Sie spüren Ihren Willen und Bereitschaft, die ganze Wut zu fühlen und auch zu zeigen, während Sie wissen, dass es nur Fantasie ist und niemand in der Realität Schaden nimmt. Welche Wut wird spürbar, wenn Sie sich das vorstellen? Ich lese Ihnen jetzt sechs Formen der Wut vor (Abb. 21).

Aus Wut würde ich am liebsten (auch wenn ich es nicht tue):

Kreuzen Sie das Zutreffende an: 0 = nicht, 1 = kaum, 2 = etwas, 3 = deutlich, 4 = sehr, 5 = extrem

1.	( ) vernichten	1.	0....1....2....3....4....5
2.	( ) mich trennen	2.	0....1....2....3....4....5
3.	( ) quälen, absichtlich weh tun	3.	0....1....2....3....4....5
4.	( ) explodieren	4.	0....1....2....3....4....5
5.	( ) Liebe entziehen, ablehnen	5.	0....1....2....3....4....5
6.	( ) hörig u. willenlos machen	6.	0....1....2....3....4....5
7.	( ) heftig zurückschlagen	7.	0....1....2....3....4....5

Abbildung 21: Grundformen der Wut (zentrale Wut)

Beenden Sie nun die Imagination, spüren Sie noch etwas nach und öffnen Sie die Augen, wenn Sie so weit sind. Kreuzen Sie nun für jede Wutform eine Zahl von null bis fünf an, so wie sie bei Ihnen in diesem Zusammenhang auftritt oder wie Sie sie von sich kennen. Wenn Sie so weit sind, schreiben Sie vor die stärkste Wut eine große Eins und vor die zweitstärkste Wut eine große Zwei.«

Anschließend folgt die *Nachbesprechung der Grundformen der Wut*. Dazu an der Nachbesprechung in Kapitel 3.1.1 »Zugehörigkeitsbedürfnisse« orientieren.

Die *tiefe emotionale Erfahrung* kann darin bestehen, dass erstmals Art und Ausmaß der eigenen Grundform der Wut erfahrbar wurde. Dass erkannt wurde, wie sie entstand, wodurch sie geblieben ist, welcher und wie viel Aufwand betrieben werden musste, um sie aus dem Bewusstsein fernzuhalten. Dass die eigenen Persönlichkeitszüge helfen mussten, die Wut zu neutralisieren. Und wenn dies nicht gelang, musste ein Symptom als Notfallmaßnahme zu Hilfe kommen. Hauptsache, die Überlebensregel wurde eingehalten, die dafür sorgen muss, dass die Wut nicht die lebensnotwendigen Beziehungen beschädigt. Diese Erfahrung trifft auf Menschen zu, die bisher ihre Wut unterdrückt haben. Andere können ihre Wut kaum in den Griff bekommen und agieren sie viel zu sehr aus. Mit dem Ergebnis, dass sie erst recht nicht bekommen, was sie brauchen. Für sie ist die metakognitive Reflexion, die sie ihre Wut verstehen lässt, der Anfang eines guten Umgangs mit ihrer Wut.

3.4 Dysfunktionale Persönlichkeit

Mit diesem Kapitel könnte die Frage entstehen, weshalb wir uns so sehr vom Kernthema »Emotion« entfernen. Weil dysfunktionale Persönlichkeitszüge helfen müssen, unsere Gefühle zu regulieren. Bei manchen Persönlichkeitszügen können bestimmte tabuisierte und verbotene Gefühle gar nicht vorkommen, zum Beispiel Wut bei angepasster Persönlichkeit oder Risikofreude bei sehr großer Genauigkeit. Das ist also eine ganz bequeme und ökonomische Art, sich unerwünschter Gefühle zu entledigen. Wollen wir umgekehrt diese Gefühle wieder zugänglich machen, kommen wir nicht umhin, die Ausprägung unserer dysfunktionalen Persönlichkeitszüge zu reduzieren.

Das Thema der dysfunktionalen Persönlichkeit beginnt mit dem Ausfüllen des VDS30-Persönlichkeitsfragebogens. Auch wenn kein Verdacht auf eine Persönlichkeitsstörung vorliegt, kann dazu das VDS30-INT Persönlichkeitsstörungsinterview durchgeführt werden. Der Patient berichtet von vielfältigen Beispielsituationen, deren erlebnisorientierte Betrachtung zu einer tiefen emotionalen Erfahrung führt.

3.4.1 Persönlichkeitsstile

Der Therapeut kann den Patienten anhand folgender Liste (Persönlichkeitszüge 1 bis 9) direkt die für ihn typischsten Verhaltenstendenzen einschätzen lassen. Oder er gibt ihm in der vorhergehenden Sitzung den VDS30-Persönlichkeitsfragebogen (ein zweites Mal) zum Ausfüllen und Selbstauswerten mit nach Hause. Das ist ganz einfach: Er bildet die Summe der von ihm angekreuzten Werte je Skala und teilt diese Zahl durch zehn. Nach der Auswertung des Fragebogens gibt es für jeden Persönlichkeitszug einen Zahlenwert, den Therapeut und Patient gemeinsam in nachfolgendes Persönlichkeitsprofil eintragen können (Abb. 22).

Skala 1: selbstunsicher	➢ ängstlich zurückhaltend
Skala 2: dependent	➢ Mich ganz am anderen ausrichten
Skala 3: zwanghaft	➢ genau, perfektionistisch, leistungsorientiert, stur
Skala 4: passiv-aggressiv	➢ nicht offen opponieren
Skala 5: histrionisch	➢ im Mittelpunkt, affektiv expressiv
Skala 6: schizoid	➢ lieber allein, nicht emotional einlassen
Skala 7: narzisstisch	➢ besser sein wollen, nicht verlieren können
Skala 8: emotional instabil	➢ Heftige Gefühle regieren mich
Skala 9: paranoid	➢ misstrauisch
Skala 10: stark-selbständig	➢ Ich bin stark/kompetent und brauche keine Hilfe
Skala 11: vorausschauend	➢ Ich bewahre die Kontrolle, den Überblick

1. Mein wichtigster Persönlichkeitszug ist: ....

2. Mein zweitwichtigster Persönlichkeitszug ist: ....

Abbildung 22: Persönlichkeitszüge

Die Persönlichkeitszüge werden dem Patienten gegenüber relativ unpräzise, aber weniger negativ (linke Seite in der Aufzählung) beschrieben. Der Therapeut verwendet für die gedankliche Ordnung die Begriffe, die an ICD-10 angelehnt sind (rechte Seite):

1. zurückhaltend = selbstunsicher (SU)
2. anhänglich = dependent (DE)
3. gewissenhaft = zwanghaft, pflichtbewusst (ZW)
4. kritisch-wehrhaft = passiv-aggressiv (PA)

5. gesellig = histrionisch, Gefühle stark ausdrückend (HI)
6. beziehungslos bleibend = schizoid, auch Gefühle meidend (SC)
7. ehrgeizig = narzisstisch, andere nutzen, um bewundert zu werden (NA)
8. emotional = emotional instabil, Vorstufe zu Borderline, Verlassenheitsangst (EI)
9. misstrauisch = paranoid (PN)

Aufgabe für den Patienten

Sie haben Zuhause den Persönlichkeitsfragebogen ausgefüllt und für jede der neun Skalen den Summenwert berechnet bzw. den Mittelwert. Welches waren die drei Skalen mit den höchsten Werten? Welches ist also der wichtigste Persönlichkeitszug, welches der zweit- und welches der drittwichtigste?

1. ....

2. ....

3. ....

Sie können anhand nachfolgender Beschreibungen der verschiedenen Persönlichkeiten prüfen, ob das Ihrem Selbstbild entspricht, ob Sie sich so kennen.

Tabelle 3: Beschreibungen von Persönlichkeitszügen für Patienten

Bezeichnung	Vorteil – funktional – positiv	Nachteil – dysfunktional – negativ
SU: Zurückhaltend (Ich mache nichts, was mich unbeliebt macht.)	Anderen fällt auf, dass ich mich zurückhalte und eher selten etwas sage. Ich überlege, bevor ich etwas ausspreche. Ich möchte niemanden verärgern. Ich möchte nicht riskieren, dass andere mich ablehnen. Meine Zurückhaltung hilft mir, akzeptiert und ausreichend beliebt zu sein. Ich lasse anderen den Vortritt. Ich bin freundlich zu anderen. Ich kritisiere andere nicht. Bei einer Auseinandersetzung gebe ich um des lieben Friedenswillens nach. Dadurch gelingt es mir, keine Feinde zu haben. Ich brauche und erhoffe die Zuneigung anderer. Deshalb vermeide ich Streit und Auseinandersetzungen.	Wegen meiner Zurückhaltung habe ich leider auch nicht viele Freunde. Die Leute haben zwar nichts gegen mich, aber sie werden auch nicht so richtig warm mit mir. Denn ich zeige auch nicht deutlich, wenn ich jemanden mag. Ich zeige auch nicht, wie gut ich etwas kann und eventuell besser kann als andere. Dadurch verhindere ich Neid und Eifersucht. Meine Fähigkeiten werden aber deshalb auch nicht erkannt. Es ist meine Angst vor Ablehnung und Verlust der Zuneigung, die mich hindert, mehr aus mir herauszugehen. Deshalb traue ich mich auch nicht, unbequeme Forderungen zu stellen oder Forderungen anderer abzulehnen. Ich vermeide immer wieder Kontakte und Veranstaltungen aus der Angst vor Ablehnung und Liebesverlust heraus.
DE: Anhänglich (Ich bin anhänglich und passe mich an.)	Ich bin gern mit einem oder einigen Menschen zusammen, sodass ich mich nicht allein fühle. Es fällt mir leicht, mich an andere anzupassen. Ich übernehme gern die Interessen und Überzeugungen von Menschen, die ich für erfahrener, stärker oder klüger halte. In ihrer Gemeinschaft fühle ich mich wohler, als wenn ich alles selbstständig und allein meistern muss. Ich frage gern um Rat und lasse mir auch helfen. Beziehung und Gemeinschaft bieten mir Schutz und Geborgenheit. Dafür bin ich bereit, etwas für andere zu tun. Es macht mir nichts aus, unterlegen zu sein, denn der Stärkere gibt mir Schutz und ich bin nicht allein. Ich brauche und erhoffe, dass jemand zuverlässig für mich da ist.	Manchmal wäre ich doch gern etwas selbstständiger und fähiger, mit dem Alleinsein zurechtzukommen. Denn so bin ich doch abhängig von anderen Menschen. Auch bekomme ich nicht so viel Wertschätzung für das, was ich bin und kann. Andere fühlen sich mir überlegen. Sie scheinen mich weniger zu brauchen als ich sie. Deshalb investiere ich viel mehr in die Beziehung, damit sie mir nicht verloren geht. Ich bin zwar bequem für den anderen, aber nicht spannend und attraktiv. Meine Anhänglichkeit macht mich vielleicht zum Anhängsel, aber interessierte Zuwendung erfahren andere. Ich habe Angst vor Trennung, Verlassenwerden und Alleinsein. Deshalb vermeide ich Selbstständigkeit.

Bezeichnung	Vorteil – funktional – positiv	Nachteil – dysfunktional – negativ
ZW: Gewissenhaft (Ich erledige meine Aufgaben tadellos.)	Ich bin ein gewissenhafter Mensch. Meine Aufgaben und Pflichten erfülle ich so, dass es keine Beschwerden geben kann. Es ist mir wichtig, keine Fehler zu machen. Lieber arbeite ich etwas gründlicher, als es eigentlich sein muss. Wenn meine Arbeit fehlerfrei oder sogar perfekt ist, habe ich ein Gefühl der Genugtuung. Es ist mir ein Anliegen, dass alles bestmöglich erledigt worden ist. Andernfalls bleibe ich angespannt und unruhig, bis ich es doch geschafft habe. Andere schätzen meine Gewissenhaftigkeit. Man kann sich auf mich verlassen. Dafür fällt es mir leicht, auf Vergnügungen und geselliges Beisammensein zu verzichten. Ich erwarte von anderen, dass sie auch gewissenhaft und zuverlässig sind und zeige das auch. In meinem Wunsch nach Perfektem steckt auch Ehrgeiz und eine gute Portion Leistungsorientierung. Ich brauche das zuverlässige Gefühl, alles richtig gemacht zu haben. Ich habe Angst vor Fehlern und der kritischen oder strafenden Reaktion anderer. Deshalb vermeide oder verhindere ich so gut es geht Fehler oder unvollständige oder nicht-perfekte Arbeit das bezieht sich auch auf mein Privatleben.	Manchmal macht mich meine Gewissenhaftigkeit unfrei. Ich würde schon gern manchmal »Fünfe gerade sein lassen«. Ich kann aber nicht anders. Halbfertige Arbeiten liegen zu lassen könnte ich nicht ertragen. Manche machen nur halb so viel wie ich und es reicht auch. Mein Aufwand ist wohl manchmal unangemessen hoch. Es gibt im Leben Jahr auch etwas anderes als Pflichterfüllung. Einfach genießen – das wäre manchmal schön. Ich gehe manchmal anderen mit meiner Gewissenhaftigkeit auf die Nerven. Da bin ich anders und zwar nicht sehr beliebt. Die anderen würden es mehr mögen, wenn ich mit ihnen mehr ausgelassen sein könnte. »Lass das doch jetzt mal bleiben und komm zu uns.« Meine Leistungsorientierung bringt mir zwar Erfolge, ist aber in der Gemeinschaft etwas Ungemütliches. Ich muss aber mindestens 100 % geben. Am liebsten perfekt sein. Sonst bleiben meine Anspannung und Angst vor Fehlern und davor, für meine Fehler zur Rechenschaft gezogen zu werden. Mein hoher Anspruch, immer perfekt zu sein, birgt auch ein großes Risiko, denn so einen hohen Anspruch immer zu erfüllen kostet viel Kraft, die an anderer Stelle fehlt, und es liegt in der Natur der Dinge, nicht immer perfekt sein zu können – das führt dann zu Frustration.

Bezeichnung	Vorteil – funktional – positiv	Nachteil – dysfunktional – negativ
PA: Kritisch-Wehrhaft (Ich leiste innerlich Widerstand.)	Ich bin nicht immer so. Aber ich merke ziemlich schnell, wenn jemand über mich bestimmen und mir etwas aufdrängen will, wovon ich nicht überzeugt bin. Ich muss natürlich mit meinem Vorgesetzten zusammenarbeiten. Ich kann es mir nicht leisten, mit ihm dauernd zu streiten. Aber ich muss mir auch nicht alles gefallen lassen. Wenn er so wenig auf mich eingeht, dann mache ich notgedrungen, was er will. Aber nicht mit Begeisterung und Übereifer, sondern so, dass er mich nicht kritisieren kann. Ich bin dann aber nicht gut auf ihn zu sprechen. Das sage ich aber nur in kleinen Kreis von Vertrauten. Da kann ich schon ziemlich schimpfen und Luft rauslassen. Ich brauche einerseits, dass andere meine Grenzen respektieren und nicht ohne meine Zustimmung etwas von mir verlangen. Ich brauche andererseits, dass Frieden im Haus bleibt und wir einigermaßen miteinander zurechtkommen.	Vielleicht wäre es besser, ich würde jedes Mal offen sagen, was mir nicht passt. Oder ich würde versuchen einverstanden zu sein, mit dem, was er möchte. Aber ich habe halt eine zweifache Angst: einerseits Angst vor eskalierenden Streit, andererseits Angst, dass der andere meine Grenzen überschreitet. In diesem Dilemma kann ich weder eine gute kooperative Beziehung herstellen, noch eine klare Gegnerschaft entstehen lassen mit offenem Schlagabtausch, der schließlich Klarheit schafft. Ich weiß, dass meine Haltung auf Dauer nicht gut für unsere Beziehung ist. Er hat das Gefühl, dass ich nicht auf seiner Seite bin und ihn unterstütze, sondern dass ich nur halbherzig mitarbeite. Aber es wäre doch auch seine Aufgabe, auf mich und meine Bedürfnisse einzugehen. Warum soll ich den ersten Schritt machen?
HI: Gesellig (Ich bin gesellig, hole mir Beachtung.)	Ich weiß, wie man Leute für sich gewinnt. Ich gehe offen und freudig auf andere zu. Ich spreche andere an. Ich führe mit anderen ein unterhaltsames Gespräch. Ich wecke das Interesse der anderen. Sie hören mir gern zu. Und ich zeige auch Interesse an dem, was andere berichten. Bei Erzählungen ist es nicht so wichtig, dass sie genau sind. Sie müssen unterhaltsam und spannend sein. Und das kann ich. Dazu muss man manchmal ein bisschen übertreiben. Auch Gefühle etwas intensiver ausdrücken, sodass der andere beeindruckt ist. Im Mittelpunkt der Beachtung anderer fühle ich mich wohl. Das ist es, was mir guttut und was ich brauche.	Für mich wäre es unerträglich, ein unbeachtetes Mauerblümchen zu sein. Neben meiner Fähigkeit wir Beachtung zu holen, habe ich auch die Fähigkeit schnell zu merken, wenn mir diese verloren geht. Da bin ich empfindlich. Dann übertreibe ich mehr – was Gefühle und Geschichten angeht. Das kann anderen dann zu viel werden und ich erreiche damit das Gegenteil von dem, was ich brauche. Da kann dann ein Teufelskreis entstehen, aus dem ich ohne ein schmerzliches Gefühl des Unglücks nicht herauskomme. Erst später beruhige ich mich wieder und merke, dass es nicht so schlimm war und ich mich nicht hätte so sehr aufregen müssen. Aber ich neige dazu, dem anderen weh zu tun, wenn er mich missachtet hat.

Bezeichnung	Vorteil – funktional – positiv	Nachteil – dysfunktional – negativ
SC: Beziehungslos bleibend (Ich bin Einzelgänger und nicht emotional.)	Ich bin kein Einzelgänger, der anderen Menschen aus dem Weg geht. Ich komme gut mit anderen Menschen zurecht und bin kein Kauz. Aber ich bin unabhängig von anderen Menschen und brauche sie nicht wirklich. Ich fühle mich wohl, wenn ich allein etwas unternehme. Ich gehe keine nahen intensiven Beziehungen ein. Da würde ich mich eingeengt fühlen. Und ich mag auch nicht die großen Gefühle. Denen gehe ich aus dem Weg. Ich brauche nicht viele Freunde – einer reicht mir. Ich kann in einem vollen Lokal allein an einem Tisch sitzen und mich dabei wohl fühlen. Unter Leuten und doch für mich. Später werde ich wohl Familie haben wollen. Jetzt vermisse ich es nicht. Ich brauche Schutz vor zu viel Nähe und Beziehung. Ich brauche Raum für mich allein.	Auch wenn ich mich allein am wohlsten fühle, ist doch eine gewisse Sehnsucht nach Beziehung da. Aber ich halte Beziehungen von mir fern, ebenso wie ich intensive Gefühle fernhalte. Es lebt sich einerseits ganz gut so, aber ich merke, dass andere Menschen wohl durch ihre Beziehungen ein erfülltes Leben haben. Das kann einerseits so bleiben, weil ich mich ja nicht unwohl fühle. Andererseits wäre ein erfüllteres Leben vielleicht doch schöner. Ich habe Angst vor zu viel Nähe in einer Beziehung und ich habe Angst vor intensiven Gefühlen, mit denen ich nicht umgehen könnte. Das ist eventuell der Grund, warum ich lieber für mich bleibe.
NA: Ehrgeizig (Ich will der Beste sein, will Wertschätzung.)	Ich bin richtig gut. Bin eigentlich sehr gut. Einer der besten. Ich will der Beste sein. Da stecke ich meine Energie rein und schaffe es auch. Ich bin so weit gekommen, dass ich etwas Außergewöhnliches kann und bin. Das muss andere einfach beeindrucken, sodass sie mich bewundern. Wenn ich etwas anpacke, wird etwas Besonderes daraus. Es gibt nur wenige Menschen mit so viel Begabung und Befähigung wie mich. Die meisten Menschen sind nicht zu solchen Leistungen fähig wie ich. Sie bleiben weit hinter mir zurück. Ich steche aus der großen Masse heraus. Ich kann ohne Übertreibung sagen, dass ich einmalig bin. Ich brauche für meinen Selbstwert das Gefühl großartig zu sein, das ich durch die Bewunderung anderer Menschen erhalte.	Leider kann ich mich nicht auf meinen Lorbeeren ausruhen. Ich muss mich anstrengen, um an der Spitze zu bleiben. Ich muss aufpassen, ob mich jemand überholt und übertrumpft. Da hilft es mir, dass ich sensibel auf Kritik reagiere. Allerdings macht mich schon kleine Kritik richtig fertig. Ich bin dann sehr gekränkt. Das lässt mich lange nicht los. Da muss ich wieder einen Triumph einfahren, als Gegengewicht. Als Beweis, dass ich doch nicht nur Durchschnitt bin. Mittelmaß zu sein, würde ich nicht aushalten. Das würde mein Selbstwertgefühl zerstören. Ich habe Angst davor, durch Mittelmäßigkeit ins Nichts abzustürzen, kein bisschen Selbstwert mehr zu haben, weil niemand mir mehr Wertschätzung gibt, niemand mich mehr bewundert.

Bezeichnung	Vorteil – funktional – positiv	Nachteil – dysfunktional – negativ
El: Emotional (Ich bin meinen Gefühlen ausgeliefert.)	Meine Emotionen lassen mich die Welt, die Menschen und mich sehr intensiv erleben. Ich spüre sehr viel, erspüre, was bei meinem Gegenüber abläuft, erkenne deshalb wie andere Menschen zu mir stehen. Und dies oft lange bevor die anderen verstanden haben, um was es ihnen oder mir geht. Ich kann eine sehr schöne und nahe Beziehung herstellen. Eine Beziehung kommt, die mir und dem anderen sehr guttut. In sehr kurzer Zeit. Sodass wir nicht selten das Gleiche fühlen und wollen. Anfangs fühle ich mich in der Beziehung so gut aufgehoben, dass ich mir gar nicht vorstellen kann, wieder verlassen zu werden. Ich brauche und erhoffe einen Menschen, der mich niemals verlässt.	Leider werden meine Beziehungen nach viel zu kurzer Zeit instabil. Ich bekomme dann Angst vor dem Verlassenwerden und reagiere so panisch, dass meine Bezugsperson das eines Tages nicht mehr aushält. Mein Kampf gegen das Verlassenwerden wird zu einem Kampf gegen meine Bezugsperson, zumindest fasst diese das so auf, weil ich so wütend werde. Ich kann meine Gefühle nicht im Zaum halten und reagiere oft kopflos. Meine Angst vor dem Verlassenwerden und Alleinsein führt vielleicht dazu, dass es wirklich geschieht. Manchmal trenne ich mich, um dem Verlassenwerden zuvorzukommen.
PN: Misstrauisch (Ich vertraue nicht.)	Weshalb sollte ich anderen Menschen Vertrauen? Irgendwann passiert es doch, dass jemand dem ich vertraut habe, sich gegen mich wendet oder wir schadet. Also rechne ich bei jedem Menschen damit, dass er etwas tun wird, was Vertrauensbruch ist. Ich bin gewappnet. Menschen sind so. Ich lasse mir nicht einreden, dass ich diesmal wirklich vertrauen könne. Weil ich so wachsam bin, merke ich sehr schnell, dass hinter dem Verhalten meines Gegenübers eine Gemeinheit, eine Verlogenheit, ein Betrug oder ein Angriff steckt. Ich brauche absolute Sicherheit, rechtzeitig eine Feindseligkeit entdecken zu können.	Ich bedaure, dass es keine vertrauenswürdigen Menschen gibt. Und dass ich unentwegt auf der Hut sein muss. Wie soll ich da in Ruhe und Frieden leben können, wenn Menschen so sind? Leider habe ich keinen Anlass, eine gute Beziehung entstehen zu lassen. Ich leide darunter, dass es nur Menschen gibt, die mein Vertrauen missbrauchen würden. Dadurch bleibe ich vorsichtshalber für mich. Ich habe Angst davor, dass ich doch jemandem vertraue und dieser dann mein Vertrauen bricht.

Bezeichnung	Vorteil – funktional – positiv	Nachteil – dysfunktional – negativ
Funktionale Züge:		
SS: Stark und Selbstständig (Ich bin stark und brauche keine Hilfe.)	Ich habe in vieler Hinsicht Kompetenzen und eine ganz gute Lebenstüchtigkeit entwickelt. Ich bin zufrieden damit, wie mir vieles gelingt, sei es beruflich oder in meinen privaten Beziehungen. Ich kann gut mit Menschen umgehen und meistere auch schwierige Situationen. Es ist mir wichtig, nicht schwach zu sein und noch wichtiger, keine Schwächen zu zeigen. Ich möchte nicht auf die Hilfe anderer angewiesen sein. Ich lasse mir nicht gern helfen. Ich begebe mich möglichst nicht in die Hände anderer, die mir Unterstützung geben wollen. Ich fühle mich stark, wenn ich anderen helfen kann. Ich brauche Selbstständigkeit.	Wenn ich immer der Stärkere bin, wird unsere Beziehung ja doch einseitig. Immer bin ich derjenige, der die Verantwortung übernimmt. Eigentlich würde ich auch gerne mal schwach sein dürfen, sodass jemand auf eine gute Weise für mich sorgt und ich mich getragen fühle. Aber ich schaffe es einfach nicht, Schwäche zu zeigen und um Hilfe zu bitten. Ich schaffe es nicht einmal, mir selbst einzugestehen, dass ich jetzt jemanden brauche, der für mich da ist. Erst wenn ich quasi am Boden liege und nicht mehr aufstehen kann, geht das. So viel Angst habe ich davor, schwach zu sein und Hilfe zu brauchen.
KO: Vorausschauend (Ich behalte die Kontrolle.)	Ich fühle mich richtig gut, wenn ich alles im Griff habe. Ich passe gut auf, dass ich die Kontrolle über das habe, was gerade geschieht. Wenn mir das gelingt, fühle ich mich souverän. Ich kann gut voraussehen, was passieren könnte. Deshalb kann ich Eventualitäten in meine Planungen einbeziehen. Da gehe ich auf Nummer sicher. Dazu gehört auch, dass ich andere Menschen gut einschätzen kann und weiß, wie sie reagieren werden. Ich überlasse nichts dem Zufall. Ich brauche die Gewissheit, dass nichts Unvorhersehbares passieren wird, sodass ich die Kontrolle verliere. Das gilt auch für mich selbst. Ich habe mich im Griff. Ich tue nichts Unkontrolliertes.	Andere können so spontan sein, den Lauf der Dinge dem Zufall überlassen und es passiert ihnen nichts. Ich würde das nicht aushalten. Wenn ich Gefahr laufe, die Kontrolle zu verlieren, bekomme ich große Angst. Manchmal so, dass ich nicht mehr klar denken kann und dadurch schon die Kontrolle verliere. Meine Angst vor Kontrollverlust scheint mich doch sehr zu beherrschen, sodass ich mir viele Freiheiten nicht nehmen kann. Ich kann auch nicht ausgelassen mit anderen sein, ohne einen Rest von Kontrolle zu bewahren.

Entspricht das Fragebogenergebnis Ihrem Selbstbild? Welche dieser elf Eigenschaften passt Ihrem Gefühl nach am besten zu Ihnen? Welche passt am zweitbesten zu Ihnen?

Anmerkung für den Therapeuten
Die letzten beiden Persönlichkeitsbeschreibungen in Tabelle 3 sind Persönlichkeitszüge, bei denen nicht die Dysfunktionalität kennzeichnend ist, sondern eine Art der individuellen Kompetenz, die wie ein Resilienzphänomen Lebenstüchtigkeit bedeutet, die der Patient durchgängig positiv und hilfreich erlebt. Erst bei genauerer Analyse wird deutlich, dass sie Vermeidungsfunktion hat und dass diese Vermeidung später zur Symptombildung beigetragen hat. Das sind Patienten, die auf keiner VDS30-Persönlichkeitsskala einen Mittelwert über 1,0 haben. In der Tabelle sind die beiden häufigsten kompensatorischen Persönlichkeitsstile oder Bewältigungsstrategien beschrieben. Darüber hinaus gibt es andere – zwar seltenere –, aber doch einer emotionalen Überlebensstrategie dienenden Persönlichkeitszüge. Die beiden genannten Züge (stark und kontrollierend) stellen einen eventuell größeren therapeutischen Widerstand dar als die dysfunktionalen Persönlichkeitszüge des VDS30, da sie die therapeutische Beziehung weitgehend bestimmen. Deshalb sprechen sie nicht für eine Indikation zur Kurzzeittherapie.

Man könnte es auch bei dieser Erhebung des Selbstbildes belassen, ohne den Fragebogen einzusetzen. Es ist jedoch sehr zu empfehlen, diese Persönlichkeitszüge zuvor mit dem VDS30-Fragebogen[12] zu erfassen und den Patienten die Summe je Skala selbst berechnen zu lassen, da seine direkten Einschätzungen (»Wie sehr trifft dieser Persönlichkeitsstil auf Sie zu?«) keine große Gültigkeit haben. Nun haben wir nahezu alles gesammelt, was benötigt wird, um die dysfunktionale Überlebensregel formulieren zu können. Lediglich die Herkunft dieser Regel aus der eigenen Kindheitsgeschichte wurde nicht nachvollzogen.

Nachbesprechung dysfunktionale Persönlichkeit beziehungsweise Persönlichkeitsstile: »Ihre drei wichtigsten Persönlichkeitsstile beziehungsweise -züge sind also

1 ....

2 ....

3 ....

12 Der Fragebogen kann kostenlos heruntergeladen werden unter https://eupehs.org/kostenlose-downloads.

Beginnen wir mit Ihrem wichtigsten Persönlichkeitszug. In welchen Situationen erleben Sie sich so beziehungsweise handeln Sie so? ....

Welchen Menschen gegenüber? ....

In welchen Situationen ist das nicht der Fall? ....

Um was geht es da? Was ist Ihnen wichtig? Was ist Ihrem Gegenüber wichtig? Berichten Sie ein bisschen von den charakteristischen Situationen, wie Sie diese erleben. Welches Gefühl haben Sie vor, zu Beginn, während und nach diesen Situationen?

Wir können gern eine Imagination zu Hilfe nehmen, mit der Sie sich den Ablauf vor Ihrem inneren Auge vorstellen:

Vorher: ...., ausgelöst durch ....

Zu Beginn: ...., ausgelöst durch ....

Während: ...., ausgelöst durch ....

Danach: ...., ausgelöst durch ....

Heute, wenn Sie sich daran erinnern? ....

Jetzt können wir uns bewusst machen, zu welchem Verhalten das jeweilige Gefühl führt: ....

Sie werden feststellen, dass Ihre Gefühle dazu führen, dass Ihr Erleben und Verhalten Ihrem wichtigsten Persönlichkeitszug entspricht. Es kommt allerdings noch ein weiterer Aspekt hinzu. Denn Sie vermeiden dadurch solche (primären) Gefühle, die Menschen haben, die diese Situation erfolgreich meistern. Welche Gefühle hätten dazu geführt, dass Sie sich möglichst kompetent verhalten und erleben? ....

Sie ersetzen hilfreiche primäre Gefühle durch obige sekundäre (kurzfristig nützliche) Gefühle. Fassen Sie zusammen: In der Situation .... entsteht bei mir das Gefühl .... und ich reagiere (entsprechend meinem dysfunktionalen Persönlichkeitszug) so ....

Wir nennen diese Verhaltensformel ›persönliche Verhaltenssignatur‹ (nach Walter Mischel). Nun können wir wie bei den bisherigen Nachbesprechungen dazu übergehen, zu erkunden, unter welchen Umständen Sie sich so kompetent und frei verhalten könnten wie in den vielen anderen Situationen, in denen

Ihnen das ohnehin gelingt. Was bräuchten Sie, damit diese Gefühle nicht entstehen?

(Ab jetzt in der Gegenwartsform weitersprechen): Vielleicht brauchen Sie jemanden, der Ihnen dabei hilft, sich frei und selbstbewusst verhalten zu können. Was für ein Mensch wäre dazu in der Lage und bereit gewesen? Oder es hätte ihm gar Freude bereitet, Ihnen beizustehen. Gab es so jemanden? Wenn nicht, können wir ihn erfinden. Was für ein Mensch hätte das sein müssen?

Wir können jetzt kurz fantasieren, wie sich das anfühlen würde, wenn Sie diesen Begleiter dabei hätten. Dazu können Sie wieder die Augen schließen, sich in dieser oder einer ähnlichen Situation erleben und jetzt kommt dieser Mensch und ist an Ihrer Seite. Spüren Sie diese Unterstützung. Er sorgt dafür, dass Sie erreichen, was Sie wollen, dass andere gern auf Ihren Wunsch eingehen und nicht nachtragend sind. Erzählen Sie mir, was gerade da ist – die Situation, Ihr Körper, Ihr Gefühl. Nachdem Sie noch etwas nachgespürt haben und wenn Sie soweit sind, können Sie die Augen öffnen und wir können darüber sprechen.«

Die *tiefe emotionale Erfahrung* kann darin bestehen, dass Erleben und Verhalten eines dysfunktionalen Persönlichkeitszugs durch charakteristische Merkmale (Trigger) einer konkreten Situation über die spontan eintretenden Gefühle ausgelöst werden. Die Gefühle ebnen einen Verhaltenspfad, der nicht verlassen wird. Und sie sorgen dafür, dass andere Gefühle, die hilfreich wären, um die Situation zu meistern, ausbleiben (wie Ärger oder Zorn). Denn diese würden zu großer Angst führen. Umgekehrt kann spürbar werden, was oder wer benötigt würde, um sich von dem dysfunktionalen Persönlichkeitszug zu befreien.

3.5 Dysfunktionale Überlebensregel[13]

Ohne es uns bewusst zu machen, sorgt unsere Psyche autonom für eine Regelung unseres zwischenmenschlichen Überlebens. Vergleichbar mit unserer Atmung und dem Blutkreislauf; beides findet ebenfalls ohne unser Zutun statt. Das »Selbstbild« sagt, was ich brauche, was ich kann, was ich nicht kann und was für mich bedrohlich wäre. Das »Weltbild« sagt, was die Welt (das sind in der frühen Kindheit zunächst die

13 Hinweis: Die Inhalte dieses Kapitel nach dem Ausfüllen von VDS27, VDS28 und VDS30 bearbeiten. Das ist notwendig, um die Überlebensregel formulieren zu können.

Eltern) mir geben kann, und was ich tun muss, damit sie es mir gibt. Das »Weltbild« sagt mir auch, was in dieser Welt sehr rar und deshalb sehr kostbar ist. Und welche Gefahren und Bedrohungen in dieser Welt (zunächst die Eltern) lauern, was ich auf keinen Fall tun darf, wenn ich das Eintreten dieser Bedrohungen verhindern möchte. Kurzum – mein Weltbild ist die Summe meiner Erwartungen, wie sich Menschen mir gegenüber verhalten werden, je nachdem wie ich mich verhalte. Wenn ich mein »Selbstbild« und mein »Weltbild« in einen logischen Zusammenhang bringe, so entsteht daraus eine Verhaltensregel, die bei sehr zentralen Bedürfnissen und sehr zentralen Bedrohungen zu meiner »Überlebensregel« wird.

3.5.1 Der erste Teilsatz der Überlebensregel

Der Satz beginnt mit dem Gebot: »Nur wenn ich immer ....« Die Linie wird mit Begriffen aus dem Persönlichkeitsfragebogen VDS30 ausgefüllt. Er enthält neun Eigenschaften, zu denen je zehn Fragen beantwortet wurden.

Wenn es der Patient ganz genau machen möchte, zählt er die Punkte je Eigenschaft zusammen und nimmt die beiden Eigenschaften mit der höchsten Punktzahl. Er kann aber auch zusätzlich nach seinem Gefühl vorgehen und so die beiden wichtigsten Eigenschaften auswählen. Zum Beispiel: »Nur wenn ich mich *immer* ängstlich zurückhalte«. Der Patient kann zuerst noch einmal auf sein Persönlichkeitsprofil blicken (vgl. Abb. 22).

3.5.1.1 Überlebensregeln verschiedener Persönlichkeiten[14]

Aufgabe für den Patienten

Eine weitere Orientierungshilfe sind neun prototypische persönlichkeitsspezifische Überlebensregeln (in der gleichen Reihenfolge wie in Tabelle 3). Lesen Sie diese durch und geben Sie an, wie sehr die jeweilige Überlebensregel auf Sie zutrifft (0 = nicht, 1 = etwas, 2 = deutlich, 3 = völlig).

1. Nur wenn ich immer darauf achte, nichts Falsches zu sagen, lieber gar nichts zu sagen, niemals eigene Wünsche äußere, Forderungen an-

14 Die Überlebensregeln wurden verändert übernommen aus Sulz 1995.

derer niemals ablehne und niemals den Unmut anderer provoziere, bewahre ich mir die Chance auf Zuneigung, Sympathie und Akzeptanz und verhindere Ablehnung und Zurückweisung.

0 = trifft nicht zu 1 = trifft etwas zu
2 = trifft deutlich zu 3 = trifft völlig zu

2. Nur wenn ich immer gemäß den Wünschen meiner Bezugsperson denke, fühle und handle, und niemals eigene Bedürfnisse zulasse, die mit ihren nicht vereinbar sind, bewahre ich mir den Schutz, die Wärme und die Geborgenheit und verhindere, verlassen zu werden und allein zu sein.

0 = trifft nicht zu 1 = trifft etwas zu
2 = trifft deutlich zu 3 = trifft völlig zu

3. Nur wenn ich immer den Effekt meines Verhaltens auf perfekte Pflichterfüllung überprüfe und niemals ungenau, unordentlich, unsauber oder nachlässig bin, bewahre ich Kontrolle über die Auswirkungen meines Handelns und verhindere, Schaden anzurichten, der nicht wieder gut zu machen ist, und dafür zur Rechenschaft gezogen zu werden.

0 = trifft nicht zu 1 = trifft etwas zu
2 = trifft deutlich zu 3 = trifft völlig zu

4. Nur wenn ich immer in innerer Opposition zu Autoritäten bin und mich dabei niemals offen aggressiv verhalte, gerade so viel nachgebe wie nötig, bewahre ich mir einerseits meine Selbstbestimmung und andererseits die Chance auf Wohlwollen und verhindere sowohl offene Auseinandersetzung und Ablehnung als auch Verlust von Selbstbestimmung.

0 = trifft nicht zu 1 = trifft etwas zu
2 = trifft deutlich zu 3 = trifft völlig zu

5. Nur wenn ich immer meine Gefühle und Erzählungen wirkungsvoll ausdrücke und niemals unbemerkt bleibe, niemals dem anderen

das Aktionsfeld und die Initiative überlasse, bewahre ich mir große Aufmerksamkeit und Interesse anderer und dadurch Einwirken auf andere und verhindere Enttäuschung, Missbrauch und Ignoriertwerden.

0 = trifft nicht zu 1 = trifft etwas zu
2 = trifft deutlich zu 3 = trifft völlig zu

6. Nur wenn ich immer emotions- und beziehungsfrei rational distanziert und wach bin und niemals emotionale Nähe entstehen lassen, niemals den anderen brauche, bewahre ich mir ausreichend Abstand von Gefühlen und Beziehungen und verhindere, dass ich mich durch Gefühle in Beziehungen verstricke.

0 = trifft nicht zu 1 = trifft etwas zu
2 = trifft deutlich zu 3 = trifft völlig zu

7. Nur wenn ich immer der (fast) Beste bin, großartig bin und es schaffe, dass die Welt dies bestätigt und mich bewundert, und ich niemals zweitrangig oder gar durchschnittlich bin, bewahre ich mir Wertschätzung und damit auch Zuneigung und verhindere, dass ich zu einem Nichts werde und unbedeutend und wertlos bin.

0 = trifft nicht zu 1 = trifft etwas zu
2 = trifft deutlich zu 3 = trifft völlig zu

8. Nur wenn ich immer ganz und gar in ganz gute emotional intensive Beziehungen gehe und niemals vertraue, sondern geringste Anzeichen von Verletzung als Anlass zur Trennung nehme, bewahre ich mir die Hoffnung auf die eines Tages durch und durch gute Beziehung und verhindere allein und verlassen, innerlich leer zu sein.

0 = trifft nicht zu 1 = trifft etwas zu
2 = trifft deutlich zu 3 = trifft völlig zu

9. Nur wenn ich immer das Schlimmste von meinem Gegenüber erwarte und misstrauisch bleibe und wenn ich niemals unvoreingenom-

men und vertrauensvoll bin, bewahre ich mir Wachsamkeit und Kontrolle und verhindere es, Vertrauensbruch und Angriffen ausgeliefert zu sein.

0 = trifft nicht zu 1 = trifft etwas zu
2 = trifft deutlich zu 3 = trifft völlig zu

Ergebnis: Am besten passt Überlebensregel Nr. ..., am zweitbesten Nr. ... und am drittbesten Nr. ...

Es kann sein, dass eine der beispielhaften Formulierungen in allen vier Teilsätzen genau auf Sie zutrifft. Dann haben Sie jetzt schon Ihre vollständige Überlebensregel gefunden. Wenn nur ein oder zwei Teilsätze sehr gut zutreffen, dann übernehmen Sie diese für Ihre eigene Überlebensregel:
....

3.5.1.2 Checkliste häufiger Gebote der Überlebensregel

Ein anderer verhaltens- und erlebensnaher Weg der Formulierung des ersten Teilsatzes der dysfunktionalen Überlebensregel ist die Benutzung der »Checkliste häufiger Gebote«. Sie wird dem Patienten zum Ausfüllen gegeben:

Checkliste Gebote der Überlebensregel »Nur wenn ich *immer* ...«

Bitte kreuzen Sie die aufw Sie zutreffenden Kategorien an und schreiben Sie vor die Wichtigste eine große Eins und vor die zweitwichtigste eine große Zwei. Außerdem unterstreichen Sie die Einzelaussagen, die zu Ihnen passen, die Sie gut von sich kennen.

( ) *Bindung* Nur wenn ich immer für eine stabile Bindung und Beziehung sorge, indem ich

eine stabile Bindung zu mir wichtigen Menschen herstelle, dafür sorge, dass mir ein Mensch erhalten bleibt, in die Beziehung investiere, damit sie stabil ist, Selbstinteressen hintanstelle, dafür sorge, dass meine Bezugsperson sich mit mir wohl fühlt.

( ) *Anpassung* Nur wenn ich mich immer anpasse, indem ich
mache, was andere von mir wollen, andere an erste Stelle setze, Be-

dürfnisse anderer erfülle, es allen recht mache, leise und unauffällig bin, freundlich bin, meine Anliegen zurückstelle, alles akzeptiere, umgänglich bin.

( ) *Unterordnen* Nur wenn ich mich immer unterordne, indem ich gehorsam und brav bin, mache, was andere von mir wollen, mich Regeln anderer unterordne, versuche Ärger zu schlucken.

( ) *Harmonie* Nur wenn ich immer für Harmonie sorge, indem ich dafür sorge, dass wir uns alle mögen und uns vertragen, einverstanden miteinander sind, keinen Streit anfange, Streit schlichte, mich rasch versöhne, nicht nachtragend bin.

( ) *Hilfsbereitschaft* Nur wenn ich anderen gebe oder helfe, indem ich viel gebe, z. B. Geborgenheit, für alle anderen da bin, hilfsbereit bin, Hilfestellung gebe, mich um andere kümmere, mich für andere verausgabe, anderen gebe, was ich mir selbst wünsche.

( ) *Zurückhaltung* Nur wenn ich mich immer zurückhalte, indem ich mich zurücknehme, sehr vorsichtig bin im Kontakt mit anderen Menschen, genau überlege, bevor ich etwas sage, lieber nichts sage, leise und unauffällig bin, meinen Ärger nicht offen zeige, meine wahren Gefühle kaum zeige, nicht viel von mir erzähle, mich nicht gleich öffne, selbstunsicher verhalte, von der Ablehnung durch andere ausgehe, mir wenig zutraue, nie aus der Rolle falle.

( ) *Perfektion* Nur wenn ich immer Perfektion anstrebe, indem ich alles perfekt und keine Fehler mache, nichts Halbfertiges liegen lasse, prüfe, ob es auch wirklich perfekt ist, andere ermahne, keine Fehler zu machen, andere auf Fehler hinweise.

( ) *Pflichterfüllung* Nur wenn ich immer meine Pflichten erfülle, indem ich

pflichtbewusst bin, nicht aufhöre, bevor eine Pflicht erfüllt ist, nichts unerledigt lasse, erst die Arbeit, dann das Vergnügen.

( ) *Innerlich opponieren* Nur wenn ich immer innerlich opponiere, indem ich auch wenn andere stärker sind, mir nichts gefallen lasse, zumindest innerlich opponiere, dadurch meinen eigenen Standpunkt bewahre, es dem anderen nicht zu leicht mache.

( ) *Egoismus* Nur wenn ich immer egoistisch für mich eintrete, indem ich

meine Interessen durchsetze, dafür sorge, dass ich nicht zu kurz komme, ruhig mal das bessere Stück ergattere, andere in ihre Grenzen weise, anderen nur so viel gebe wie nötig.

( ) *Aufmerksamkeit holen* Nur wenn ich mir immer Aufmerksamkeit hole, indem ich

dafür sorge, dass andere sich mir zuwenden, mir zuhören und interessant finden, was ich sage, beachtenswert finden, wie ich bin, und ich mir Aufmerksamkeit verschaffe.

( ) *Verantwortung* Nur wenn ich immer die Verantwortung trage, indem ich

nach dem Rechten sehe, schaue, dass alles gut läuft, mich nicht darauf verlasse, dass andere mitdenken, lieber selbst anpacke, als mich auf andere zu verlassen.

( ) *Kontrolle* Nur wenn ich immer die Kontrolle bewahre, indem ich

kontrolliere, darauf achte, dass ich alles im Blick habe, die Zügel in meiner Hand lasse, wachsam darauf achte und rechtzeitig erkenne, wenn etwas Unvorhergesehenes geschieht.

( ) *Leistung* Nur wenn ich immer viel leiste, indem ich

mit vollem Einsatz sehr gute Leistungen erbringe, sehr gute Arbeit mache, Aufgaben ehrgeizig anpacke, besser sein will als Konkurrenten.

( ) *Selbstständigkeit* Nur wenn ich immer selbstständig bin, indem ich

möglichst alles selbst mache, andere nicht brauche, eigene Entscheidungen treffe, eigene Wege gehe, so viel wie möglich selbst kann, unabhängig bin von anderen.

( ) *Starksein* Nur wenn ich immer stark bin, indem ich kraftvoll, stark und kompetent handle, keine Hilfe brauche, Schwächen ignoriere, ausdauernd bin, Stärke ausstrahle.

Nun können Sie prüfen, ob die ausgewählte Handlung in Ihrem Umgang mit anderen und mit sich selbst einen großen Raum einnimmt, das heißt, dass Sie in schwierigen Momenten sehr häufig so reagieren oder so reagieren müssen und es Ihnen sehr schwerfällt, anders zu handeln. Dann beginnt Ihre Überlebensregel mit dem ersten Teilsatz: Nur wenn ich immer ....

3.5.2 Der zweite Teilsatz der Überlebensregel

Die zweite Zeile der Überlebensregel heißt so: »Und wenn ich *nie* Ärger zeige und *nie* ....«

An den Patienten: Schreiben Sie als Erstes: »Nie Ärger zeige« – es sei denn, Sie tun das meist reichlich.

3.5.2.1 Erste Formulierungsvariante des Verbots »Und wenn ich *nie* ...«

Was meine Persönlichkeit vermeidet (wozu ich so bin)

Ich muss immer so sein: (dysfunktion. Persönlichkeit)	**Und darf nicht so sein:** (Das Gegenteil meiner dysfunkt. Persönl.)
Skala 1: selbstunsicher	durchsetzend
Skala 2: dependent	selbständig
Skala 3: zwanghaft	spontan
Skala 4: passiv-aggressiv	offen konfliktfreudig
Skala 5: histrionisch	unauffällig
Skala 6: schizoid	beziehungsbezogen, gefühlvoll
Skala 7: narzisstisch	durchschnittlich
Skala 8: emotional instabil	gelassen, sicher
Skala 9: paranoid	vertrauen
Skala 10: stark-selbstständig	schwach, abhängig
Skala 11: vorausschauend	anderen die Kontrolle überlassen

1. Ich muss	und darf niemals ....
2. Ich muss	und darf niemals ....
3. Ich muss	und darf niemals ....

Abbildung 23: Dysfunktionale Persönlichkeit und deren Verbote

Aufgabe für den Patienten

Am einfachsten und schnellsten kommen wir zum Verbot der dysfunktionalen Überlebensregel, wenn wir das Gegenteil des wichtigsten dysfunktionalen Persönlichkeitszugs (wichtigste Skala) aus Abbildung 23 einsetzen. Prüfen Sie, ob das Gegenteil Ihres wichtigsten dysfunktionalen Persönlichkeitszugs (wichtigste Skala) als Verbot »Wenn ich *nie* ...« passend ist (letzte Spalte).

Falls ja, setzen Sie jetzt das Gegenteil Ihres wichtigsten Persönlichkeitszugs ein. Zum Beispiel: »Und wenn ich *nie* Ärger zeige und mich *nie* durchsetze«. Das Verbot meiner dysfunktionalen Überlebensregel heißt: »Und wenn ich *nie* ....«

3.5.2.2 Zweite Formulierungsvariante des Verbots »Und wenn ich *nie* ...« mit der Checkliste häufiger Verbote

Analog zur Formulierung des ersten Teilsatzes können wir bei der Formulierung des zweiten Teilsatzes eine »Checkliste häufiger Verbote der Überlebensregel« als Ideenlieferant zu Hilfe nehmen. Auch sie ist das Ergebnis empirischer Studien (Hebing 2012, Sulz 2014). Die Verbote der Überlebensregel einer Stichprobe von 100 Patienten der Studie von Hebing (2012) wurden kategorisiert, sodass nachfolgende elf häufig genannte Verbote entstanden.

Checkliste Verbote der Überlebensregel »Und wenn ich *nie* ...«

Bitte kreuzen Sie die auf Sie zutreffenden Kategorien an und schreiben Sie vor die Wichtigste eine große Eins und vor die zweitwichtigste eine große Zwei. Unterstreichen Sie außerdem die Einzelaussagen, die zu Ihnen gehören, die Sie gut von sich kennen.

( ) *sich zeigen* Und wenn ich (mich) nie
zeige, meine Sorgen berichte, Gefühle zeige (z. B. Wut, Traurigkeit, Freude), mich verletzlich zeige

( ) *auf andere zugehen* Und wenn ich (mich) nie
freundliche annähere, andere anspreche, mit anderen ein nettes Gespräch beginne

( ) *Bedürfnis aussprechen* Und wenn ich nie
mein Bedürfnis ausspreche, zeige, dass ich den anderen brauche,

um Verständnis bitte, um Unterstützung bitte, um Hilfe bitte, Bedürfnis nach Nähe zeige

( ) *ohne Kontrolle spontan sein* Und wenn ich nie
spontan bin, Kontrolle verliere, auffalle, aus dem Rahmen falle, explodiere, loslasse, aus Wut schreie, aus der Reihe tanze

( ) *eigene Interessen vertreten* Und wenn ich nie
Forderungen stelle, Nein sage, Anliegen durchsetze, für meine eigenen Interessen einstehe, selbst bestimme, eigene Ziele verfolge

( ) *Nähe zulassen* Und wenn ich nie
Nähe zulasse, weich bin, nachgiebig bin, andere an mich heranlasse

( ) *sich wehren oder angreifen* Und wenn ich nie
jemanden ablehne, Konflikte provoziere, widerspreche, frech und aufsässig bin, feindselig bin, Kritik offen äußere

( ) *anderen wehtun* Und wenn ich nie
andere enttäusche, Grenzen anderer verletze, Rücksicht nehme, benachteilige

( ) *öffentlich Fehler machen* Und wenn ich nie
tue, was blöd wirken kann, versage, Fehler mache, Schwächen zeige

( ) *vertrauen* Und wenn ich (mich) nie
auf jemanden verlasse, blind vertraue

( ) *Risiken eingehen* Und wenn ich (mich) nie
in Situationen mit mehreren Personen begebe, etwas riskiere

Nun können Sie prüfen, ob die ausgewählte Handlung in Ihrem Umgang mit anderen und mit sich selbst einen großen Raum einnimmt, das heißt, dass Sie in schwierigen Momenten sehr häufig so reagieren oder so reagieren müssen und es Ihnen sehr schwerfällt, anders zu handeln. Dann ist der zweite Teilsatz Ihrer Überlebensregel: Und wenn ich nie ....

3.5.3 Der dritte Teilsatz der Überlebensregel

Aufgabe für den Patienten

Der dritte Teilsatz nennt die zentralen Bedürfnisse: »Bewahre ich mir die Befriedigung von .... und .... Nehmen Sie dazu den Bedürfnisfragebogen VDS27 zur Hand. Sie sehen die drei Bedürfnisgruppen:

- Zugehörigkeitsbedürfnisse (1 bis 7)
- Autonomiebedürfnisse (8 bis 14)
- Homöostasebedürfnisse (H1 bis H7)

Welches sind die beiden wichtigsten von allen (1–14 und H1 bis H7)? Tragen Sie diese in Tabelle 4 ein, zum Beispiel: »Bewahre ich mir die Befriedigung von Willkommensein *und* Missbrauchsfreiheit«.

Tabelle 4: Der Einfluss der Überlebensregel auf die Beziehungs- und Lebensgestaltung (vgl. Hebing 2012)

0 = nicht 1 = etwas 2 = mittel 3= sehr

1	**Wie wahr ist Ihre bisherige Überlebensregel (vom Gefühle her, nicht von der Vernunft her)? Wie sehr glauben Sie an ihre Richtigkeit?**	**0**	**1**	**2**	**3**
2	Wie sehr bestimmte/bestimmt Ihre Überlebensregel Ihr Erleben und Verhalten?	0	1	2	3
3	Wie sehr fürchteten/fürchten Sie negative Konsequenzen bei einem Verstoß gegen Ihre Überlebensregel (vom Gefühl her, nicht von der Vernunft her)?	0	1	2	3
4	Wie stark waren/sind die negativen Gefühle, bei einem Verstoß gegen die Überlebensregel?	0	1	2	3
5	Wie häufig handelten/handeln Sie entgegen Ihrer Überlebensregel?	0	1	2	3
6	Wie gut gelang/gelingt es Ihnen gegen Ihre Überlebensregel zu handeln?	0	1	2	3

3.5.4 Der vierte Teilsatz der Überlebensregel

Aufgabe für den Patienten

Der vierte Teilsatz nennt die zentralen Ängste: »Und ich verhindere die Angst vor .... und vor .... Nehmen Sie dazu den Angstfragebogen VDS28 zur Hand. Dort sehen Sie sieben Ängste: Vernichtung, Trennung, Kontrolle über mich verlieren, Kontrolle über andere verlieren, Liebe verlieren, Gegenaggression, Hingabe. Welches sind Ihre beiden wichtigsten Ängste? Schreiben Sie diese auf, zum Beispiel: »Und ich verhindere die Angst vor Trennung und vor Verlust der Liebe.«

Nun ist der Satz, der das innere Arbeitsmodell beziehungsweise die Überlebensregel ausdrückt, vollständig (s. Abb. 24).

Beispiel

- **Nur wenn ich immer freundlich und nachgiebig bin**
- **und niemals wütend angreife**
- **bewahre ich mir Geborgenheit und Zuneigung**
- **und verhindere Alleinsein**

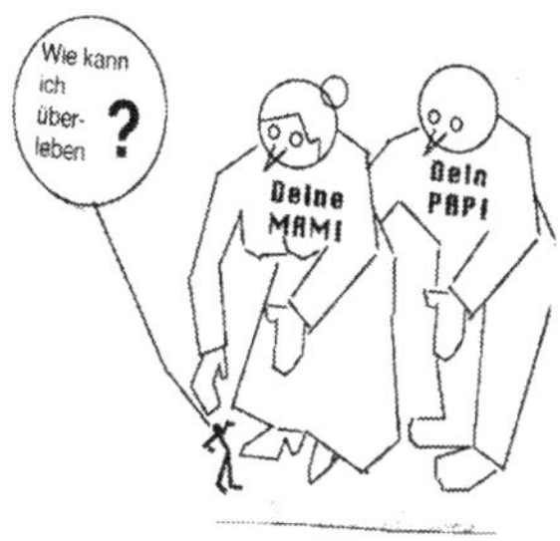

Abbildung 24: Beispiel für die bisherige Überlebensregel/ das innere Arbeitsmodell

3.5.5 Einfluss der Überlebensregel

Oft sind es nur sehr schwierige Situationen, in denen die Überlebensregel das Regiment übernimmt und ohne unser Zutun dafür sorgt, dass Gebote eingehalten und *Ver*bote berücksichtigt werden, die aus unseren Kindheitstagen stammen. Für diese ganz besonderen Situationen, die allerdings besonders wichtig sind, können die Fragen in Tabelle 4 beantwortet werden.

3.5.6 Gefühle des Patienten, wenn er entgegen der Überlebensregel handeln soll

An den Patienten: »Stellen Sie sich vor, Sie müssen ab jetzt zwei Wochen lang genau das Gegenteil dessen tun, was Ihre Überlebensregel gebietet.« Jetzt spürt der Patient erst die Bedeutung seiner Überlebensregel. Diese warnt drastisch und macht Angst beim Gedanken, gegen sie zu verstoßen. Der innere Konflikt des Patienten wird aktiviert, ähnlich wie in der symptomauslösenden Situation. »Entweder bleibe ich so angepasst und unglücklich in meiner Beziehung, oder ich zeige deutlich, was ich brauche und will – riskiere aber Liebesverlust/Trennung.«

Die gewonnene Erkenntnis kann der Therapeut jetzt mit dem Patienten reflektieren (Metakognitive Betrachtung = Mentalisieren = Gedanken über Gedanken, Gefühle etc.), stets beginnend mit der Fokussierung der Wahrnehmung auf das gerade aufgetretene Gefühl. Zur Gefühlswahrnehmung treten Erinnerungen, Gedanken, Bedürfnisse und Handlungstendenzen hinzu, die dann Gegenstand der metakognitiven Reflexion sind.

Die *tiefe emotionale Erfahrung* kann darin bestehen, dass der Patient spürt und erfasst, wie sehr seine Überlebensregel in schwierigen und wichtigen Kontexten festlegt, welche Reaktionsweisen sein müssen und welche nicht vorkommen dürfen. Das kann zu einem tieferen Verständnis seiner selbst führen – und auch dazu, dass er sich mehr akzeptieren oder gar mögen kann. Und dass er zugleich eine Chance sieht, sich aus ihrem Griff zu befreien.

3.5.7 Vertrag: Entgegen der Überlebensregel handeln

Nachdem es dem Patienten einige Male gelungen ist, entgegen seiner Überlebensregel zu handeln, kann der große Schritt getan werden: ihren Imperativ ganz allgemein außer Kraft zu setzen. Hier hilft es, wenn er zum Beispiel einen Vertrag mit dem Therapeuten schließt und mit ihm bespricht, wie gut er vorankommt und was noch Schwierigkeiten bereitet:

Die Vertragssituation ist: ....

Das Handeln entgegen meiner Überlebensregel ist: ....

Meine Überlebensregel sagt voraus, dass Folgendes passieren wird:

....

Viel wahrscheinlicher ist folgendes Ergebnis:

....

Ich verpflichte mich deshalb zu meinem neuen Verhalten!

Datum: Unterschrift:

Durch die Nachbesprechung hält der Patient die befürchteten Folgen für so unwahrscheinlich, dass er entgegen seiner Überlebensregel handeln möchte. Der Therapeut schließt mit ihm einen Vertrag, durch den er sich unterstützt fühlt. Die Vertragssituation sollte eine in der nächsten Woche auftretende Situation mit einer benannten Bezugsperson sein. Die Situation sollte nur so schwierig sein, dass es sicher ist, dass der Patient sie meistert. Patient und Therapeut sollten zuversichtlich sein, dass die gemeinsam formulierte Erwartung auch eintritt. Ein Handschlag besiegelt den Vertrag.

Die *tiefe emotionale Erfahrung* kann sein, dass die Angst vor dem Übertreten des Verbots überwindbar wird und das Gefürchtete nicht eintritt. Nicht selten verbleiben jedoch Schuldgefühle, die bewirken wollen, dass die Regel künftig wieder eingehalten wird. Macht sich der Patient die Funktion des Schuldgefühls bewusst, so kann er bewusst entscheiden, sich ihm zu exponieren, ohne zu tun, wozu es ihn bringen möchte. Das Handeln entgegen der Überlebensregel wird damit zu einer empirischen Hypothesenprüfung senus Beck (1979) und trägt dazu bei, dass diese ihre Gültigkeit verliert, sodass ihr Einfluss verschwinden kann.

3.6 Symptombildung – die Reaktionskette zum Symptom

Viele Therapeuten unterschätzen die enorme Aussagekraft des Symptoms und gehen deshalb nicht auf die höchst spannende Entdeckungsreise zurück zu den Anfängen der psychischen beziehungsweise psychosomatischen Erkrankung. Sie vergessen, dass der Patient sie wegen seines Symptoms aufsucht, wäre dieses also nicht vorhanden, gäbe es für den Patienten dazu keine Grund. Eine sorgfältige Problem- und Verhaltensanalyse mit dem VDS21-Verhaltensanalyse-Interview führt schon sehr früh zu einem tiefen Verständnis des Menschen, der in der spezifischen Auslösesituation keine andere Wahl hatte, als sein ebenso spezifisches Symptom zu entwickeln. Situation und Symptom sind wie Schloss und Schlüssel. Diese sind bei jedem Menschen anders, weshalb allgemeines ätiologisches und nosologisches Wissen nicht weiterhilft.

Auch an dieser Stelle stellt sich die Frage, weshalb ein Buch über Emotionsregulation so einen großen Bogen spannen muss. Eine Rechtfertigung besteht darin, dass misslingende Emotionsregulation direkt zur Symptombildung führt und gelingende Emotionsregulation das Symptom überflüssig macht. Das VDS21-Verhaltensanalyse-Interview besteht aus drei Abschnitten:

1. die symptomauslösende Lebenssituation (Situationsanalyse)
2. die Reaktionskette zum Symptom (Verhaltensanalyse)
3. die das Symptom aufrechterhaltenden Konsequenzen (Funktionsanalyse)

3.6.1 Die symptomauslösende Lebenssituation

Für das Interview benötigt der Therapeut eine 50-minütige Therapiesitzung. Mit den Fragen aus dem VDS21-Verhaltensanalyse-Interview bewegt er sich auf der Makroebene der Bedingunganalyse:

- Was waren die drei größten Lebensprobleme im Jahr vor der Erkrankung?
- Wer war die damals wichtigste Bezugsperson?
- Was war die problematischste Beziehung bzw. wer die problematischste Person?
- Pathogene Beziehungsgestaltung: Inwiefern war die Beziehungsgestaltung in der Zeit vor Symptombeginn einseitig, sodass sie zur Symptombildung beitrug?
- Pathogene Lebensgestaltung: Inwiefern war die Gestaltung des übrigen Lebens (Beruf, Freizeit, Hobbys, Freunde etc.) in der Zeit vor Symptombeginn einseitig, sodass sie zur Symptombildung beitrug?
- Auslösendes Lebensereignis: Welches Ereignis in dieser Lebenssituation hat schließlich zur Symptomauslösung geführt?

Nachdem der Therapeut alle wichtigen Informationen in Erinnerung gerufen und gesammelt hat, müssen sie so geordnet werden, dass sich Zusammenhänge erkennen lassen können, die auf die Ursachen, die Auslöser und die aufrechterhaltenden Bedingungen schließen lassen. Alle gedanklichen, gefühlsmäßigen und körperlichen Reaktionen treten in bestimmten Situationen auf und in anderen Situationen nicht. Oder sie sind in manchen Situationen besonders schlimm und in anderen besser (z. B. Stimmungen oder manche chronischen Schmerzen). Diese Unterschiede zu registrieren, ist der Beginn des Sehens von Zusammenhängen. Eine Situation S führt zu einer Reaktion R: $S \rightarrow R$.

3.6.2 Die Reaktionskette zum Symptom

Der Patient wählt eine eigene belastende Situation aus, eine problematische Lebenssituation, die zum Beispiel extrem frustrierend ist.

1. die primäre Emotion als Antwort auf diese Situation (z. B. Wut)
2. der primäre Handlungsimpuls, der aus dieser Emotion resultiert (z. B. Angriff)
3. der Gedanke: Bedenken der Folgen des eigenen Handelns (z. B. Gefühl von Ablehnung)
4. ein gegensteuerndes sekundäres Gefühl (z. B. Schuldgefühl, Ohnmacht)
5. im Körper die psychovegetative Begleitreaktion dieses Gefühls (z. B. Schwächegefühl)
6. das beobachtbare Verhalten (z. B. tun, was das Gegenüber möchte)
7. Symptombildung (z. B. Niedergeschlagenheit: depressives Syndrom)

Vorgehen des Therapeuten: Die symptomauslösende Situation birgt eine große Frustration, die Wut auslöst (primäre Emotion). Da Wut verboten ist, werden stattdessen sekundäre Gefühle bewusst, die zum Nachgeben führen und zur Symptombildung. Der Therapeut kann durch folgende Fragen womöglich erreichen, dass der Patient erkennt, was ihn wütend macht: Szenisches Wiedererleben der Situation:

- Wie geht der andere mit mir um?
- Was wird frustriert, was verletzt?
- Wie fühlt sich diese Frustration an, wie die Verletzung?
- Welches Gefühl entsteht in mir?
- Gab es vielleicht noch kurz ein anderes Gefühl kurz zuvor? (Wut)
- Mit welchem Gefühl hätte ein sehr spontaner Mensch reagiert?
- Habe ich dieses Gefühl auch – kurz aufblitzend – gehabt?
- Vielleicht so kurz, dass ich es erst jetzt deutlicher nachempfinden kann?
- Und wenn ich dieses (primäre) Gefühl zulasse, welcher (primäre) Handlungsimpuls entsteht? Was würde ich aus diesem Gefühl heraus am liebsten tun?
- Wenn ich mir vorstelle, ich täte es tatsächlich, was wären die Folgen – für mich – für die Beziehung? (Antizipation der Folgen/Erwartung bedrohlicher Folgen)

Meist gelingt es dem Therapeuten, alle Glieder der Reaktionskette zu finden – im Sinne einer noch sehr vorläufigen Hypothese. Der Patient wird jedoch erst einige Sitzungen später bereit sein, dieses plausible Störungsmodell zu übernehmen. Also lässt der Therapeut ihm Zeit.

3.6.3 Die das Symptom aufrechterhaltenden Konsequenzen (Wirkungen des Symptoms)

Erläuterung vor dem Gespräch: Nun hat eine Reaktion aber auch eine Wirkung. Ein Gedanke wie »Ich mach' ja doch alles falsch« hat eine innere Wirkung, er macht niedergeschlagen. Das Sozialverhalten (Verhalten in einer sozialen Situation, das heißt in einer Situation, in der mehrere Menschen miteinander zu tun haben, zum Beispiel ein Gespräch, eine Verhandlung) hat Auswirkungen auf andere Menschen. Wenn jemand zum Beispiel sehr unterwürfig ist, wird sich der andere überlegen fühlen und denjenigen eher von oben herab behandeln.

Jede Reaktion R hat also eine Konsequenz C: R → C. Damit können nun drei wichtige Aspekte unterschieden werden: Die Situation S, die Reaktion R und deren Auswirkung oder Konsequenz C: S → R → C.

Nur belohnende Konsequenzen verstärken ein Verhalten und nur dann, wenn sie ohne das Verhalten ausbleiben. Dieses bedingte Eintreten des Ereignisses C nennt man Kontingenz K: S → R → K → C.

Vorgehen im Gespräch: »Was hätte jemand, der sich der auslösenden Situation gewachsen fühlt, getan, anstatt ein Symptom zu entwickeln (z. B. mehr für sich kämpfen)? Was wären die Folgen eines solchen Verhaltens gewesen, wenn Sie so gehandelt hätten? Wie hätte Ihr Gegenüber darauf reagiert? Welches wichtige Bedürfnis wäre nicht mehr befriedigt worden (z. B. geliebt werden)? Welche Angst und Bedrohung wäre sehr groß geworden (z. B. Trennung)? Inwiefern war das Symptom also Hilfe, Schutz, Problemlösung und das Leiden der Preis, den Sie dafür zahlen mussten (Vermeidung aversiver Konsequenzen durch das Symptom – negative Verstärkung des Symptoms, primärer Krankheitsgewinn)?«

Die *tiefe emotionale Erfahrung* kann sein, dass der Patient die Ausweglosigkeit der symptomauslösenden Situation spürt, auch wenn er noch nicht die Funktionalität des Symptoms akzeptieren kann. Für den Therapeuten ist es schon sehr viel wert, wenn der Patient in ein Ursache-Wirkungs-Denken übergeht und allein schon durch diesen Moduswechsel seiner Erkrankung nicht mehr so hilflos ausgeliefert ist. Funktionales Denken, das dem Symptom einen Zweck zuschreibt, ist noch nicht möglich. Trotzdem kann die Reaktionskette ihn verstehen lassen, wie seine Überlebensregel primäre Emotionen verbietet, die helfen würden, die Situation zu meistern. Und wie sekundäre Gefühle zu defensivem vermeidendem Verhalten führen, das letztendlich in die Symptombildung mündet (vgl. Abb. 25).

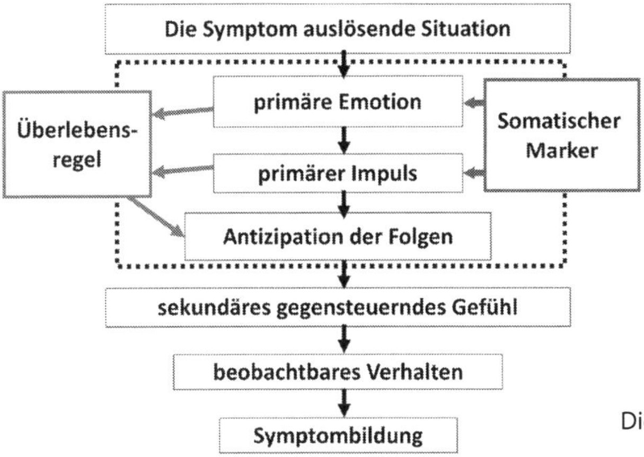

Abbildung 25:
Die Reaktionskette
zum Symptom

3.7 Dysfunktionale Emotionsregulation

Aus den bisherigen Betrachtungen können wir entnehmen, dass die Symptombildung zwar durch eine ganzheitliche Würdigung der psychosozialen Entwicklung von Kindheit an und auf die resultierende Persönlichkeit mit ihren Bedürfnissen, Ängsten und dysfunktionalen Erlebens- und Handlungsweisen zurückgeführt werden kann – kulminierend in dem Kampf zwischen Überlebensregel und Selbstbehauptung beziehungsweise zwischen Anpassung und Selbstfürsorge (Makroebenenbetrachtung) – aber das momentane Geschehen ist völlig durch die Emotionalität und die dysfunktionale Emotionsregulation geprägt (Mikroebenenbetrachtung).

Die Emotionsregulation ist eine Fähigkeit, die nicht von Geburt an vorhanden ist, sondern sich im Lauf der ersten fünf (Steuerungsfähigkeit) bis 15 (Empathiefähigkeit) Lebensjahre allmählich entwickelt. Dazu gehören:

- Stressbewältigung
- Selbstberuhigung
- die Fähigkeit, positive (z. B. Begeisterungsfähigkeit, sich freuen können) und negative Gefühle (Ärger, Trauer) zu nutzen
- Impulse, die aus heftigen Emotionen entstehen, aufzuschieben

- die Situationsadäquatheit eines Gefühls zu prüfen
- Gefühle zu reflektieren und verstehen
- Mitgefühl für andere Menschen

Dazu gehört aber auch die Fähigkeit zu lieben und sich lieben zu lassen. Und schließlich wird an einem bestimmten Zeitpunkt im Leben Leidensfähigkeit notwendig.

Wenn also die fehlende Fähigkeit zur Emotionsregulation dafür verantwortlich ist, dass ein Mensch sein Leben und seine Beziehungen nicht befriedigend gestaltet, so brauchen wir therapeutische Interventionen, um diese aufzubauen. Diese müssen sich schon zu Beginn mit den bisherigen Einstellungen zur Emotionalität allgemein und zu den einzelnen Emotionen befassen, dann mit dem Wissen über Emotionen und deren Bedeutung und Funktion für den Menschen, um dann – zunächst im Modus der Psychoedukation – die eigenen Gefühle und den Umgang mit diesen bewusst zu machen. Wenn alle diese Fakten auf dem Tisch liegen, kann geprüft werden, welche dysfunktionalen Umgangsweisen mit Gefühlen vorhanden sind und wie sich diese ändern lassen – nicht ohne zu eruieren, warum und wozu diese Dysfunktionalitäten zustande kamen.

3.7.1 Emotionsdiagnostik und Emotionsanalyse

Die folgenden Aspekte sind auch Inhalt einerseits von *Emotionen. Gefühle erkennen, verstehen und handhaben* (Sulz & Sulz 2005) und des *Praxismanuals – Strategien der Veränderung von Erleben uns Verhalten* (Sulz 2009b) und andererseits des VDS32-Emotionsfragebogens (Sulz & Schmalhofer 2010; siehe auch Liwowsky et al. 2014) des Verhaltensdiagnostiksystems (Sulz 2008, 2009a).

Prinzipiell könnten wir hunderte von Gefühlsbegriffen unterscheiden. Meist reichen aber 40 bis 50 Begriffe aus. Im Folgenden wird von den für die Psychotherapie wichtigsten 43 Gefühlen ausgegangen (Tab. 5). Die Auswahl ist erfahrungsbedingt, subjektiv und willkürlich (Sulz & Lenz 2000):

Tabelle 5: Die 43 wichtigsten Gefühle

Freude	Trauer	Angst	Ärger/Wut
Freude	Traurigkeit	Angst, Furcht	Ärger, Wut, Zorn
Begeisterung	Verzweiflung	Anspannung, Nervosität	Missmut
Glück	Sehnsucht	Verlegenheit	Ungeduld
Übermut	Einsamkeit	Selbstunsicherheit	Widerwille, Trotz
Leidenschaft	Leere, Langeweile	Unterlegenheit	Abneigung, Hass
Lust	Enttäuschung	Scham	Verachtung
Zufriedenheit	Beleidigtsein	Schuldgefühl	Misstrauen
Stolz	Mitgefühl	Reue	Neid
Selbstvertrauen		Sorge	Eifersucht
Gelassenheit		Ekel	
Überlegenheit		Schreck	
Dankbarkeit			
Vertrauen			
Liebe			
Rührung			

Dem Patienten werden folgende Fragen gestellt (die Antworten schriftlich festhalten):

- Welche Gefühle habe ich nie/selten, mittel, oft?
- Welche Gefühle akzeptiere ich beziehungsweise lehne ich ab?
- Welche Gefühle halte ich nicht/kaum aus?
- Welche Gefühle traue ich mich kaum/nicht bzw. machen mir Angst?

Anschließend werden dem Patienten die häufigsten dysfunktionalen Umgangsweisen genannt:

- Ich kann nichts gegen mein Gefühl tun, es ist so intensiv und beherrscht mich.
- Ich nehme einfach kein Gefühl wahr, obwohl ich weiß, dass ich Grund zu diesem Gefühl habe.
- Ich habe das Gefühl nur ganz schwach (unterdrückte Gefühlswahrnehmung).
- Ich passe gut auf, damit keine Situation entsteht, in der ich dieses Gefühl haben könnte (Vermeidung).
- Ich nehme ein ganz anderes Gefühl wahr als das zur Situation eigentlich passende.
- Ich reagiere eher körperlich als mit Gefühlen.

- Ich lenke mich ab, sage mir, dass es keinen Grund für dieses Gefühl gibt.
- Ich lasse mir nichts anmerken, reagiere eher sachlich oder zurückhaltend.
- Mein Gefühl geht in eine Stimmung oder Verstimmung über, die einige Zeit anhält.
- Ich verbleibe sehr lange in einem starken Gefühl und komme nicht mehr daraus heraus.
- Ich empfinde mich selbst als fremd oder unwirklich (Depersonalisation).
- Die Situation kommt mir fremd oder unwirklich vor (Derealisation).
- Ich verstumme völlig. Man merkt mir nicht an, dass ich alle Ereignisse trotzdem sehr wach wahrnehme (Mutismus).
- Ich werde völlig bewegungslos, als ob ich erstarrt wäre (Stupor).
- Ich bin mit meinen Gefühlen und Gedanken, ja mit meinem ganzen Bewusstsein irgendwo anders und nehme gar nicht mehr wahr, was in der konkreten Situation geschieht (Dissoziieren).

3.7.2 Funktionsanalyse von Emotionen

Ein alternativer Zugang zur Emotionsanalyse ist die Untersuchung von deren Funktionalität in der homöostatischen Selbstregulation. Hierzu unterscheiden wir primäre und sekundäre Gefühle, allerdings in einer etwas anderen Weise als Greenberg und Kollegen (Elliott et al. 2008).

Primäre Gefühle sind die natürliche Reaktion auf eine Situation, wie sie bei der überwiegenden Mehrzahl der Menschen stattfindet – instinkthaft und reflexhaft als angeborene, natürlich temperamentabhängige Ausstattung des Menschen, ohne durch Lernen und Konditionieren oder Trauma überformt worden zu sein. Sekundäre Gefühle sind nicht von Geburt an vorhanden, sondern sind erlernte Reaktionen auf positive oder negative Ereignisse. Wir beschränken uns auf diejenigen, die eine Vermeidungsfunktion haben, also an die Stelle von primären Gefühlen treten, damit diese keinen Einfluss mehr auf das Verhalten haben. Sie führen deshalb oft zu einem übermäßig vorsichtigen, angepassten und defensiven Verhalten.

Es kann zu einem Widerstreit zwischen primären und sekundären Gefühlen kommen, der dazu führt, dass in einer Situation nicht so gehandelt werden kann, wie es diese erfordert. Hier hilft die Überlebensregel, die das Denken, Fühlen und Handeln in allen wichtigen Situationen vorgibt. Sie kann zum Beispiel heißen:

- 1. Teilsatz: Nur wenn ich immer zurückhaltend und zögerlich reagiere ...
  das gelingt, wenn ich mich immer schüchtern, ängstlich, verlegen oder beschämt fühle
- 2. Teilsatz: ... und wenn ich niemals deutlich sage, was ich möchte und was ich nicht möchte, ...
  das gelingt, wenn ich mich niemals tatkräftig, selbstbewusst oder ärgerlich fühle
- 3. Teilsatz: ... bewahre ich mir die Zuneigung und Liebe meiner Bezugspersonen
- 4. Teilsatz: und verhindere, abgelehnt und ausgeschlossen zu werden.

Die Überlebensregel erlaubt Gefühle, die ihrer impliziten Strategie dienen, und verbietet Gefühle, die diese gefährden, so wie sie auch Gedanken und Handlungsweisen gebietet oder verbietet. Würde sie Gefühle in ihr Reglement nicht einschließen, so würde so manches aus dem Ruder laufen und das subjektive emotionale Überleben gefährden.

Es könnte also der Eindruck entstehen, dass es reicht, aus der gebietenden und verbietenden Überlebensregel eine Erlaubnis gebende Lebensregel zu machen, um dem Menschen seine primären Gefühle wieder zugänglich zu machen. Das trifft zwar zu, rein kognitiv ist das aber nicht möglich. Einerseits, weil diese Regel nichts Kognitives ist (sondern als implizite Regel dem inneren Arbeitsmodell von Bowlby [1975] entspricht) und deshalb auch nicht einfach kognitiv umstrukturiert oder reattribuiert werden kann. Andererseits, weil ohne korrigierende Erfahrung im Sinne von Alexander und French (1946) kein überzeugendes Erleben des Gegenteils stattfindet. Dies entspricht zugleich der empirischen Hypothesenprüfung nach Beck (2004) mit der dysfunktionalen Überlebensregel als zu prüfende Hypothese.

Der Umgang mit Emotionen hat einen zentralen Stellenwert im Therapiekonzept der Strategisch-Behavioralen Therapie (SBT) (Sulz & Hauke 2009; Hauke 2010, 2013; Hauke & Dall'Occhio 2015). Diese ist eine Affektiv-Kognitive Verhaltenstherapie (AKVT oder ACBT) im Sinne von Woolfolk und Allen (2013) und besteht aus sechs Arbeitsmodulen (vgl. Abb. 26).

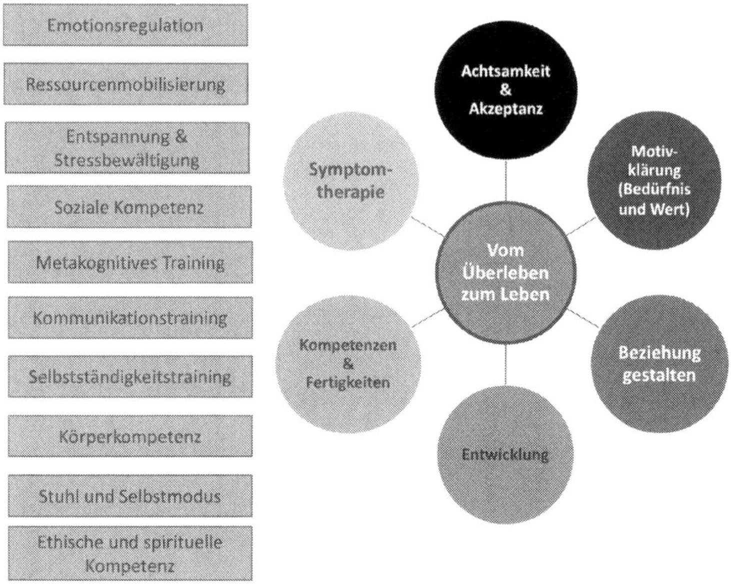

Abbildung 26: Therapiekonzept und Arbeitsmodule der Strategisch-Behavioralen Therapie (SBT) mit dem Fertigkeitenmodul als Beispiel (aus Sulz 2017c, S. 201)

Der therapeutische Weg geht vom emotionalen Überlebenskampf zu aktiver Lebensgestaltung. Nach dem Aufbau einer tragfähigen therapeutischen Beziehung wird mit Achtsamkeitsübungen begonnen. Danach widmet sich der Therapeut dem eigentlichen Anliegen des Patienten, dem Umgang mit seinen Symptomen. Bald wird das Fertigkeitentraining begonnen, um die Kompetenzen des Patienten zu fördern. An erster Stelle steht hierbei die Fähigkeit zur Emotionsregulation. Parallel erfolgt die Klärung der Motive, deren Widerstreit zur Symptombildung und zur Aufrechterhaltung der Symptome führte. Ein letzter Therapieschritt ist die Entwicklung der zu diesem Zeitpunkt unterentwickelten Selbstanteile, die sich noch nicht aus eigener Kraft helfen und noch keine dauerhaft guten Beziehungen pflegen können.

3.7.3 Wenn Gefühle zu oft zu intensiv sind

Sehr viele Menschen können ihre Gefühle selbst bei geringem Stress und unbedeutenden Stresssituationen nicht kontrollieren. Da muss gar nicht erst auf

Persönlichkeitsstörungen geschaut werden. Die Biosoziale Theorie der Störungen der Emotionsregulation ist auf alle Menschen anwendbar. Die Erklärung ist sehr einfach. Mit dem Aufbau des Gefühls entsteht ein immer größer werdender innerer Spannungszustand, der eine unangenehme körperlich-psychische Missempfindung erzeugt und dadurch der Abfuhr bedarf. Wenn das Gefühl zugelassen wird, kommt es prompt zur Erleichterung und Entlastung, was als negative Verstärkung reaktionsaufrechterhaltend wirkt. Wenn es zusätzlich noch zu einer negativen oder positiven sozialen Verstärkung kommt – indem die Bezugsperson bei einem Streit einlenkt oder in einer belastenden Situation verständnisvoll und tröstend reagiert –, dann gibt es für die Psyche keinen Grund dieses so erfolgreiche Verhalten wieder verschwinden zu lassen. Es handelt sich also nicht nur um das Fehlen einer Fähigkeit, die eigenen Affekte zu regulieren, sondern um eine psychosoziale Kompetenz, die immer wieder etwas bewirkt, was ohne sie nicht zu schaffen gewesen wäre.

Erst viel später häufen sich Situationen, in denen es besser gewesen wäre, weniger affektiv aufzutreten, sodass der Wunsch entsteht, die eigenen Gefühle genauso gut wie andere Leute im Griff zu haben. Wenn wir aber ein vorhandenes Verhalten durch ein alternatives ersetzen wollen, dann müssen wir dafür sorgen, dass dieses ebenso wirksam ist wie das bisherige Verhalten. Eine Patientin sagt beispielsweise: »Ich habe es meinem Mann so oft gesagt, aber er ist nie darauf eingegangen. Erst als ich ausgeflippt bin, hat er mir zugehört.« Die Therapie muss also zunächst erreichen, dass der Mann seiner Frau zuhört, auch ohne, dass sie »ausflippt«. Da ihm ihre Wutausbrüche sehr unangenehm sind, könnte man ihn dafür gewinnen, sein verstärkendes Verhalten zu beenden. Dazu müsste er aber motiviert werden, ihr bei leiseren Tönen zuzuhören.

Handelt es sich bei diesem Beispiel gar nicht um eine Regulationsstörung, kann sie prinzipiell ihre Gefühle so modulieren, dass kein Wutausbruch entsteht? Bei einigen Menschen fanden diese dysfunktionalen elterlichen Beziehungsangebote tatsächlich so früh in der kindlichen Entwicklung statt. Darauf wird sowohl in der Bindungstheorie (Bowlby 1975) als auch in der Biosozialen Theorie der Störungen der Emotionsregulation eingegangen. Wenn unentwegt Invalidierungen der emotionalen Reaktionen des Kindes stattfanden oder wenn eine unsichere Bindung mit den Eltern entstand, müssen wir davon ausgehen, dass sich das Kind im entscheidenden Alter bezüglich seiner Emotionsregulation nicht entwickeln konnte, sodass es auch im späteren Leben Gefühle und Impulse nicht steuern kann (vgl. auch Mischel 2015). Es kann also sein, dass es nicht mit der Verhaltensänderung des Ehemannes getan ist, sondern dass ein Training der Emotionsregulation beginnen muss. Im Folgenden werden Vorschläge zum Training der Emotionsregulation von Linehan (2016a, b) aufgegriffen:[15]

»Wenn ich doch nur nicht immer meinen Gefühlen so ausgeliefert wäre! Sie entstehen zu schnell, zu oft, werden zu intensiv und halten zu lange an.« Wer solches Leid im Umgang mit seinen Gefühlen ständig erlebt, fühlt sich inkompetent in zwischenmenschlichen Beziehungen. Ursache dieses »Zu-Oft« und »Zu-Schnell« ist häufig ein gelernter Gefühlsreflex in einer Situation, der eigentlich weniger dramatische Bedeutung zukommen würde. Ursache des »Zu-Intensiv« ist oft das Fehlen innerer gedanklicher Selbststeuerungsprozesse. Und Ursache des »Zu-Lang« ist das Verharren beim Gefühl, statt zum Handeln überzugehen.

Die Kapitel 3.7.3.1 bis 3.7.3.4 enthalten Anweisungen für Patienten.

3.7.3.1 Gefühlsbeobachtung

1. Nehmen Sie das Gefühl bewusst wahr und stellen Sie es in den Mittelpunkt Ihrer Aufmerksamkeit. Umgehen lernen können Sie nur mit dem Gefühl, das Sie beachten.
2. Gehen Sie zurück zum Auslöser. (Was hat wer getan? Wodurch wurde das Gefühl ausgelöst?) Gehen Sie dann zurück zu sich selbst. (Aha, dieses Verhalten macht mich wütend.)
3. Beobachten Sie das Zu- und Abnehmen des Gefühls.

3.7.3.2 Gefühlserfahrung

1. Erfahren Sie, dass Gefühle kommen und gehen, ohne dass Sie etwas tun.
2. Versuche Sie nicht, ein beginnendes Gefühl abzublocken oder zu unterdrücken.
3. Drücken Sie es nicht weg, wenn es schon da ist.
4. Halten Sie sich nicht am Gefühl fest. Lassen Sie es los.
5. Machen Sie das Gefühl nicht intensiver (z. B. Angst durch beängstigende Gedanken, Wut durch wütend machende Gedanken). Sie sind nicht Ihr Gefühl.
6. Sie sind ein Mensch, der ein Gefühl hat. Was ich habe, kann ich handhaben, das heißt, ich kann entscheiden, wie ich mit dem Gefühl umgehe.

---

15 Die Kapitel 3.7.3.1 bis 3.7.3.4 wurden gekürzt übernommen aus Sulz & Sulz 2005, S. 148–151.

7. Sie müssen nicht tun, wozu das Gefühl Sie bringen will.
8. Erinnern Sie sich, wann Sie anders gefühlt haben.

3.7.3.3 Gefühlsakzeptanz

1. Verurteilen Sie Ihr Gefühl nicht.
2. Seien Sie willens, ihm zu begegnen.
3. Akzeptieren Sie das Gefühl radikal.

3.7.3.4 Gefühlsänderung

Zu viel Angst:
1. Tun Sie, was Ihnen Angst macht.
2. Suchen Sie Situationen auf, die Angst auslösen.
3. Bleiben Sie genau dort, wo die Angst entsteht.
4. Tun Sie nichts, vor allem nicht das, wozu die Angst Sie drängt (z. B. Flucht).
5. Warten Sie, bis die Angst sich so viel Raum und Zeit genommen hat, wie sie brauchte.
6. Wenn die Angst geht, verabschieden Sie sich von ihr.
7. Bleiben Sie noch eine Weile ohne Angst in der Situation.

Zu viel Schuld/Scham:
a) Gerechtfertigt:
    1. Reparieren Sie den Schaden.
    2. Sagen Sie, dass es Ihnen leidtut.
    3. Machen Sie es besser, tun Sie etwas Nettes für die geschädigte Person; wenn das nicht geht, für jemand anderen.
    4. Entscheiden Sie sich, in Zukunft diesen Fehler nicht mehr zu machen.
    5. Nehmen Sie die Konsequenzen Ihres Handelns dankbar an, auch unangenehme Konsequenzen.
b) Lassen Sie das Gefühl dann gehen. Ungerechtfertigt:
    1. Tun Sie, was Ihnen ein Schuld-/Schamgefühl macht.
    2. Suchen Sie Situationen auf, die Schuld-/Schamgefühl auslösen.
    3. Bleiben Sie genau dort, wo das Schuld-/Schamgefühl entsteht.
    4. Tun Sie nichts, vor allem nicht das, wozu das Schuld-/Schamgefühl Sie drängt (z. B. Wiedergutmachung).

Zu viel Ärger:

a) Ungerechtfertigt:
   1. Gehen Sie der Person aus dem Weg, statt sie anzugreifen.
   2. Tun Sie etwas Nettes, statt sie anzugreifen.
   3. Versuchen Sie Sympathie oder Empathie herzustellen mit der Person.

b) Gerechtfertigt:
   1. Geben Sie ein klares sachgemäßes Feedback für das ärgerlich machende Verhalten.
   2. Sprechen Sie Ihren Wunsch für den zukünftigen Umgang miteinander deutlich und konkret aus.

Zu viel Trauer:

a) Gerechtfertigt:
   1. Holen Sie alles her, was Sie traurig macht.
   2. Trauern Sie bewusst, machen Sie sich den Verlust bewusst.
   3. Ertappen Sie sich bei Ihren Tricks, sich gegen dieses Gefühl zu sperren.
   4. Lassen Sie das Verlorene los.

b) Ungerechtfertigt:
   1. Entscheiden Sie sich, das Gefühl jetzt zu beenden.
   2. Seien Sie aktiv.

3.7.4 Wenn Gefühle zu schwach und zu selten sind

Kinder können auch das Gegenteil aus dem elterlichen Verhalten lernen: Wenn meine Gefühle falsch sind, dann zeige ich sie nicht und noch besser fühle ich sie gar nicht. Oder wenn es gelingt, überwältigende Gefühle von Einsamkeit, Verlassensein, Demütigung, Bedrohung u. a. nicht mehr spüren zu müssen, kommt man viel leichter durch die Kindheit. Dass damit auch die gesamte Funktionalität der Signalwirkung unserer Gefühle verloren geht, ist ein eventuell lebenslanger Nachteil für die Bewältigung von zahlreichen sozialen Situationen. Schließlich kommt es zur Bildung psychischer oder psychosomatischer Symptome – und der Notwendigkeit, sich seine Gefühle wieder zurückzuerobern. Das bedeutet wiederum ein Training der Emotionsregulation. Auch beim Training der Emotionsregulation bezüglich zu schwacher und zu seltener Gefühle können wir auf Linehan (2016a, b) zurückgreifen.[16]

Die Kapitel 3.7.4.1 bis 3.7.4.6 enthalten Anweisungen für Patienten zum Vorgehen mit bisher unterdrückten Gefühlen.

3.7.4.1 Gefühlswahrnehmung

1. Vergegenwärtigen Sie sich, was am Verhalten des Gegenübers zum Beispiel das Ärgerliche ist (auch wenn Sie noch keinen Ärger spüren).
2. Vergegenwärtigen Sie sich, welche Beeinträchtigung/Verletzung das Verhalten des anderen bei Ihnen hervorruft.
3. Spüren Sie das Ausmaß der Beeinträchtigung/Verletzung.
4. Erspüren Sie Ihren Brust- und Bauchraum.
5. Welches Gefühl stellt sich ein?

Wiederholen Sie die Punkte 1 bis 5, bis Sie das Gefühl deutlich spüren.

3.7.4.2 Gefühlsgedanken

1. Welcher Gedanke, welcher Satz ist Ausdruck dieses Gefühls? Lassen Sie Ihr Gefühl sprechen (in Gedanken, noch nicht laut).
2. Lassen Sie weitere Gedanken kommen, bilden Sie weitere Sätze, die aus diesem Gefühl heraus entstehen.

3.7.4.3 Gefühlskommunikation

1. Sprechen Sie über Ihr Gefühl, indem Sie sagen, welcher Aspekt des Verhaltens des anderen bei Ihnen welches Gefühl ausgelöst hat.
2. Sprechen Sie über Ihre Gefühlsgedanken, indem Sie sagen, welcher Aspekt des Verhaltens des anderen bei Ihnen welche Gedanken ausgelöst hat.
3. Sprechen Sie über Ihre Hoffnungen/Wünsche an den anderen, indem Sie sagen, was Sie sich von der Beziehung zu ihm wünschen und was Sie jetzt in dieser Situation von ihm wünschen.
4. Sprechen Sie über Ihre Befürchtungen, indem Sie sagen, dass Ihnen der offene Ausdruck Ihres Gefühls nicht leichtfällt und welche Be-

16 Die Kapitel 3.7.4.1 bis 3.7.4.6 wurden verändert übernommen aus Sulz & Sulz 2005, S. 135ff.

fürchtung/Sorge es Ihnen schwermacht, offen Ihr Gefühl auszusprechen.

Führen Sie dieses Gespräch auch dann, wenn Sie das Gefühl noch nicht oder nur wenig gespürt haben. So machen Sie trotzdem die neue Erfahrung, wie der andere auf Ihre Gefühlskommunikation reagiert.

3.7.4.4 Gefühlsausdruck

Wenn Sie schon einige gute Erfahrungen mit dem Sprechen über Ihr Gefühl gemacht haben, beginnt der nächste Schwierigkeitsgrad: das Gefühl so zeigen, wie es ist, zum Beispiel:

- mit ärgerlichem Gesichtsausdruck und Blick
- mit ärgerlicher Stimme (Tonfall und Lautstärke)
- mit ärgerlichen Worten
- mit ärgerlicher Körperhaltung
- mit ärgerlichem Gestikulieren

Wenn Sie sich dabei reichlich theatralisch vorkommen, ist es genau richtig. Wer niemals Gefühle gezeigt hat, findet normalen Gefühlsausdruck übertrieben. Üben Sie ruhig vor dem Spiegel. Wenn Sie Angst bekommen oder Schuldgefühle, bleiben Sie trotzdem dabei. Sie können sich später immer noch entschuldigen, wenn Sie sich im Ton vergriffen haben. Einmal darf jeder übers Ziel hinausschießen. Vor allem, wenn er gerade anfängt, zu lernen, Ärger zu zeigen. Mit jedem Mal werden Sie treffsicherer.

3.7.4.5 Gefühlshandlung

Lernen Sie nun, Ihrem Gefühl wieder seine ursprüngliche Funktion zu geben: Sie zum Handeln zu bewegen. Wählen Sie eine Situation, in der es nicht damit getan ist, ein Gefühl auszusprechen oder ein Gefühl deutlich zu zeigen. Eine Situation, in der Ihr Handeln aus dem Gefühl heraus notwendig ist, zum Beispiel zum Chef gehen und sich über einen Missstand in Ihrer Abteilung beschweren, nachdem der Zuständige mehrmals überhaupt nicht reagiert hat. Oder: Einem unzuverlässigen Mitarbeiter eine schriftliche Abmahnung geben, nachdem mehrere mündliche Ermahnungen nicht wirkten. Oder: Eine Tasse auf den Boden werfen, nachdem Ihr Gegenüber

Sie zur Weißglut gebracht hat. Machen Sie aus Ihrem Ärger einen heiligen Zorn – Ihre einzig richtige Reaktion in diesem Moment.

Entwickeln Sie analoge Stufen des Vorgehens bei Ihren anderen, primären tabuisierten Gefühlen (vor allem auch bei »positiven«, angenehmen Gefühlen wie Freude oder Liebe).

3.7.4.6 Gefühlsbewertung

Obwohl Sie in einer Situation objektiv betrachtet richtig wahrgenommen, richtig gefühlt, richtig gedacht und richtig gehandelt haben, können Sie sich diesen Erfolg vermiesen, indem Sie anschließend zu selbstkritisch reagieren, an sich zweifeln, sich Vorwürfe machen, Angst vor Ablehnung bekommen. Achten Sie deshalb darauf, wie Sie rückblickend Ihr Verhalten in einer schwierigen Situation gefühlsmäßig bewerten, welche Gefühle sich einstellen. Widersprechen Sie obigem Miesmachen in Gedanken. Finden Sie diejenigen Gedanken, die diese Gefühle eingrenzen. Halten Sie ein Plädoyer für Ihr Verhalten, bis ein gutes Gefühl entsteht, das dem guten Gelingen entspricht.

3.7.5 Wenn unterdrückte Gefühle zu stark werden

Wenn Jahrzehnte unterdrückter Gefühle an den Tag kommen, ist es manchmal schwer, sie situationsentsprechend zu dosieren. So kann es sein, dass kleine Begebenheiten jedes Mal ganz große Traurigkeit und andere ganz große Wut auslösen. Oder Gefühle werden gebremst aus Angst, dass dann zum Beispiel das Weinen nie mehr aufhört oder dass die Wut so groß wird, dass ein Kontrollverlust eintritt und dann jemand tatsächlich angegriffen wird. Der Therapeut kann dem Patienten folgende Anweisungen geben:

a) Schaffen Sie sich eine geschützte Atmosphäre, wo Sie ungestört sind, von wo aus Sie aber jederzeit eine Vertrauensperson telefonisch erreichen können.
b) Vergegenwärtigen Sie sich den Anlass Ihres Gefühls.
c) Nehmen Sie Ihren Körper, Ihren Brustraum wahr.
d) Spüren Sie Ihr Gefühl.
e) Atmen Sie weiter.
f) Lassen Sie Anspannungen los.

g) Lassen Sie zu, dass das Gefühl da ist.
h) Lassen Sie zu, dass das Gefühl intensiver wird. Seien Sie voller Gefühl.
i) Nehmen Sie sich wahr, nehmen Sie wahr, dass Sie es sind, der fühlt, das Gefühl hat, das Gefühl handhabt.
j) Nehmen Sie wahr, wie das Gefühl wieder abnimmt, ohne dass Sie etwas tun.
k) Seien Sie froh, dass das Gefühl da war und dass Sie es da sein lassen konnten.

Nachbesprechung
Bei dieser Nachbesprechung geht es um das zentrale Anliegen dieses Buchs: zu erkennen auf welche Weise die Emotionsregulation noch unterentwickelt oder dysfunktional ist, sich bei diesem Verhalten zu ertappen und dieses in kleinen Schritten zu ändern. Idealerweise ist der Patient inzwischen zu einem »Emotionspsychologen« geworden – mit sehr viel Wissen und der ständig zunehmenden Fähigkeit, seine Gefühle situationsadäquat zu regulieren. Aber auch mit der Fähigkeit, die Gefühle anderer wahrzunehmen. Die vielen neuen Beobachtungen und Erfahrungen des Patienten verdienen das große Interesse des Therapeuten, sodass dieser die Entwicklung der Fähigkeiten mitverfolgen und begleiten kann.

Die *tiefe emotionale Erfahrung* kann darin bestehen, dass der Patient nicht nur fühlt, sondern fühlt, dass und wie er fühlt und das vor allem versteht. So wie es Metakognition, also Gedanken über Gedanken gibt, könnten wir von Metaemotion sprechen – fühlen wie gefühlt wird. Auf diese Weise wird dem Patienten ein großer Teil seines natürlichen Gefühlsrepertoires wieder zugänglich. Sein Erleben und sein Leben werden reicher und bunter. Seine Wahrnehmungen werden präziser. Sie reichern sein Gedächtnis so an, dass eine Theory of Mind entstehen kann, die das Zwischenmenschliche treffend abbildet. Er spürt, dass er sich zunehmend auf seine Gefühle verlassen kann und dadurch sicherer wird im Umgang mit anderen Menschen.

4 Der künftige Mensch

4.1 Achtsamkeit und Akzeptanz

Es gibt zwei Herangehensweisen für den Erwerb von Achtsamkeit. Die eine ist der Weg von Jon Kabat-Zinn (2013), der regelmäßige tägliche Achtsamkeitsübungen beschreibt. Während der Übungen tritt eine innere Ruhe und Konzentration ein, die im Lauf längerer Übungen auch in den Alltag mitgenommen werden kann.

Die zweite Herangehensweise besteht darin, direkt im Alltag das Bewusstsein zur Achtsamkeit hin zu verändern, sodass ich, egal, wo ich bin, und egal, was ich gerade mache, dabei achtsam und sehr bewusst agiere. Diesen Weg empfiehlt Marsha Linehan (1996, 2016a, b) im Rahmen ihres Emotionsregulationstrainings.

4.1.1 Achtsamkeitsübungen nach Kabat-Zinn (2013)[17]

Heute ist Achtsamkeit ein unverzichtbarer und selbstverständlicher Teil jeder Therapie (vgl. Hauke 2009b, 2013). Unter Achtsamkeit verstehen wir die nicht-bewertende Lenkung der Aufmerksamkeit auf das Hier und Jetzt, ein akzeptierendes Gewahrsein im gegenwärtigen Moment. Der Therapeut versucht dem Patienten nahezubringen, dass dies eine der wirksamsten Aspekte im Therapieprozess ist und er das gut lernen kann. Er kann mit dieser neuen Aufmerksamkeitslenkung viel mehr von der Behandlung profitieren, manches kann ohne Achtsamkeit nicht gelingen. Vieles bleibt im Alltag außerhalb der bewussten Aufmerksamkeit, sodass wir es nicht ändern können. Was alles in unserer Psyche abläuft, nehmen wir im

17 Dieses Kapitel wurde von Aline Sulz erarbeitet.

Zustand der Achtsamkeit wahr, dann verstehen wir so vieles mehr und können uns besser akzeptieren. Gefühle werden besser wahrnehmbar und steuerbar. Allerdings tritt (vorübergehend) auch Schmerzliches stärker ins Bewusstsein. Die Grundhaltung und Übung der Achtsamkeit kommt von der buddhistischen Meditation und wurde zum Beispiel von Jon Kabat-Zinn (2013) für die westliche Welt so übertragen, dass jeder Mensch auf sie zugreifen kann. Er schreibt:

> »Sie lehrt uns, vom Aktionsmodus in den Seinsmodus zu wechseln, Zeit für uns selbst zu beanspruchen, unseren Lebenspuls zu verlangsamen, innere Ruhe und Selbstakzeptanz zu pflegen, den Geist in seiner Sprunghaftigkeit zu beobachten, die Gedanken zu beobachten und loszulassen, ohne uns in sie zu verstricken oder von ihnen fortgetrieben zu werden« (ebd., S. 23).

Wir stoßen hier auch auf eine Brücke zur Embodimentperspektive (Einbettung psychischer Funktionen in den Körper), da Achtsamkeit dieser Perspektive entspricht.

Therapeuten kommen nicht umhin, selbst Achtsamkeit zu praktizieren, wenn sie sie ihren Patienten lehren wollen. Therapeuten sollten also ebenfalls mit täglichen 20-minütigen Achtsamkeitsübungen beginnen – morgens vor dem Frühstück oder abends, wenn die Freizeit beginnt, oder in der Mittagspause.

Anleitung für den Therapeuten

Wählen Sie die Vorgehensweise aus, mit der Sie sich am wohlsten fühlen. Sie können damit beginnen, im Sitzen Ihren Körper, Ihre Atmung, Ihre Bewusstseinsprozesse zu beobachten, so sein zu lassen, wie sie sind und geschehen zu lassen, was geschieht. Oder Sie können als Body-Scan Ihren Körper aufmerksam wahrnehmend durchgehen, sodass er in Ihr Bewusstsein rückt. Jedes achtsame Innehalten in Ihrem Alltag wird sich positiv auf Ihr Wohlbefinden und Ihre Erfahrungen mit Ihrer Umwelt auswirken – sei es beim Zähneputzen, Essen oder Spazierengehen. Die nachfolgenden Achtsamkeitsübungen können Sie zunächst selbst einige Wochen lang üben und anschließend mit Ihrem Patienten anwenden. Später können Sie die von Kabat-Zinn (2013) vorgeschlagenen Übungen praktizieren:

- Erste Übung: Body-Scan (den Körper erkunden)
- Zweite Übung: Atemübung
- Dritte Übung: Sitzmeditation

Bewährt haben sich auch Achtsamkeitsglocken, die sich über Apps auf dem Handy oder über Achtsamkeitsprogramme auf dem Computer einrichten lassen und in gewählten Abständen durch einen Gong oder eine Glocke an ein kurzes achtsames Innehalten erinnern.

Unser wichtigstes Instrument ist der Atem. Er ist uns treuer Freund und Begleiter, den wir immer in jeder Situation an unserer Seite haben. Er kann unser Ankerpunkt sein, der dabei hilft, uns mit unserem Körper zu verbinden und immer wieder ins Hier und Jetzt zurückzukommen, wenn die Gedanken abschweifen.

4.1.1.1 Body-Scan (den Körper erkunden)

Anleitung für den Patienten

Bei der Übung »Body-Scan« bringen wir unseren Körper ganz in das Zentrum der Aufmerksamkeit all unserer Sinne. Wir wandern mit unserer Aufmerksamkeit langsam in kleinen Schritten von den Zehen bis zum Scheitel unseres Kopfes und wenden uns mit neugierigem Interesse und liebevoller Aufmerksamkeit sämtlichen Körperteilen zu, wobei wir uns jeglichen Empfindungen und deren Veränderungen mit der Zeit gewahr werden. Durch das bewertungsfreie Scannen unseres Körpers üben wir achtsames Beobachten und Wahrnehmen und schenken gleichzeitig unserem Körper wohlwollende Güte. Sie sollten sich für einen Body-Scan mindestens 20 Minuten Zeit nehmen. Es empfiehlt sich eine liegende Haltung auf einer weichen Unterlage (z. B. Yogamatte, Sofa oder auch Bett) oder, wenn Sie in liegender Position Probleme haben oder schnell einschlafen, können Sie den Body-Scan auch in aufrecht sitzender Haltung durchführen. Ihre Augen lassen Sie behutsam geschlossen oder leicht geöffnet.

Nehmen Sie eine entspannte Haltung ein, lassen Sie Ihre Arme neben sich auf der Unterlage ruhen, die Handflächen zeigen nach oben, die Füße fallen entspannt nach außen, das Kinn ist leicht zum Brustkorb geneigt, sodass Ihr Nacken flach auf der Unterlage liegen kann. Spüren Sie nun zunächst die Unterlage unter Ihnen, wie Ihr Körper von ihr getragen wird, die Schwerkraft, die Ihren Körper in die Unterlage sinken lässt und nehmen Sie dann drei tiefe Atemzüge. Atmen Sie dazu erst tief in den unteren Bauch ein und spüren dabei wie er sich wölbt, dann weiter in den Brustraum bis ihr Körper ganz von Luft erfüllt ist und atmen Sie dann in umgekehrter Reihenfolge wieder aus. Atmen Sie drei Mal auf diese Weise tief ein und wieder aus. Vielleicht können Sie spüren, wie die Luft beim

Ausatmen wärmer ist als die Luft beim Einatmen. Spüren Sie, wie der Atem Energie beim Einatmen und Ruhe beim Ausatmen bringt. Gehen Sie dann zu einem normalen Atem über und beobachten Sie eine Weile das Heben und Senken Ihres Brustkorbs und wie der Atem durch Ihren Körper strömt. Wenden wir uns nun den großen Zehen zu. Gehen Sie mit Ihrer Aufmerksamkeit ganz in die großen Zehen. Wie fühlen sie sich an, ist da ein leichtes Kribbeln zu spüren, Wärme oder Kälte oder fühlen sie sich schwer an? Wandern Sie weiter in die zweiten Zehen, dann zu den mittleren, den vierten und zuletzt zu den kleinen Zehen. Gehen Sie dann mit Ihrer Aufmerksamkeit weiter zu den Fußballen, den Fußgewölben und schließlich zu den Fersen. Vielleicht können Sie Ihren Füßen etwas Dankbarkeit schenken dafür, dass sie Sie tagtäglich durch Ihr Leben tragen. Auf ihnen ruht Ihr ganzer Körper, sie bieten Ihnen eine feste Basis. Vielleicht können Sie sich vorstellen, wie Sie in Ihre Füße hineinatmen und aus ihnen wieder herausatmen. Wandern Sie nun weiter zu den Fußgelenken, wie fühlen die sich in diesem Moment an? Sollte Ihre Aufmerksamkeit abschweifen, werden Sie sich dessen bewusst und kehren Sie behutsam mit Ihrer Aufmerksamkeit zu Ihrem Körper zurück. Aufkommende Gedanken lassen Sie weiterziehen wie Wolken am Himmel, ohne sie zu bewerten. Lassen Sie Ihre Aufmerksamkeit weiter in Ihre Schienbeine und Waden wandern, von dort weiter in Ihre Knie und hinauf in die Oberschenkel. Wenden wir uns nun dem Gesäß zu und spüren, wie es auf der Unterlage aufliegt. Schenken wir auch unserem Gesäß wohlwollende Dankbarkeit dafür, dass es uns ein weiches Polster bietet. Sollten Sie in einem Körperteil eine Spannung oder gar Schmerzen feststellen, so wenden Sie sich diesem Körperteil in besonderer Weise liebevoll zu, atmen Sie in dieses Körperteil ein und aus ihm wieder heraus und umsorgen Sie es voller freundlicher Zugewandtheit innerlich. Anstatt uns wie sonst über ein Körperteil, der Unwohlsein bringt, zu ärgern, wollen wir ihm nun Liebe und Zuwendung schenken. Nehmen Sie nun Ihre Hüfte und Becken wahr. Wandern wir nun mit unserer Aufmerksamkeit weiter in den unteren Rücken, von dort die Wirbelsäule entlang Wirbel für Wirbel nach oben zu den Schulterblättern und den Schultern. Spüren Sie, wie diese auf der Unterlage aufliegen. Nun wenden wir uns dem Bauch zu, spüren noch einmal, wie er sich mit dem Atem gleichmäßig hebt und senkt, und wandern weiter hoch zum Brustkorb. Wie viele innere Organe hier versteckt sind, die ununterbrochen für Sie arbeiten, ohne dass Sie sich dessen bewusst sind. Vielleicht mögen Sie Ihre Hand auf Ihr Herz legen und spüren dabei das Pochen. Gehen Sie nun mit Ihrer Aufmerksamkeit weiter über die Schlüsselbeine und die Schultern in die Oberarme. Welche Empfindungen können Sie hier wahrnehmen? Wandern Sie weiter über die Ellenbogen zu den Unterarmen, den Handgelenken in die Handinnenflächen und die einzelnen Finger. Werden Sie sich bewusst, welche Dienste unsere Hände täglich für uns tun, wie viel Kraft und Sensibilität in ihnen steckt. Richten Sie nun Ihre Aufmerksamkeit auf Nacken, Hals und Gesicht. Welche Empfindungen tauchen hier auf? Wo gibt es vielleicht Spannungen im Bereich der Stirn, Augenpartie, Wangen, Kinn, Kiefer? Atmen Sie in die Bereiche der Spannung hinein und aus ihnen wieder heraus. Nehmen Sie wahr, wie der Atem durch die Nase ein- und wieder ausströmt und sich dabei Ihre Nasenflügel leicht bewegen. Spüren Sie, wie Ihr Hinterkopf auf der Unterlage aufliegt und wandern Sie mit Ihrer Aufmerksamkeit bis zum Scheitel des Kopfes. Nehmen Sie nun noch einmal Ihren Körper als ganzen wahr, wie er bei jedem Einatmen von frischer Luft erfüllt wird und bei jedem Ausatmen sich wieder völlig leert. Der Körper verbindet sich mit dem Atem, der automatisch ein- und ausfließt. Registrieren Sie nun, wie sich Ihr Körper im Vergleich zu vorher anfühlt. Hat sich etwas verändert? Und wenn ja, was? Nehmen Sie alle Empfindungen und Veränderungen mit einer akzeptierenden offenen Haltung an. Es gibt kein Ziel, das erreicht werden muss, wir nehmen einfach nur wahr, was in und um uns in diesem Moment passiert. Bevor wir langsam zum Ende kommen, lassen Sie noch einmal mit tiefen kräftigen Atemzügen Energie in Ihren Körper strömen, machen Sie kleine Bewegungen mit ihren Füßen und Händen, drehen Sie leicht Ihren Kopf von links nach rechts und öffnen Sie nun Ihre Augen. Legen Sie eine Hand auf Ihr Herz und danken sich selbst für die wohltuende Achtsamkeitspraxis.

4.1.1.2 Atemübung

Anleitung für den Patienten
Die Arbeit mit dem Atem ist das Kernelement der Achtsamkeitspraxis. Er ist ein wichtiges Hilfsmittel, um den unsteten Geist zur Ruhe zu bringen. Da der Atem uns immer begleitet, egal wo wir sind, können wir in jeder denkbaren Situation auf ihn zurückgreifen, um uns wieder mit unserem Körper zu verbinden und vom Tun-Modus in den Sein-Modus zu gelangen, in dem wir zur Ruhe kommen und einfach nur sind. Sie können Ihren Atem bewusst verändern. Wenn Sie ihn schneller werden lassen, merken Sie direkt, wie Sie vielleicht unruhiger und angespannter werden. Wenn

Sie ihn verlangsamen, können Sie vielleicht wahrnehmen, wie Ihr Körper dadurch mehr zur Ruhe kommt. Für uns ist es wichtig, bei der Arbeit mit dem Atem nichts zu forcieren, sondern einen Rhythmus zu finden, der sich für Sie angenehm ruhig anfühlt.

Setzen Sie sich für die Atemübung bequem mit geradem Rücken hin. Ihre Füße liegen flach auf dem Boden, Ihre Hände ruhen entspannt auf den Oberschenkeln. Versuchen Sie, eine Sitzhaltung zu finden, die sowohl bequem als auch aufrecht ist, sodass Sie entspannt und zugleich in wacher Haltung in die Atempraxis gehen. Die Augen können sanft geschlossen sein oder Sie richten den Blick auf den Boden. Spüren Sie zunächst in Ihren Körper hinein und wandern mit Ihrer Aufmerksamkeit einmal durch Ihren Körper, beginnend bei den Füßen, wie sie fest auf dem Boden ruhen, weiter über die Beine hoch in ihr Gesäß, wie es auf Ihrer Sitzunterlage aufliegt, dann den Rücken hoch in die Schultern, in den Brustkorb, der sich mit dem Atem hebt und senkt, weiter den geraden Nacken hinauf zum Kopfscheitel. Stellen Sie sich vor, dass ein unsichtbarer Faden Sie am hinteren Kopfende nach oben zieht, sodass Ihre Haltung noch aufrechter wird. Wenden Sie sich nun ihrem Gesicht zu. Sollten Sie in Ihrer Gesichtspartie Spannungen wahrnehmen, versuchen Sie diese loszulassen und zu entspannen, indem Sie den Kiefer leicht fallen lassen. Vielleicht können Sie ein leichtes Lächeln auf Ihre Lippen zaubern, um Ihre Intention der freundlichen Zuwendung zu Ihrem Atem und sich selbst zu bekräftigen.

Konzentrieren Sie sich nun auf Ihren Atem, wie er bei jedem Einatmen in Ihren Körper einströmt und bei jedem Ausatmen wieder hinausströmt. Um den Atem besser zu spüren, nehmen wir zunächst drei tiefe Atemzüge, indem Sie tief in den Bauch, dann weiter in den Brustkorb und zuletzt bis zu den Schlüsselbeinen einatmen, sodass Ihr Körper durch und durch mit Ihrem Atem gefüllt ist. Halten Sie den Atem kurz an und spüren den Empfindungen nach, die sich in Ihrem Körper zeigen. Dann lassen Sie langsam den Atem wieder ausströmen, sodass sich erst der Brustkorb wieder senkt und anschließend die Bauchdecke bis das letzte bisschen Luft Ihrem Körper entwichen ist, Sie ganz leer sind. Nehmen Sie auf diese Weise zwei weitere Atemzüge. Spüren Sie dabei genau in Ihrem Körper nach, wie die Luft sich langsam in alle Körperteile ausbreitet beim Einatmen, und wie die Luft durch Ihre Nasenlöcher beim Ausatmen wieder langsam ausströmt. Vielleicht mögen Sie bewusst ein Atemgeräusch entstehen lassen, sodass Sie auch das Geräusch des Atems beobachten können. Gehen Sie nach den drei tiefen Atemzügen zu einem normalen Atem über. Versuchen Sie zu einem Ihnen angenehmen Atemrhythmus zu kommen, indem Sie zunächst etwa drei Sekunden einatmen, kurz innehalten und dann fünf Sekunden lang ausatmen. Variieren Sie den Atem dann so, dass Sie zu einem sanften Rhythmus finden, der Sie ruhiger werden lässt. Gehen Sie nun mit Ihrer Aufmerksamkeit in den Körperbereich, wo Sie den Atem am besten spüren und verweilen eine Weile bei Ihrem Atem, lassen ihn ein- und ausströmen, ohne ihn weiter zu beeinflussen. Der Atem fließt ganz von alleine, ohne unser Zutun. Nehmen Sie wahr, welche Empfindungen der Atem im Körper auslöst. Vielleicht merken Sie, wie Sie innerlich ruhiger werden und sich Ihre innere Ruhe mit Ihrem freundlichen Gesichtsausdruck verbindet. Sie werden vielleicht feststellen, wie Ihre Gedanken hin und wieder abschweifen. Das ist normal. Unser unsteter Geist hält nicht inne, springt von einem Gedanken zum nächsten und verweilt niemals im gegenwärtigen Moment. Wenn wir merken, dass wir uns wieder in Gedanken verlieren, registrieren wir das einfach und kehren behutsam zu unserem Atem zurück. Manchen mag es helfen, die Atemzüge zu zählen und bei jeder Unterbrechung durch Gedanken wieder bei eins anzufangen. Dabei sollte kein falscher Ehrgeiz entstehen. Hier gibt es nichts zu erreichen, nur der gegenwärtige Moment zählt, in dem wir ganz bei unserem Atem sind. Sie sind wie ein Berg, über dem Ihre Gedanken wie Wolken vorüberziehen. Manchmal türmen sich große Gedankenwolken auf und verfangen sich in der Bergspitze; lassen Sie sie einfach weiterziehen und kehren zu dem ein- und ausströmenden Atem zurück. Der Atem strömt ganz von selbst durch Ihre Nase ein, füllt Ihre Lungen und strömt dann langsam wieder aus. Nehmen Sie diesen Rhythmus einfach nur wahr. Nehmen Sie sich die Zeit, nun ganz bei sich und Ihrem Atem zu sein, und schenken Sie sich dafür dankbare Anerkennung. Bevor wir zum Ende der Atemübung kommen, lassen Sie Ihren Atem noch einmal tief werden, spüren Sie die Unterlage, auf der Sie sitzen, den Kontakt der Fußsohlen zum Boden. Öffnen Sie dann langsam die Augen, wenn Sie dazu bereit sind.

4.1.1.3 Sitzmeditation

Anleitung für den Patienten

In der Sitzmeditation können wir das anwenden, was wir beim Body-Scan und bei der Atemübung gelernt haben. Wir können zum Beispiel unsere Sitzmeditation beginnen, indem wir uns zunächst für ein paar Minuten auf unseren Atem konzentrieren, damit unser Geist zur Ruhe kommt.

Dies hilft uns, ganz bei uns anzukommen, uns von dem, was an diesem Tag hinter uns oder noch vor uns liegt, zu lösen. Anschließend können wir uns unserem Körper zuwenden, nachspüren, wie er sich in diesem Moment anfühlt. Und schließlich lassen wir jedes Ziel, jedes Tun-Wollen los und *sind* einfach nur, kommen zur Ruhe. Wir verweilen achtsam im jetzigen Moment.

Setzen Sie sich in eine angenehme aufrechte Haltung, entweder auf der vorderen Kante eines (Meditations-)Kissens, das linke Bein liegt vor dem rechten Bein auf dem Boden, sodass Ihre Knie nahe am Boden und Ihre Oberschenkel nach unten geneigt sind, oder wahlweise auf einem Stuhl, möglichst auf vorderer Stuhlkante, nicht angelehnt, mit aufrechtem Rücken. Ihre Hände ruhen sanft auf Ihren Knien. Wichtig ist, dass Sie so bequem für eine Weile sitzen und dabei eine wache aufmerksame Haltung bewahren können. Atmen Sie dann ein Mal tief durch die Nase ein und hauchen dann durch Ihren Mund den Atem kraftvoll wieder aus. Stellen Sie sich vor, Sie würden mit dem Aushauchen sämtliche Gedanken, die Sie noch vom Tag beschäftigen oder die Sie an Bevorstehendes erinnern, für diesen Moment aus sich hinaus hauchen. Diesen Gedanken können Sie sich später wieder widmen. Wiederholen Sie das tiefe Einatmen und Aushauchen noch ein oder zwei Mal, so wie Sie es benötigen. Diese Zeit widmen Sie ganz Ihrem achtsamen Gewahrsein des Hier und Jetzt, Gedanken zur Vergangenheit und Zukunft hauchen Sie aus sich heraus und lassen Sie weiterziehen. Gehen Sie dann sachte in einen ruhigen Atemrhythmus über. Beobachten Sie eine Weile das Ein- und Ausströmen Ihres Atems, wie der Atem ganz von selbst ohne Ihr Zutun die Bauchdecke hebt und wieder senkt, wie er Sekunde um Sekunde Ihren Körper mit Leben erfüllt. Nehmen Sie nun Ihren Körper wahr, wie er auf der Unterlage sitzt, entspannt und gleichzeitig wach. Vielleicht mögen Sie eine Hand auf Ihr Herz legen, dabei Ihre Mundwinkel zu einem leichten Lächeln formen und mit bejahender freundlicher Intention sich dem Verweilen in diesem Augenblick zuwenden. Schenken Sie sich Dankbarkeit dafür, dass Sie sich diese Zeit des Innehaltens einräumen. Gehen Sie dann mit Ihrer Aufmerksamkeit in den Raum. Welche Geräusche nehmen Sie wahr? Gibt es vielleicht bestimmte Gerüche, oder können Sie etwas anderes im Raum spüren, wie etwa einen leichten Windhauch, der Ihre Haut berührt, oder Wärme, die auf Ihren Körper trifft? Lassen Sie Ihre Wahrnehmungen durch Ihre Sinne einfach da sein, ohne ihnen weiter nachzugehen oder ihnen besondere Aufmerksamkeit zu schenken. Dann wenden Sie sich wieder ganz sich und Ihrem Körper zu. Vielleicht bemerken Sie einen physischen Stress im Körper. Wo genau ist er zu spüren? Und in welcher Qualität zeigt er sich? Ist es ein Drücken, ein Ziehen oder eher ein Stechen? Spüren Sie in diesen Körperbereich hinein, registrieren Sie den physischen Stress, wo und in welcher Qualität er sich zeigt und begegnen ihm mit einer liebevollen wohlwollenden Zuwendung, die ihn innerlich umsorgt und ihn da sein lässt, anstatt ihn zu bekämpfen. Vielleicht empfinden Sie auch einen emotionalen Stress, ein Gefühl wie innere Anspannung oder Unruhe, Wut oder etwa Trauer. Versuchen Sie auch hier das Gefühl zu registrieren, zu benennen und nachzuspüren, wie und wo im Körper es zu spüren ist. Entdecken Sie, wie das Gefühl mit Ihrem Atem korrespondiert und auch im Körper in Form von Anspannungen oder anderen sensorischen Manifestationen Gestalt annehmen kann. Begegnen Sie dann auch diesem emotionalen Stress mit einer offenen akzeptierenden Haltung. Wenn Sie bemerken, dass Ihr unsteter Geist Sie ins Denken abdriften lässt, nehmen Sie das einfach zur Kenntnis und kehren zu Ihrem Atem zurück. Nehmen Sie Ihren Atem für eine Weile beobachtend wahr und verbinden Sie sich über Ihren Atem mit sich selbst im Hier und Jetzt. Diese Zeit zum Meditieren gehört ganz Ihnen, Sie müssen jetzt nichts tun, seien Sie einfach da, lassen Sie jeden Drang, etwas zu tun, los. Ruhen Sie ganz in sich, wach und offen für das, was da ist und noch kommt. Nehmen Sie sich so viel Zeit für das In-sich-Ruhen, wie Sie es benötigen, kehren Sie dabei immer zu dem Anker Ihres Atems zurück, wenn Sie bemerken, wie Sie abschweifen und Gedanken und Gefühle sich aufdrängen, und widmen sich dann wieder dem Ruhen im Hier und Jetzt. Bevor Sie die Meditation beenden, wenden Sie sich noch einmal Ihrem Körper zu, spüren Sie den Kontakt von Ihrem Gesäß und den Füßen auf der Unterlage, öffnen Sie dann sachte Ihre Augen und führen Sie ihre Handflächen zusammen vor ihre Brust. Als Geste der Anerkennung vor sich selbst und allen lebenden Wesen auf dieser Welt.

Nachbesprechung

Ohne sichtbares Interesse des Therapeuten hören viele Patienten wieder mit den Achtsamkeitsübungen auf. Es gibt immer Angenehmeres als diese Selbstdisziplin und das tägliche Üben. Ergibt sich jedoch ein gutes Gespräch mit dem Therapeuten aus dem Bericht über die subtilen Beobachtungen während der Achtsamkeitsübung, dann ist allein das ein guter Grund weiterzumachen. Allerdings kann nur der Therapeut dieses gute Gespräch führen, der selbst regelmäßig Achtsamkeit praktiziert. Die eigenen Achtsamkeitsübungen gehören also zur Aufgabe des Therapeuten.

Die *tiefe emotionale Erfahrung* kann sein, dass der Patient die Erfahrung macht, dass er mithilfe der Achtsamkeit auf seine Gefühle Einfluss nehmen kann. Sie überfallen ihn nicht mehr, er ist ihnen nicht mehr ausgeliefert. Ein anderer Patient, der bisher nie Emotionen wahrnahm, entdeckt diese auf einmal: »Ich bin gar kein so rationaler Mensch, wie ich dachte.« Er lernt, seine Gefühle willkommen zu heißen und sie zu akzeptieren. Die Reflektion dieser Änderungen gibt ihm mehr Gelassenheit und Selbstbewusstsein.

Änderung und Entwicklung durch Achtsamkeit und Akzeptanz, festgehalten von Patient und Therapeut

Was ist emotional am stärksten spürbar?

....

Welche willentlichen Entscheidungen ergeben sich daraus?

....

4.1.2 Achtsamkeitsübungen für den Alltag

Aus der Fülle von Linehans Achtsamkeitsübungen (2016a, b) können nur einige herausgenommen und vorgestellt werden. In ihren beiden Büchern finden sich insgesamt etwa 120 Seiten nur zum Thema Achtsamkeit. Es kann hier also wirklich nur ein sehr kleiner thematischer Aspekt aufgegriffen werden.

Achtsamkeit möchte vom rationalen und vom emotionalen Geist zum intuitiven Geist gelangen, der beide zusammenbringt. Mit diesem so entstehenden intuitiven Wissen (wise mind) wird also ein mittlerer Weg beschritten. Achtsamkeit besteht aus sechs Kernfähigkeiten:

a) den drei WAS-Fertigkeiten: Wahrnehmen, Beschreiben und Teilnehmen
b) den drei WIE-Fertigkeiten: Nichtwertend, Konzentriert und Wirkungsvoll

Sie werden nicht gleichzeitig, sondern einzeln geübt.[18]

4.1.2.1 Übungen zu den WAS-Fertigkeiten der Achtsamkeit

Wahrnehmen

Nehmen Sie mit Ihren Augen wahr:

1. Legen Sie sich auf den Boden und beobachten Sie die Wolken am Himmel.
2. Gehen Sie langsam und halten Sie an einer schönen Stelle an, registrieren Sie die Blumen, Bäume und die Natur selbst.
3. Setzen Sie sich draußen hin. Beobachten Sie, wer und was an Ihnen vorbeigeht, ohne ihnen mit dem Kopf oder mit den Augen zu folgen.
4. Registrieren Sie den Gesichtsausdruck und die Bewegungen eines anderen Menschen. Versuchen Sie nicht, die Gefühle, Gedanken oder Interessen dieses Menschen zu benennen.
5. Bemerken Sie nur die Augen, Lippen oder Hände des anderen Menschen (oder nur ein Merkmal eines Tieres).
6. Heben Sie ein Blatt, eine Blume oder einen Stein auf. Schauen Sie sich den Gegenstand genau an und versuchen Sie, jedes Detail zu sehen.
7. Finden Sie etwas Schönes, das Sie anschauen können, und verbringen Sie einige Minuten damit, es zu betrachten.

Nehmen Sie Geräusche wahr:

8. Bleiben Sie für einen Moment stehen und hören Sie nur. Hören Sie auf die Beschaffenheit der Geräusche um Sie herum. Hören Sie auf die stillen Augenblicke zwischen den Geräuschen.
9. Wenn jemand spricht, hören Sie auf die Tonlage der Stimme, auf die Weichheit oder Rauheit der Geräusche, auf die Klarheit oder das Murmeln von Sprechen, auf die Pausen zwischen den Worten.
10. Hören Sie Musik, nehmen Sie jede Note wahr, wenn sie kommt, und die Zwischenräume zwischen den Noten. Versuchen Sie, die Geräusche in Ihren Körper einzuatmen und sie mit Ihrem Ausatmen wieder hinausfließen zu lassen.

18 Die Inhalte der Kapitel 4.1.2.1 und 4.1.2.2 wurden verändert übernommen aus Linehan 2016a, S. 76ff.

Beschreiben

Üben Sie zu beschreiben, was Sie um sich herum wahrnehmen:

1. Legen Sie sich auf den Boden und beobachten Sie die Wolken am Himmel. Finden und beschreiben Sie Wolkenmuster, die Sie sehen.
2. Setzen Sie sich an einer befahrenen Straße oder in einem Park auf eine Bank. Beschreiben Sie eine Sache über jede Person, die an Ihnen vorbeigeht.
3. Finden Sie Gegenstände in der Natur – ein Blatt, einen Wassertropfen, ein Tier. Beschreiben Sie jeden Gegenstand so detailliert Sie können.
4. Beschreiben Sie so genau Sie können, was eine Person gerade zu Ihnen gesagt hat. Prüfen Sie, ob Sie es korrekt gemacht haben.
5. Beschreiben Sie das Gesicht einer Person, wenn sie gerade wütend, ängstlich oder traurig ist. Registrieren und beschreiben Sie Form, Bewegung und Haltung der Stirn, der Augenbrauen und der Augen, Lippen und Mund, Wangen usw.
6. Beschreiben sie, was eine Person gerade gemacht hat oder was sie jetzt tut. Seien Sie dabei sehr genau. Vermeiden Sie, Absichten oder mögliche Resultate des Verhaltens zu beschreiben, die Sie nicht direkt beobachten können. Vermeiden Sie eine wertende Sprache.

Teilnehmen

Nehmen Sie teil und seien Sie sich der Verbundenheit mit dem Universum bewusst:

1. Lenken Sie Ihre Aufmerksamkeit auf die Stellen, an denen Ihr Körper einen Gegenstand berührt (Boden, Luftmoleküle, Stuhl, Armlehne, Betttuch, Bettdecke, Kleidung etc.). Versuchen Sie jede Art und Weise zu erkennen, in der Sie mit dem Gegenstand verbunden sind und von ihm angenommen werden. Betrachten Sie die Funktion dieses Gegenstands in Bezug auf Sie. Das heißt, überlegen Sie sich, was der Gegenstand für Sie tut. Stellen Sie sich die Freundlichkeit vor, mit dem der Gegenstand dies tut. Nehmen Sie Ihre Empfindung wahr, wenn Sie den Gegenstand berühren, und lenken Sie Ihre ganze Aufmerksamkeit auf diese Freundlichkeit, bis ein Gefühl von Verbundenheit oder Geliebt- oder Geschätztwerden in Ihrem Herzen auftaucht.
2. Tanzen Sie zu Musik.
3. Singen Sie zu der Musik, die Sie hören.

4. Singen Sie unter der Dusche.
5. Singen und tanzen Sie, während Sie Fernsehen.
6. Springen Sie aus dem Bett und tanzen Sie, oder singen Sie, bevor Sie sich anziehen.
7. Gehen Sie in eine Kirche, in der gesungen wird und machen Sie mit.
8. Singen Sie mit Freunden Karaoke oder gehen Sie in einen Karaoke-Club oder in eine Bar.
9. Stürzen Sie sich in das, was eine andere Person sagt.
10. Gehen Sie Joggen und konzentrieren Sie sich ausschließlich auf das Joggen.
11. Machen Sie eine Ballsportart und stürzen Sie sich ins Spielen.

4.1.2.2 Übungen zu den WIE-Fertigkeiten der Achtsamkeit

Nichtwertend

Lassen Sie Vergleiche, Beurteilungen und Annahmen weg:

1. Üben Sie, bewertende Gedanken und Aussagen zu beobachten, und sagen Sie sich: »Ein bewertender Gedanke kam mir in den Sinn.«
2. Zählen Sie bewertende Gedanken und Aussagen (indem Sie kleine Gegenstände oder Papierstückchen von einer Hosentasche in die andere verlagern, Sie einen Clicker verwenden oder eine Strichliste führen).
3. Ersetzen Sie bewertende Gedanken und Aussagen durch nichtbewertende Gedanken und Aussagen.

Tipps zum Ersetzen von Bewertungen durch Betonen der Fakten:

1. Beschreiben Sie die Tatsachen des Ereignisses oder der Situation – nur das, was Sie mit Ihren Sinnen wahrnehmen.
2. Beschreiben Sie die Konsequenzen des Ereignisses. Halten Sie sich an die Fakten.
3. Beschreiben Sie Ihre eigenen Gefühle, die Sie als Reaktion auf die Tatsachen wahrnehmen (denken Sie daran, Emotionen sind keine Bewertungen).
4. Nehmen Sie Ihren bewertenden Gesichtsausdruck, Ihre Haltung und Ihren Tonfall wahr (einschließlich Stimmen in Ihrem Kopf).
5. Verändern Sie bewertenden Tonfall, Körperhaltung und Äußerungen.
6. Erzählen Sie einer Person, was Sie heute Nichtwertendes gemacht haben, oder sprechen Sie über ein aktuelles Ereignis. Bleiben Sie sehr

konkret; beziehen Sie sich nur auf das, was Sie unmittelbar beobachtet haben.
7. Notieren Sie sich schriftlich eine nichtwertende Beschreibung eines Ereignisses, das eine Emotion ausgelöst hat.

Konzentriert

1. Achtsamkeit beim Tee- oder Kaffeekochen: Machen Sie eine Kanne Tee oder Kaffee für einen Gast oder für sich selbst. Führen Sie jede Bewegung langsam und bewusst aus. Lassen Sie kein Detail Ihrer Bewegungen vorbeigehen, ohne dass Sie es bewusst wahrgenommen haben. Bemerken Sie, dass Ihre Hand die Kanne am Henkel fasst. Bemerken Sie, dass Sie den duftenden heißen Tee oder Kaffee in die Tasse schütten. Folgen Sie jedem Schritt mit Bewusstheit. Atmen Sie sanft und tiefer als gewöhnlich. Wenn Ihr Geist beginnt zu wandern, gehen Sie mit der Aufmerksamkeit wieder zurück zum Atmen.
2. Achtsamkeit beim Geschirrspülen: Machen Sie den Abwasch bewusst, so als sei jede Tasse und jeder Teller ein Meditationsobjekt. Betrachten Sie jedes Glas als heilig. Folgen Sie Ihrem Atem, damit der Geist nicht abschweift. Versuchen Sie nicht sich zu beeilen, um die Tätigkeit hinter sich zu bringen. Betrachten Sie das Geschirrspülen als wichtigste Sache in Ihrem Leben.
3. Achtsamkeit bei der Handwäsche von Kleidungsstücken: Waschen Sie nicht zu viel Wäsche auf einmal. Wählen Sie nur drei oder vier Kleidungsstücke aus. Finden Sie die bequemste mögliche Position im Sitzen oder Stehen, um Rückenschmerzen vorzubeugen. Waschen Sie die Kleidungsstücke ganz bewusst. Bleiben Sie mit der Aufmerksamkeit bei jeder Bewegung Ihrer Hände und Arme. Lenken Sie Ihre Aufmerksamkeit auf die Seife und das Wasser. Wenn Sie mit dem Waschen fertig sind, werden sich Ihr Geist und Ihr Körper so sauber und frisch fühlen wie Ihre Wäsche. Denken Sie daran, die Tätigkeit mit einem leichten Lächeln auszuführen und mit der Aufmerksamkeit zum Atem zu gehen, jedes Mal, wenn der Geist zu wandern beginnt.
4. Achtsamkeit beim Hausputz: Teilen Sie Ihre Arbeit in einzelne Schritte: Aufräumen und Bücher wegräumen, Toilette putzen, Bad putzen, Böden wischen und Abstauben. Planen Sie für jede Arbeit genügend Zeit ein. Bewegen Sie sich langsam, dreimal so langsam wie gewöhnlich. Konzentrieren Sie sich voll und ganz auf jede einzelne

Tätigkeit. Wenn Sie beispielsweise ein Buch auf ein Regal stellen, schauen Sie das Buch an; schauen Sie bewusst, welches Buch es ist, bemerken Sie, dass Sie es gerade auf das Regal stellen und bemerken Sie, dass Sie beabsichtigen, es genau an diesen bestimmten Platz zu stellen. Bemerken Sie, dass Ihre Hand nach dem Buch greift und es aufhebt. Vermeiden Sie jegliche abrupte oder heftige Bewegung. Bleiben Sie mit der Aufmerksamkeit beim Atem, besonders wenn die Gedanken wandern.

5. Achtsamkeit beim Baden: Genehmigen Sie sich 30 bis 45 Minuten, um ein Bad zu nehmen. Beeilen Sie sich keine einzige Sekunde. Vom Augenblick, an dem Sie das Badewasser einlassen, bis zu dem Augenblick, in dem Sie saubere Kleidung anziehen, lassen Sie jede Bewegung leicht und langsam ablaufen. Seien Sie in jeder Bewegung aufmerksam. Lenken Sie Ihre Aufmerksamkeit auf jeden Teil Ihres Körpers, ohne Bewertungen oder Angst. Spüren Sie jeden Wasserstrahl auf Ihrem Körper. Wenn Sie fertig sind, wird sich Ihr Geist so friedlich und leicht anfühlen wie auch Ihr Körper. Folgen Sie Ihrem Atem. Stellen Sie sich vor, wie Sie im Sommer in einem sauberen duftenden Lotusblütenteich liegen.

Wirkungsvoll

1. Nehmen Sie wahr, wenn Sie beginnen ärgerlich zu werden oder auf jemanden feindselig zu reagieren. Stellen Sie sich die Frage: »Ist das wirkungsvoll?«
2. Nehmen Sie wahr, wenn Sie anfangen »Recht« haben zu wollen, anstatt wirkungsvoll zu sein. Hören Sie auf, »Recht zu haben« und versuchen Sie stattdessen wirkungsvoll zu sein.
3. Bemerken Sie, wenn Eigensinn in Ihnen aufsteigt. Stellen Sie sich die Frage: »Ist das wirkungsvoll?«
4. Lassen Sie den Eigensinn fallen und üben Sie stattdessen, wirkungsvoll zu handeln. Bemerken Sie den Unterschied.
5. Wenn Sie sich verärgert oder feindselig fühlen oder merken, dass Sie drauf und dran sind, etwas Ineffektives zu tun, dann üben Sie »Offene Hände«. Dazu legen Sie die Hände mit der Innenseite der Handfläche nach oben auf Ihren Oberschenkel. So sind die Hände geöffnet und Sie können sich vorstellen, dass Sie selbst auch offen sind und sich der Welt und den Menschen auf positive Weise zuwenden, bereit sind zu einem guten freundlichen Kontakt.

Linehan empfiehlt, diese Übungen zu Hausaufgaben zu machen und diese zu dokumentieren – als Schritt zu größerer gedanklicher Strukturiertheit und Selbstverantwortung.

Nachbesprechung
Das Übertragen von Achtsamkeit in den Alltag ist die zweite Stufe dieses wichtigen Therapiebereichs, der in der Strategisch-Behavioralen Therapie auch »Arbeitsmodul Achtsamkeit« genannt wird. Die Übungen waren die Vorbereitung auf die Anwendung in den Situationen des täglichen Lebens. Da hier Unachtsamkeit eher die Regel ist und Achtsamkeit meist nur bei den diffizilen Verrichtungen entsteht, ist der Patient versucht, es bald wieder seinen habituellen Automatismen zu überlassen. Er hat dann etwas getan, was automatisch ohne große Aufmerksamkeit gelingt und erinnert sich schon kurz danach nicht mehr daran, wie er es gemacht hat. Es gehört eine starke Intention und Entschiedenheit dazu, im Alltag den vielen kleinen und nicht so wichtigen Handlungen gegenüber achtsam zu bleiben – nicht während des Ausübens von Achtsamkeit, sondern bezüglich der vorausgehenden Bereitschaft dazu. Die Nachbesprechung hält das Bewusstsein aufrecht, dass es sich hier um eine ganz besonders wertvolle Aktivität handelt und dass es darum geht, diese Kunst allmählich zu lernen – durch beständiges Üben und Einsetzen.

Die tiefe *emotionale Erfahrung* kann darin bestehen, dass der Patient beobachtet und wertschätzt, wie reich sein Erleben und Tun durch Achtsamkeit wird. Bisher Nebensächliches bekommt Bedeutung. Die kleinen Dinge des Lebens rücken ins Licht und nehmen den großen Belastungen schon ein bisschen von ihrer Schwere. Vor allem ist es die Erfahrung, selbst auf so einfache Weise die Möglichkeit zu haben, den eigenen Gefühlszustand auf eine gute Weise zu beeinflussen, und die Erfahrung zu machen: »Du bist nicht Dein Gefühl. Du hast das Gefühl und Du kannst damit umgehen.«

4.2 Embodiment[19]

In Tabelle 6 wird zunächst der Unterschied zwischen einer Psychotherapie im Gesprächsmodus (»talking cure«) und einer Behandlung im Embodimentmodus dargestellt.

19 Die Darstellung der Embodiment-Praxis im Rahmen des Emotionsregzlationstrainings wurde Sulz (2017c, S. 253–257) entnommen.

Tabelle 6: Psychotherapie als Redekur oder als ganzheitliche Bewegung

Talking Cure – Denken, Sprechen	Embodiment – Wahrnehmen, Bewegen
Problem	Problem
Erfragen von Fakten	Gefühl
Erinnern von Wissen	Körper und Bewegung
Gedankliche Kommentare	inneres Bild/Film
Einstellungen, Sichtweisen	Szenische Erinnerung
Verbleiben im Sprachlichen, im Kognitiven	Emotionale Bedeutung des Geschehens
Vermeiden schmerzlicher Gefühle	Spüren schmerzlicher Gefühle
keine tiefe emotionale Erfahrung	tiefe emotionale Erfahrung
Top-down-Prinzip	Bottom-up-Prinzip

Bei einer Embodiment-»Sitzung« findet folgendes statt:

- Problem
    - Situation szenisch oder imaginativ herstellen
    - Mitten in der Situation körperlich sein
    - Körper spüren, Körper bewegen (negatives Embodiment)
    - Emotion spüren – Beziehung wahrnehmen
- Lösung
    - neue Bewegungstendenz zulassen, in Interaktion gehen
    - Änderung der Emotion spüren (positives Embodiment)
    - neue Beziehungserfahrung annehmen und reflektieren
    - neue Körperhaltung und neue Bewegungen mitnehmen
    - neue Beziehungs- und Interaktionserwartungen bewahren
    - Erwartungen empirisch prüfen

1a. Bilder und Imaginationen

Der Patient berichtet von dem Problem. Das heißt, er beschreibt ein erinnertes inneres Bild beziehungsweise Bildsequenzen oder einen Film. Der Therapeut widersteht der Versuchung, mit einer sprachlichen kognitiven beziehungsweise interpretativen Analyse zu beginnen, obwohl ihm mehrere Assoziationen einfallen. Beim Therapeuten entsteht ein inneres Bild des Problemkontexts. Er erlebt empathisch mit, was dem Patienten widerfuhr.

1b. Bilder und Imaginationen (Problem)

Ein Teil des inneren Bilds des Therapeuten ist reine Projektion. Deshalb muss er sein inneres Bild mit dem des Patienten abgleichen, das wiederum von einer objektiven Historie durch seine subjektiven Übertragungen weit abweichen kann. Dennoch bleibt der Therapeut an seiner Seite und erlebt so mit, was der Patient erlebt hat.

Der Therapeut sagt, was er sieht (aus der Perspektive des Patienten) und bittet den Patienten um Bestätigung oder Korrektur.

2a. Die Szene im Therapieraum leibhaftig erleben (Problem)

Der Therapeut lädt den Patienten ein, das innere Bild in eine äußere Szene zu übersetzen, in der andere Personen als jetzt präsent imaginiert werden. Der Patient geht mitten in diese Szene hinein, begleitet vom Therapeuten. Der Patient beschreibt, wer wo steht oder sitzt, was sagt, sich wie bewegt, welche Gesten macht. Der Therapeut wiederholt, was der andere sagt, oder beschreibt, was er jetzt gerade tut.

2b. Sich und den eigenen Körper im Therapieraum leibhaftig erleben (Problem)

Der Therapeut bittet den Patienten nun wahrzunehmen, wie sein Körper reagiert, welche Gefühle entstehen, was er denkt und welcher Handlungsimpuls entstehen möchte – welche Reaktion gegen diesen auch gleich folgt. Wie es ihm in der Beziehung mit diesem anderen geht, welche Bedürfnisse er spürt, welche Befürchtungen er hat.

3. Negatives Embodiment identifizieren (Problem)

Wir können das negative Embodiment des ganzheitlichen Erlebens deutlich erkennbar machen und einfrieren, sodass es zu einem künftig ganzheitlich wiedererkennbaren Muster oder Schema erstarrt, das später handhabbar wird und auf das mit einem positiven Embodiment geantwortet werden kann.

4. In Szene setzen des Problemkontexts: mit negativem Embodiment beginnen (Lösung)

Der Patient stellt erneut im Therapieraum den Problemkontext szenisch dar. Er geht wieder in die Szene hinein, begleitet vom Therapeuten. Er geht in die Körperhaltung seines negativen Embodiments und erspürt, wie sein Körper das ändern möchte, wovon er sich befreien möchte, was oder wen er wie als Hindernis erlebt. Was er braucht, um seinen Körper und sein Gefühl aus diesem belastenden Gefangensein befreien zu können.

Nachbesprechung

Theoretisch ist es klar: Das bloße Sitzen, Denken und Reden ist nur die drittbeste Psychotherapie. Das Zweitbeste ist das emotive Gespräch, das dem Patienten die Möglichkeit zur Problemaktualisierung sensu Grawe (1998, 2004) gibt, sodass eine tiefe emotionale Erfahrung resultiert. Die beste Psychotherapie bezieht jedoch Körper, Bewegung und Handeln während der Therapiestunde mit ein. Vor der kognitiven Wende war das ein selbstverständliches verhaltenstherapeutisches Prinzip, auf das wir uns erst wieder zurückbesinnen müssen.

Die *tiefe emotionale Erfahrung* kann darin bestehen, dass Körper und Bewegung das psychische Erleben bereichern, ja sogar notwendige Bestandteile unseres Erlebens sind. Vieles bleibt unverstanden ohne sie. Verloren gegangene Vitalität geben sie zurück. Zum emotionalen Bewegtsein gehört körperliche Bewegung. Therapeutische Veränderung heißt in Bewegung geraten, den Stillstand hinter sich lassen – mit Leib und Seele.

Änderung und Entwicklung durch Embodiment, festgehalten von Patient und Therapeut

Was ist emotional am stärksten spürbar?

....

Welche willentlichen Entscheidungen ergeben sich daraus?

....

4.3 Neue Erlaubnis gebende Lebensregel

Die alte dysfunktionale Überlebensregel war eine Verhaltensanweisung zur Lösung des Kernkonflikts zwischen zwei Modalitäten: dem primären Modus, der impulsiv seine Bedürfnisse befriedigt haben möchte, und dem sekundären Modus, der dies verbietet und stattdessen angepasste Verhaltensweisen gebietet.

Nun kann die Lösung des Problems nicht darin bestehen, nur dem primären Modus zum Recht zu verhelfen. Denn dies würde wieder in einer sehr einseitigen Lebens- und Beziehungsgestaltung enden. Aber trotzdem ist es wichtig, zunächst die übergeneralisierten Verbote und Gebote aufzuheben.

An ihre Stelle wird ein kluger Umgang mit den Konsequenzen des eigenen Verhaltens gesetzt. Dies gelingt, wenn eine realitätsgerechte Theory of Mind vorhanden ist, was allerdings nicht selten einer vorausgehenden Entwicklung von der impulsiven auf die souveräne und die zwischenmenschliche Stufe bedarf (siehe Kapitel 5 »Entwicklung«). Wenn dieser Entwicklungsschritt gelungen ist, so findet sich ein dritter Modus ein, den die Transaktionsanalyse und die Schematherapie beziehungsweise Schultz von Thun den (gesunden) Erwachsenen nennen würden. Dieser dritte oder tertiäre Modus des gesunden Erwachsenen kann nach empirischer Hypothesenprüfung nach Beck (2004) eine neue Erlaubnis gebende Lebensregel erhalten (Abb. 27 und 28), die die dysfunktionale Überlebensregel ersetzt.

Nachdem der Patient einige Male gegen seine Überlebensregel verstoßen hat und erfahren musste, dass sein emotionales Überleben nicht auf dem Spiel stand, kann er eine neue Lebensregel formulieren. Kein Gebot mehr, kein Verbot mehr, sondern Erlaubnis. Er hat nun die realistische Erwartung, dass seine Bedürfnisse trotzdem befriedigt werden und dass vorhergesagte Bedrohungen sehr unwahrscheinlich sind, sodass er angstfrei handeln kann.

Wer sich diese Regel angeeignet hat, ist ein Mensch, der die Kriterien für die Richtigkeit seines Handelns in sich verfügbar hat und deshalb auf eine erwachsene Weise selbstverantwortlich agiert. Er kann auf seine Impulse zurückgreifen, wenn es für ihn stimmig ist, und er kann sie unterlassen, wenn er das in einer Situation für unangemessen hält. Er besitzt die Fähigkeit der Selbststeuerung, und dazu gehört auch die Fähigkeit der Emotionsregulation.

Nachbesprechung

Die dysfunktionale Überlebensregel war bisher die Drehscheibe jeglichen Erlebens und Verhaltens. Sie zu übertreten machte Angst und Schuldgefühle. Emotionsexposition half, diesen Fehlalarm auslösenden Gefühlen die verhaltenssteuernde Wirkung zu nehmen. Auch der Vertrag, fortan das Gegenteil der Überlebensregel zu tun, half, sie zu überwinden – wenngleich die Unterschrift unter diesem Vertrag als Contract Management keine leichte Entscheidung war. Die Erfahrungen mehrten sich, die belegten, dass nicht mehr die Gebote und Verbote der Überlebensregel regieren, sondern die Erlaubnis zum gegenteiligen Handeln. Diese Aspekte werden mit dem Patienten immer wieder reflektiert, bis er sich selbst im emotionalen Erleben diese Erlaubnis geben kann.

Die *tiefe emotionale Erfahrung* kann darin bestehen, dass nicht nur die eigene soziale Umwelt die Erlaubnis gibt, künftig den primären Gefühlen zu

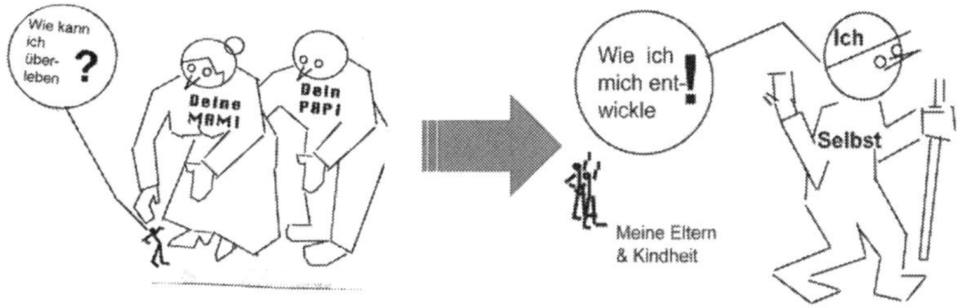

Abbildung 27: Von der dysfunktionalen Überlebensregel zur Erlaubnis gebenden Lebensregel

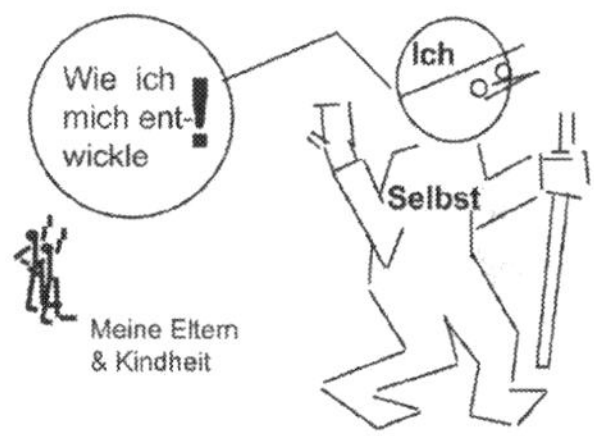

Auch wenn ich künftig weniger/seltener
friedlich und brav bin
und wenn ich künftig mehr/öfter
frech und vorlaut bin oder Ärger zeige
bewahre ich mir trotzdem
Liebe und Schutz
(oder ich brauche gar nicht mehr so viel davon)
und muss nicht fürchten, dass folgendes geschieht:
Ablehnung und Alleinsein
(oder das macht mir nicht mehr so viel Angst wie früher)

Abbildung 28: Die neue Erlaubnis gebende Lebensregel (aus Sulz 2012b, S. 101)

vertrauen und aus ihnen heraus zu handeln, sondern dass sich diese Erlaubnis im eigenen Denken und Fühlen wie eine große Befreiung einstellt. »Ich darf das. Ich bin frei zu entscheiden, das zu tun.«

Änderung und Entwicklung durch die Erlaubnis gebende Lebensregel, festgehalten von Patient und Therapeut

Was ist emotional am stärksten spürbar?

....

Welche willentlichen Entscheidungen ergeben sich daraus?

....

4.4 Symptomtherapie

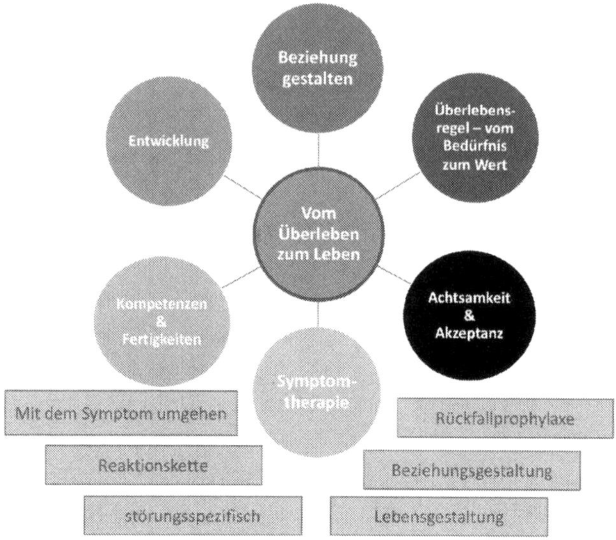

Abbildung 29: Arbeitsmodul Symptomtherapie

Da in der diagnostischen Phase viel Kenntnis und viel Verständnis in Bezug auf das Symptom vorhanden ist, liegt es nahe, daraus einen optimalen Umgang mit dem Symptom als ersten Schritt der Symptomtherapie zu entwickeln (Abb. 29). Ziel ist nicht die Beseitigung des Symptoms, sondern das Erlernen des bestmöglichen Umgangs mit diesem.

A Achtsamkeit – frühes Wahrnehmen des Symptoms

Wenn wir davon ausgehen, dass das Symptom fluktuiert, mal da ist, mal nicht, mal intensiver da ist, mal nur leicht ausgeprägt, dann können wir uns vornehmen, den frühesten Zeitpunkt der Wahrnehmung des Auftretens des Symptoms herauszugreifen. Das ist der erfolgversprechendste Zeitpunkt, um direkt auf das Symptom Einfluss zu nehmen. Der Patient lernt, frühe Symptomsignale wahrzunehmen, indem er beobachtet, welche Vorzeichen es gibt, welche ersten Signale wo wahrnehmbar sind, wann und wie sich das nächste dazu gesellt.

In eine Angst oder in ein heftiges Sträuben vor dem Symptom zu verfallen, intensiviert die Beschwerden und erzeugt einen Zustand des Ausgeliefertseins ebenso wie einen Kontext der Gegnerschaft.

Da der Patient inzwischen weiß, welche Funktion des Schutzes und der versuchten Problemlösung sein Symptom hat, kann er sich darauf besinnen und respektieren, welche gute Absicht das Symptom verfolgt, und dass seine Psyche gegenwärtig noch kein anderes Mittel gefunden hat beziehungsweise einsetzen kann oder darf als das Symptom.

A Akzeptanz – das Symptom annehmen

Das Verständnis der Funktion seines Symptoms hilft ihm, den zweiten Schritt der Symptombewältigung gelingen zu lassen: Akzeptieren, dass das Symptom da ist. Diese Akzeptanz herzustellen, ist eine sehr schwierige Aufgabe. Wie soll Schmerz und Leid, oft auch Qual, angenommen werden? Oder wie soll sogar in einem inneren Dialog das Symptom eingeladen werden, herzukommen, wenn es denn schon kommen muss? Es fällt sehr schwer, die Einladung an das Symptom auszusprechen, es sich ausbreiten und intensiver werden zu lassen, es da zu lassen, so lange es da bleiben möchte, und erst dann wieder zu gehen, wenn es seine Aufgabe erfüllt hat. Viele Patienten berichten, dass dies der schwierigste Teil der Symptombewältigung ist und dass sein Gelingen bereits den Erfolg der Bewältigungsstrategie bedeutet – natürlich nur dann, wenn die Akzeptanz wirklich vom Gefühl ausgeht und nicht nur gedacht oder gesagt wird.

C Commitment – entscheiden, dem Symptom zu begegnen

Auf das affektive Akzeptieren folgt die willentliche Entscheidung, diesen Weg des Umgangs mit dem Symptom beizubehalten. Durch den Einsatz des Willens wird aus der Symptombewältigung eine Aktivität. Es herrscht kein fatalistisches Erdulden vor, sondern ein selbstgesteuertes Verhalten, ein willkürliches Handhaben. Nicht das Symptom hat mich im Griff, sondern ich gehe mit dem Symptom um. Wenn ich bisher geflohen bin vor meinem Symptom, mich abgelenkt habe, um es nicht wahrnehmen zu müssen, schnell Hilfe geholt habe, klagte und jammerte, so stelle ich mich jetzt. Nicht wenige Patienten geben an, dass für sie dieser Schritt der wichtigste war. Dass sie von da an mit dem Symptom umgehen konnten. Der Schritt vom Ausgeliefertsein zum Meistern war für sie damit vollzogen.

E Exposition – sich dem Symptom stellen und exponieren

Auf das affektive Akzeptieren und die willentliche Entscheidung folgt die Exposition. Der Patient begibt sich in eine Haltung des zulassenden Begegnens, der bewussten Wahrnehmung, der gewollten Bejahung mit der Zuversicht, dass das Symptom nicht mehr die Lawine ist, die ihn mitreißt, sondern es sich um einen Vorgang handelt, auf den er Einfluss nehmen kann. Auch wenn er den Zeitpunkt des Auftretens, die entstehende Intensität und die Dauer der Beschwerden nicht festlegen kann, so hat er doch gelernt, mit dem Symptom auf eine neue Weise umzugehen, die das Erleben der Beschwerden sehr verändert. Bei manchen Beschwerden kann die Exposition durch aktives Entspannen wie zum Beispiel die Progressive Muskelrelaxation nach Jacobson begleitet werden, insbesondere bei Schmerzen und bei psychosomatischen Beschwerden.

S Selbstverstärkung – sich sagen, dass es ein guter Anfang war

Der letzte Schritt dieses neuen Umgangs mit dem Symptom ist die positive Beurteilung der Begegnung mit dem Symptom. Viele Patienten neigen dazu, nach einer gelungenen Bewältigungsübung, diese zu entwerten, wieder das alte Gefühl des Ausgeliefertseins und der Hilflosigkeit herzustellen: »Jetzt ist es mir wieder passiert! Das Symptom war schon wieder da! Ich habe es wieder nicht geschafft, es zu verhindern! Diese neue Übung wirkt ja gar nicht! Ich werde es doch nicht schaffen!« Diese Schlussfolgerung ist genau das, was die Wahrscheinlichkeit des erneuten Auftretens des Symptoms erhöht. Denn sie besagt, dass ich mein Problem nur mithilfe des Symptoms lösen kann, dass ich keine alternativen Mittel zur Hand habe. Deshalb achtet der Therapeut darauf, dass die nachträgliche Beurteilung der Bewältigungsübung positiv ist. Der Patient vergegenwärtigt sich, dass das Ziel der Übung nicht die Symptomreduktion oder gar -verhinderung war, sondern das Gegenteil: ein Akzeptieren und Einladen des Symptoms. Wichtig ist nur, diese Übung durchgeführt zu haben und nicht, damit irgendeine Wirkung zu erzielen. Es ist eine äußerst schwere Aufgabe, deren Durchführung eine großartige Leistung ist. Hier wird ein innerer Dialog beim Patienten in Gang gesetzt, dessen Wortlaut der Therapeut genau beachtet. Der Patient neigt dazu, wenn ihm ein Satz vorgeschlagen wird, diesen so zu verändern, dass möglichst wenig positives Feedback übrigbleibt. Notfalls muss der Therapeut mit dem Patienten hart verhandeln, bis dieser zu einer förderlichen Selbstbewertung bereit ist.

4.4.1 Die Reaktionskette zum Symptom

In Kapitel 3.6 »Symptombildung – die Reaktionskette zum Symptom« haben wir schon versucht, die psychische und psychosomatische Symptombildung als Notfallmaßnahme bei einem nicht lösbaren emotionalen Problem zu verstehen. Wir haben die Reaktionskette in der auslösenden Situation betrachtet, die wie eine Kaskade zum Symptom führt (Abb. 30).

Die primäre Emotion in der symptomauslösenden Situation
Ein Patient, der von seinem Chef »gebosst« wird, reagiert auf dessen Schikane mit sehr großer Wut, eventuell mit Mordswut. Damit er diese bewusst wahrnehmen kann, kann der Therapeut sich eine besonders schlimme Beispielsituation berichten lassen. Anschließend lädt er ihn ein, sich diese mit geschlossenen Augen vorzustellen. Währenddessen lenkt der Therapeut die Aufmerksamkeit des Patienten auf die besonders empörenden Verhaltensweisen und fragt ihn, was das für ein Gefühl auslöst. Ist es Wut, wie groß ist die Wut, wo im Körper ist die Wut spürbar?

Der primäre Handlungsimpuls aus der intensiven Emotion heraus
Der Therapeut fragt: »Welche Bewegung oder Handlung will aus dieser Wut entstehen? Vielleicht würden Sie am liebsten Ihren Peiniger angreifen? Was würden Sie am liebsten mit ihm machen?«

Die Überlebensregel hemmt die Wehrhaftigkeit
Der Therapeut kennt inzwischen schon die Überlebensregel des Patienten, in der genau das verboten wird, was er jetzt am liebsten tun würde. Stattdessen gebietet sie ihm, nachzugeben, sich zurückzunehmen und den Ärger zu schlucken.

Antizipation der Folgen wehrhaften Handelns
Die Überlebensregel sagt auch, was er zu befürchten hat, wenn er sich wütend wehrt, zum Beispiel endgültiger Verlust der Zuneigung und Zugehörigkeit. Oder Trennung und Alleinsein – in diesem Fall weggeschickt zu werden.

Sekundäres gegensteuerndes Gefühl
Diese Antizipation löst wiederum ein starkes Gefühl aus. Das kann Angst sein (vor den Folgen seines Handelns) oder Schuldgefühl (dass er an so etwas gedacht hat) oder Scham (was andere nun von ihm denken).

Dieses Gefühl ist eventuell viel intensiver als die Wut, sodass von dieser nichts mehr übrigbleibt. Ja, dieses Gefühl hat sogar die Funktion, gegen die Wut zu steuern, damit diese nicht mehr zu wütendem Verhalten führen kann.

Das beobachtbare Verhalten aus dem gegensteuernden Gefühl heraus
Wer Scham und Schuldgefühl verspürt, zieht sich zurück. Wer Ohnmacht verspürt, hört auf zu kämpfen. Und wer Angst spürt, sucht Schutz, gerät vielleicht in eine Starre.

Symptombildung
Die Überlebensregel verbietet, sich zu wehren. Das gegensteuernde Gefühl beendet den Kampf. Meistens reicht das. Wenn nun aber die Wut nicht aufhören will und immer wieder kommt oder sogar noch größer wird, wird es gefährlich. Das emotionale Überleben steht auf dem Spiel. Das ist aber wichtiger als psychische Gesundheit. Also muss die Psyche kreativ ein Symptom erfinden, das genau für diese Situation und für genau diesen Menschen die Rettung ist. Das Symptom muss in erster Linie erreichen, dass die Wut aus dem Bewusstsein verschwindet. Dazu produziert es so viel Leid, das scheinbar mit dem Vorgesetzten nichts zu tun hat, dass dieser aus den Augen verloren wird. Womit die Wut auch verschwunden ist. Es gibt jetzt Wichtigeres – die psychische Krankheit.

4.4.2 Symptomtherapie entlang der Reaktionskette

Für jedes Glied der Reaktionskette kann eine spezifische Intervention angewendet werden (Abb. 30). Bei jedem dieser Therapieschritte geht es um Emotionen, um Emotionsregulation.

Das Gefühl wahrnehmen lernen
Der erste Schritt wurde schon probehalber praktiziert. Der Patient weiß, dass er sich mit inneren Bildern aus seiner Erinnerung wieder dem Gefühl annähern und es immer stärker spüren kann. Der Therapeut wiederholt dies mit anderen Situationen und hilft ihm dabei, aus seiner Erinnerung eine emotionale Erfahrung in der Therapie werden zu lassen, indem er den Patienten zu einer Imagination einlädt und ihm empfiehlt, diese täglich zu praktizieren. Das ist eine kleine Übung, die nur fünf Minuten dauert.

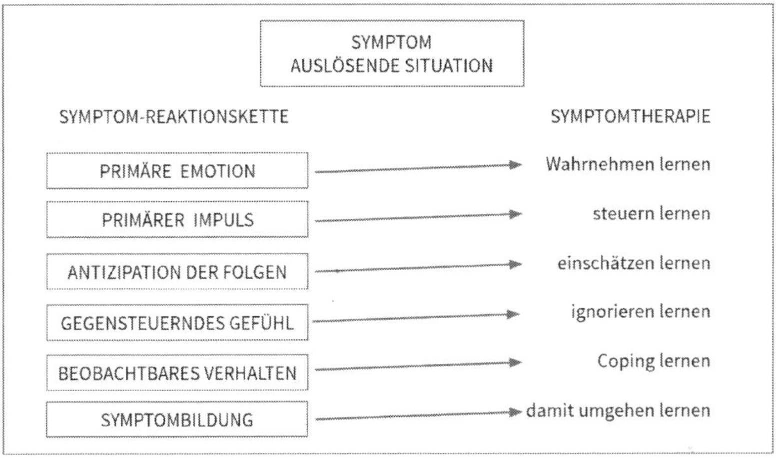

Abbildung 30: Symptomreaktionskette und Symptomtherapie (aus Sulz 2017c, S. 151)

Den Impuls steuern lernen

Viele meinen, dass aus dem ungebremsten Wahrnehmen großer Wut eine unkontrollierte Impulshandlung wird (etwa so wie ein Blitz beim Gewitter nicht aufhaltbar ist). Es mag einige Patienten geben, die noch keine ausreichende Impulssteuerung haben. Der Therapeut sollte das jedoch erst glauben, wenn ihm genügend, nicht nur ein einziges, Beispiele berichtet worden sind. Er muss herausfinden, ob so ein Fall vorliegt, denn dann muss anders vorgegangen werden. Statt in maximale Wut zu gehen, lernen diese Patienten zuerst das Steuern von Wutimpulsen. Die folgenden Abschnitte beziehen sich aber auf impulsgehemmte Menschen.

Die Folgen des eigenen Handelns einschätzen lernen

Die Folgen des eigenen Handelns schätzen Patienten mithilfe ihrer Theory of Mind (ToM) (vgl. Sulz 2017a, b) beziehungsweise ihrer Theorie des Mentalen (Fonagy et al. 2008) ein. Diese Einschätzung ist Ausgangspunkt der Affektregulierung (Emotionsregulation). Sie ist also Dreh- und Angelpunkt der eigenen Fähigkeit, situationsadäquat zu handeln, indem die eigenen Gefühle so moduliert werden, dass sie dabei helfen, das bestmögliche Verhalten automatisch oder willentlich (willkürliche Psyche) in einer spezifischen Situation einem bestimmten Menschen gegenüber zu zeigen. Wenn die eigene ToM noch nicht entwickelt ist (man also noch auf der impulsiven Entwicklungsstufe steht), müssen frühe primitive Erfahrungsverarbeitungen wie die dysfunktionalen Grundannahmen nach Beck (2004) oder die dysfunktionale Überlebensregel (Sulz 1994) zu Hilfe genommen werden, die zu unrealistischen Vorhersagen kommen. Andere sind so impulsiv, dass sie diese Vorhersagen gar nicht berücksichtigen. Sobald das autonome emotionale System (autonome Psyche) eine Gefahr vorhersieht, schlägt die Amygdala Alarm und erzeugt Angst. Ist die therapeutische Arbeit mit diesem Glied der Reaktionskette nicht ganz einfach kognitive Therapie? Ja, es ist ein kognitives Einwirken auf die spontanen Gefühle und Impulse. Es ist kognitive Konfrontation, fokussiert auf die Emotionsregulation.

Sekundäre gegensteuernde Gefühle ignorieren lernen

Die primäre Emotion in einer symptomauslösenden Situation ist oft Wut, Ärger, Empörung oder Zorn. Wenn die eigene Überlebensregel vorhersagt, dass die zornige Reaktion bedrohliche Konsequenzen haben wird, alarmiert eine heftige Reaktion der Amygdala das emotionale System. Dieses erzeugt dann sekundäre gegensteuernde Gefühle, die verhindern, dass die primäre Emotion weiterhin bestehen bleibt und dass dem primären Handlungsimpuls gefolgt wird. Das häufigste und wirksamste gegensteuernde Gefühl ist Angst. Es kann aber auch ein lähmendes Ohnmachtsgefühl entstehen, wenn zuvor noch viel wütende Energie zu spüren war. Oder es entstehen Schuldgefühle, weil sich die Person wehren und kämpfen wollte. So etwas darf man nicht wollen, meint die Überlebensregel. Und nicht selten entsteht auch ein Schamgefühl. Die Person schämt sich vor den anderen und vor einer streng urteilenden Instanz in ihr.

Beobachtbares Verhalten als Vermeidungsverhalten unterlassen und wehrhaftes Verhalten als Coping aufbauen lernen

Die eigenen sekundären gegensteuernden Gefühle motivieren zu konfliktvermeidendem, nachgiebigem oder gar unterwürfigem Verhalten oder führen zum Rückzug aus der Situation. Verhaltenstherapie muss berücksichtigen, dass dieses Verhalten bestehen bleibt, solange es nicht gelingt, sich von diesen sekundären Gefühlen zu befreien. Der sicherste Weg dazu ist, die bisherige Überlebensregel außer Kraft zu setzen und sie durch eine neue Erlaubnis gebende Lebensregel zu ersetzen (wie es in Kapitel 4.3 »Neue Erlaubnis gebende Lebensregel« beschrieben wurde). Frei von Angst-, Schuld- und Schamgefühlen kann sich der Patient zuerst imaginativ vorstellen, wie er sich wirksam wehrt. Wenn Therapeut und Patient sich einig geworden sind, wird das neue Verhalten gleich im Rollenspiel ausprobiert und dann noch einige Male ausgefeilt – bis es gewollt und gekonnt wird. Nun könnte man einwenden, dass dieses Glied der Reaktionskette kein emotionales Thema ist, sondern ein Verhaltensthema. Ja, aber ohne vorherige Therapie der sekundären Gefühle wäre die Verhaltenstherapie weniger wirksam oder viel mühsamer.

Mit dem eigenen Symptom umgehen lernen – Symptomexposition

Alle Psychotherapien außer der Verhaltenstherapie gehen davon aus, dass die Bearbeitung obiger Themen dazu führt, dass das Symptom von selbst verschwindet. Insofern sind sie ganz oder überwiegend problemklärende Therapien. Nur die Verhaltenstherapie hat vor allem hinsichtlich des Symptomthemas einen explizit systematisch änderungsorientierten Schwerpunkt. Dieser konzentriert sich auf die symptomspezifische Therapie von Depression, Angst, Zwang, Essstörungen etc. Auf ihn wird neben störungsspezifischen Monografien in Band 1 und Band 2 von *Gute Verhaltenstherapie lernen und beherrschen* (Sulz 2017a, b) ausführlich eingegangen. Zusätzlich ist manchmal ein störungsunspezifisches Training des Umgangs mit dem Symptom im Sinne einer Symptomexposition angezeigt. Diese Art der affektiv-kognitiven Exposition wird nach Sulz AACES genannt. Sie wird auch als Emotionsexposition bei den verschiedensten Gefühlen (z. B. Eifersucht, Schuldgefühl und vor allem Angst) angewandt (Sulz 2017c, S. 148):

Kognitive Symptomkonfrontation – AACES

A Ich achte auf frühe Symptomsignale und lerne auf diese Weise zu erkennen, wie mein Symptom anfängt. (Achtsamkeit)

A Ich akzeptiere mein Symptom, lasse es da sein, lasse es an mich heran. Ich nehme es an. Es ist verständlich, dass mein Symptom jetzt da ist. (Akzeptanz)

C Ich entscheide mich, auf meinem Weg zum Ziel zu bleiben. Ich will lernen, mich nicht mehr gegen mein Symptom zu sträuben, sondern mit ihm umzugehen. Ich will mein Symptom zulassen, es so viel Zeit und Raum einnehmen lassen, wie es einnehmen mag. (Commitment)

E In der Symptom-Situation spüre ich deutlich mein Symptom. Ich lasse es zu, entspanne, atme ruhig und langsam. Ich weiß, dass ich jetzt nichts tun muss, um mein Symptom einzugrenzen oder zu hemmen. Je mehr ich es zulasse, umso freier kann es wieder gehen, wenn es Zeit ist zu gehen. Ich greife nicht ein, lasse los und entspanne. (Exposition)

S Anschließend bestärke ich mich für meinen richtigen Umgang mit dem Symptom. Es war nicht leicht, aber ich bin dabeigeblieben. Für den Anfang war das ganz gut. Wichtig war nur, dass ich diesen neuen Umgang mit meinem Symptom probiere, nicht wie erfolgreich ich das mache. (Selbstverstärkung)

Bei AACES wird im Sinne eines Trockenübens (trocken, weil das Symptom ja jetzt gerade gar nicht da ist) so vorgegangen, dass

a) zunächst eine psychoedukative Einführung erfolgt,
b) der Patient danach die AACES-Schritte als Selbstinstruktion in eigenen Worten zu Papier bringt,
c) die Situation, in der das Symptom auftritt, im Therapiezimmer angedeutet hergestellt wird,
d) der Patient sich vorstellt, dass das Symptom gerade anfängt und
e) er jetzt die Selbstinstruktion dazu laut vorliest, zum Beispiel »Ich spüre, dass der Schmerz anfängt und stärker wird«,
f) sich dann alle weiteren AACES-Schritte vorstellt und den Symptomverlauf per Selbstinstruktion begleitet.

Wichtig ist, dass der letzte Schritt nicht weggelassen wird und der Patient wieder wie üblich mit einem Versagensgefühl oder Selbstvorwürfen aufhört, sondern sich bestärkt in seinem beginnenden neuen Umgang mit dem Symptom.

Die AACES-Übung ist wiederum zugleich eine emotionale Therapiearbeit. Der Patient muss dabei ständig gegen sein Sträuben und gegen Gefühle ankämpfen, die ihn zum Aufgeben zwingen wollen. Er möchte anfangs das beginnende Symptom nicht wahrnehmen (bis es so stark geworden ist, dass seine Chance, es in den Griff zu bekommen, gering geworden ist) und er möchte vor allem die Existenz des Symptoms nicht akzeptieren. Denn es quält ihn ja und ist auf subjektiver Bewusstseinsebene sein Gegner. Deshalb fällt ihm auch die Entscheidung schwer, bei dieser Expositionsübung zu bleiben und sich dem Symptom zu stellen. Auch dem Symptom selbst möchte er entfliehen, statt ihm zu begegnen.

Nachbesprechung
Zu diesem zentralen Thema sind sehr viele Nachbesprechungen erforderlich. Es geht ja um die Erkrankung des Patienten und um seine Gesundung. Der wirksame Umgang mit dem Symptom besteht aus vielen kleinen Schritten, die oft der Nachjustierung bedürfen. Hier werden auch Interventionen aus störungsspezifischen Behandlungsprogrammen eingebracht, die den Umgang mit dem Symptom wesentlich effektiver werden lassen. Hier sei auf die entsprechenden störungsspezifischen Monografien und Manuale hingewiesen (Sulz 2012; Sulz & Deckert 2012; Schober 2018; Sulz, Antoni & Hagleitner 2012; Sulz, Sichort-Hebing & Jänsch 2015).

Die *tiefe emotionale Erfahrung* kann darin bestehen, dass aus dem Verständnis der hilfreichen Funktion des Symptoms heraus nun mit diesem so umgegangen werden kann, dass das Leid zunächst angenommen und akzeptiert, eventuell bejaht wird, aber gleichzeitig begonnen wird, das zu tun, was das Symptom überflüssig macht, sodass es quasi von selbst verschwinden kann: der primären Emotion im Bewusstsein Raum geben, den primären Handlungsimpuls spüren und ihn nach Prüfung seiner Angemessenheit durchführen – unter dem Schutz der neuen Erlaubnis gebenden Lebensregel, die sekundäre gegensteuernde Gefühle verzichtbar werden lässt. Der Patient kann nun zum Symptom sagen: »Ich brauche Deinen Schutz jetzt nicht mehr.«

Änderung und Entwicklung durch die Symptomtherapie, festgehalten von Patient und Therapeut

Was ist emotional am stärksten spürbar?

....

Welche willentlichen Entscheidungen ergeben sich daraus?

....

4.5 Ressourcenmobilisierung und Zielorientierung

Wer Großes vorhat, braucht eine gute Ausrüstung, wenn nicht gleich eine Rüstung. Letztere eher dann, wenn es um einen Kampf geht. Wir konzentrieren uns jedoch auf die Verwirklichung von Wünschen, also von positiven

Annäherungen an ein positives Ziel. Ein großes Ziel ist oft noch weit entfernt, unkonkret wie ein Traum. Deshalb hat es auch noch keine so große Anziehungskraft, dass es zum Handeln aufruft. An dieser Stelle müssen wir einen Blick auf Heckhausens (Heckhausen & Heckhausen 2010) motivationspsychologisches Rubikonmodell werfen (Abb. 31).

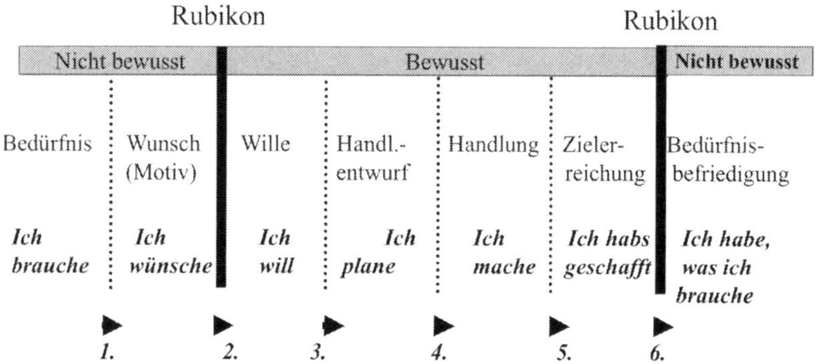

Abbildung 31: Die sechs Schritte zielorientierten Verhaltens (Erweiterung des Rubikonmodells)

Es beginnt mit einem zentralen Bedürfnis (siehe Kapitel 3.1 »Grundbedürfnisse – zentrale Bedürfnisse«), zum Beispiel dem Bedürfnis nach Wertschätzung: »Ich brauche Wertschätzung.« Dieses wird zum Wunsch: »Ich wünsche mir sehr, Wertschätzung für mein Projekt zu erhalten.« Es reift der bewusste Wille, diesen Wunsch zu erreichen: »Ich will diese Wertschätzung.« So motiviert kommt die Frage auf, wie das gelingen könnte, und es entsteht ein Plan: »Ich plane eine Ausstellung, in der ich mein Projekt bekannt mache.« Die Ausstellung wird vorbereitet und durchgeführt: »Ich führe gerade meine Ausstellung durch.« Danach folgt das Resümee: »Ich habe es geschafft. Meine Ausstellung war erfolgreich – viele Besucher und viel gutes Feedback.« Die Besinnung auf den Beginn ergibt die Wahrnehmung der Bedürfnisbefriedigung: »Ich habe erhalten, was ich brauche. Ich habe viel Wertschätzung bekommen.« Und das Gefühl dabei ist: »Ich fühle mich wertgeschätzt.« Womit wir wieder bei den Emotionen angekommen sind. Die sechs Schritte zielorientierten Verhaltens sind (im Rubikonmodell mit Pfeilen gekennzeichnet):

1. vom Bedürfnis zum Wunsch
2. vom Wunsch zum Willen – das handlungswirksame Ziel
3. mit Ressourcenmobilisierung vom Willen zum Plan

4. vom Plan zur Handlung
5. durch die Handlung zum Ziel
6. am Ziel Bedürfnisbefriedigung

Das therapeutische Vorgehen kann folgendermaßen vonstatten gehen:

Vorbereitung: »Konzentrieren Sie sich auf das zentrale Bedürfnis, dessen Befriedigung Sie erreichen wollen, zum Beispiel mehr Geborgenheit in Ihrer Beziehung. Prüfen Sie, ob es ein mit diesem konkurrierendes Bedürfnis gibt, das Sie hindern wird, die notwendigen Schritte zur Bedürfnisbefriedigung zu gehen, zum Beispiel Selbstbestimmung und Freiraum. Wenn dem so ist, dann brauchen Sie beides, können und wollen auf keines verzichten. Also heißt Ihr Wunsch Geborgenheit, ohne dafür Selbstbestimmung opfern zu müssen.« So vorbereitet, kann es zum ersten Schritt gehen.

1. Vom Bedürfnis zum Wunsch

Eine Imagination kann dabei helfen, ein inneres Bild der Wunscherfüllung entstehen zu lassen. Nachdem der Therapeut dem Patienten das therapeutische Vorhaben erläutert hat und dieser einverstanden und interessiert ist, wird er zu einer Fantasie eingeladen:

»Gehen Sie in Ihren Wunschraum. Sehen Sie Landschaft, Orte, Räume, Tiere, Menschen, bewegen Sie sich zur Wunscherfüllung, lassen Sie Wunscherfüllung entstehen, tasten und berühren Sie, atmen Sie die Luft ein und riechen Sie den Duft. Vielleicht wollen Sie etwas schmecken. Fühlen Sie Ihre Gefühle, sich selbst, spüren Sie Ihren Körper. Prägen Sie sich alle Sinneseindrücke gut ein, was um Sie herum ist und was in Ihnen ist, um es zu bewahren.«

Anschließend lässt sich der Therapeut das Bild oder die Szene ausführlich schildern. Alternativ kann er den Patienten auch malen lassen (mit Farben, nicht nur mit einem einzigen Zeichenstift). Er spiegelt ihm seine Gefühle und erfragt die Stimmung. Dem Patienten kann empfohlen werden, dieses Bild der Wunscherfüllung jeden Tag einige Minuten lang an einem ungestörten Ort aus der Erinnerung hervorzuholen.

2. Vom Wunsch zum Willen – das handlungswirksame Ziel

Soll aus dem Traum Wirklichkeit werden, gilt es, zu einem konkreten Ziel zu kommen, das mit starkem Willen verfolgt wird. Therapeut und Patient gehen der Frage nach:

Welches in den nächsten Monaten erreichbare Ziel ist ein Schritt zur Wunscherfüllung? ....

In der Partnerschaft kann das bedeuten, zuerst das Bedürfnis auszusprechen und dann zu klären, ob es sich um einen gemeinsamen Wunsch handelt. Im dritten Schritt wird dann gemeinsam beraten, wie zum Beispiel mehr Geborgenheit ohne Verzicht auf Selbstbestimmung entstehen kann. Dabei wird vielleicht deutlich, dass dieses erste Ziel zwar ganz gut ist, aber noch keine Freude- oder Glücksgefühle auslöst. Vielmehr kann es in einer Partnerschaft das Ergebnis anstrengenden Bemühens sein (Abb. 32).

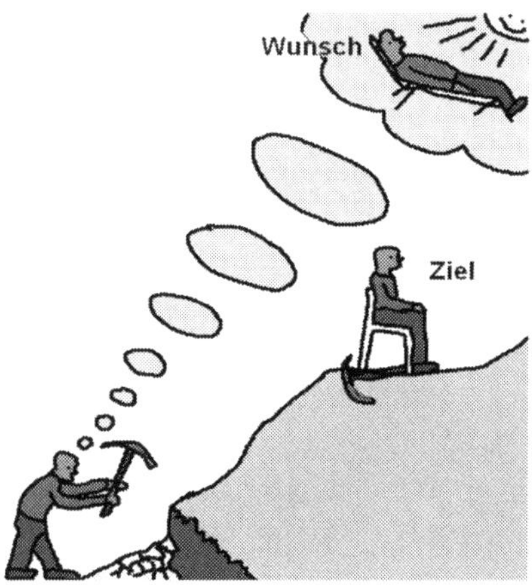

Abbildung 32: Ein erstes konkretes Ziel auf dem Weg zur Wunscherfüllung

Es kann nun notwendig werden, etwas Desillusionierung entstehen zu lassen. Mehr Geborgenheit ist kein handlungswirksames Ziel im Sinne von Storch und Krause (2002). Denn diese Wunscherfüllung ist kein Geschenk der Bezugsperson, das von dieser sofort und bereitwillig gegeben wird, kaum dass der Wunsch ausgesprochen ist. Ein handlungswirksames Ziel muss allein, ohne das Zutun des anderen erreicht werden können. Schon wird es recht kompliziert: »Ich will mir aber nicht selbst Geborgenheit geben müssen!« Dennoch: Ergebnis des eigenen Handelns kann sein, dass man sein Bedürfnis geäußert hat, über die gemeinsamen Bedürfnisse gesprochen wurde und sich dadurch die Möglichkeit zeigen konnte, dass beide Personen das gleiche wollen und gemeinsam begonnen haben, zu überlegen, wie sie das verwirklichen können. Das handlungswirksame Ziel kann jedoch nur das Gespräch mit der Bezugsperson über die gemeinsamen Bedürfnisse sein.

Storch und Krause (2002) empfehlen, folgende Checkliste der Kriterien eines handlungswirksamen Ziels zu berücksichtigen:

- Ist das Ziel als Annäherungsziel formuliert?
- Ist es ganz in meiner Macht oder brauche ich die Mitarbeit eines anderen?

- Hat es motivierende Wirkung, ist es höchst attraktiv, zieht es mich stark an? (Evaluation durch deutlich beobachtbaren somatischen Marker: das Gesicht zeigt Freude)
- So heißt mein Ziel jetzt: ....

Ein Ziel kann nur dann emotional attraktiv sein, wenn es ein Annäherungsziel ist, dessen Erreichen Freude bereitet. Wenn stattdessen Unzufriedenheit mit dem Istzustand und der Wunsch, diese Unzufriedenheit zu beenden, in der Zielformulierung steckt, entstehen eher negative Gefühle.

Kaum dass die Sonne der Freude das Gesicht erstrahlen ließ, können Wolken der Kümmernis die Gesichtszüge wieder verdunkeln: die Erkenntnis, dass für die Wunscherfüllung ein Preis gezahlt werden muss, der sich zu hoch anfühlt. Der Patient muss sich also mit folgenden Fragen befassen:

- Vorteile der Zielerreichung?
- Nachteile der Zielerreichung?
- Was muss ich aufgeben, hergeben, loslassen, um frei zu werden für den Weg zum Ziel?
- Bin ich bereit ...... loszulassen?
- Ich werde mich jetzt entscheiden. Ich bin bereit und es geht weiter! (Wenn nicht, geht es nicht weiter.)

Gerade das Beispiel mit der Geborgenheit zeigt diesen motivationalen Konflikt. Er darf nicht bestehen bleiben, wenn Zielerreichung und Wunscherfüllung angestrebt werden sollen. Geborgenheit in der Beziehung ist meist inkompatibel mit völliger Selbstbestimmung. Rücksichtnahme und Konsens bezüglich gemeinsamer Lebensgestaltung sind erforderlich. Oft ist es eher die Angst vor Fremdbestimmung, dass der andere über mich bestimmt. Deshalb kann der Verzicht auf völlige Selbstbestimmung zu der Kompromissformel führen, dass keiner über den anderen bestimmt. Das ist ein Verzicht auf völlige Selbstbestimmung. Wer das zu wagen bereit ist, kann sich dafür mehr Geborgenheit in der Beziehung holen. Diesen Verzicht vorausgesetzt kann es weitergehen.

3. Mit Ressourcenmobilisierung vom Willen zum Plan

Nach der Formulierung des handlungswirksamen Ziels kann geprüft werden, ob der Patient über genügend Ausrüstung verfügt. Wir können seine Ressourcen mit dem VDS26-Ressourcenanalyse-Fragebogen erfassen (wenn ihm nur wenig einfällt) oder ihn auf drei Blättern mit inneren, mittleren und äußeren Kreisen seine Ressourcen eintragen lassen (Abb. 33).

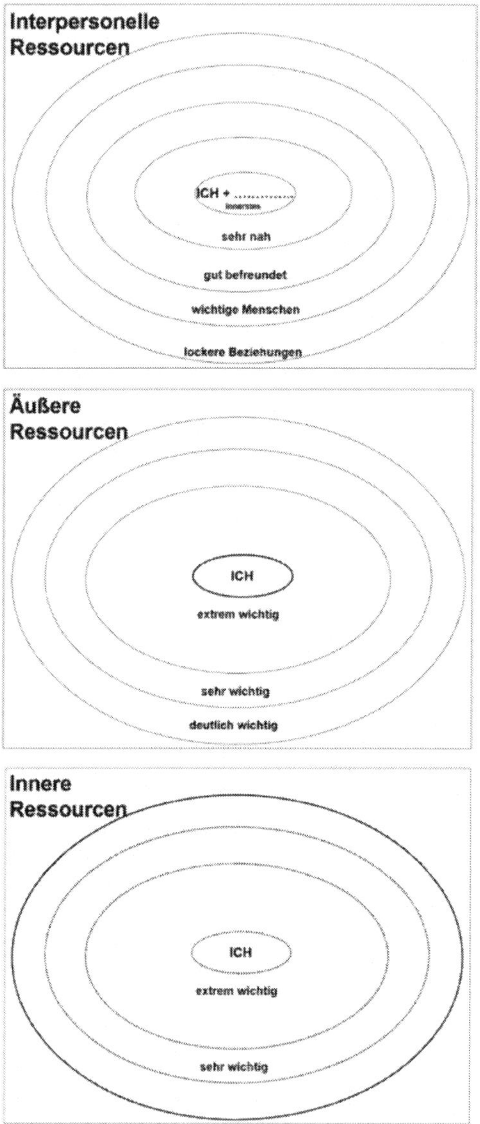

Abbildung 33: Verfügbare Ressourcenbereiche

Nach der Sammlung verfügbarer Ressourcen können diese bereitgestellt werden: Welche Ressourcen können mich stärken?

- die Fantasie des attraktiven Ziels
- Ressourcen spüren: Ich habe, ich kann ....
- meine Bereitschaft spüren: Ich will, ich werde ....
- meinen zielverbundenen Körperzustand einnehmen: Ich bin ....
- meinen Körper spüren: Wo fühlt er sich wie gut an?

Zu den entscheidenden Ressourcen gehören also zudem die Attraktion des Ziels, Bereitschaft und Willen, es zu erreichen, und der deutlich spürbare zielverbundene Körperzustand. Im Sinne des Embodiments kann es nur mit dem Körper gelingen. Seine Energie und Kraft bringt das Rad zum Rollen und die mentale Repräsentation, wie sich der Körper am Ziel anfühlen wird, ist ein weiterer Motivator.

Die zielverbundene Körperhaltung finden:

- Imagination der Zielerreichung
- Imagination des Wegs zum Ziel
- Wie gelangt mein Körper zum Ziel?
- Wie ist mein Körper am Ziel?
- Mentales Üben – oftmals: zur Bahnung der neuronalen Verbindungen

Das oftmalige mentale Vergegenwärtigen dieses Prozesses ist notwendig, weil es zu viele konkurrierende Handlungsprogramme in unserem Gehirn gibt, deren Auftretenswahrscheinlichkeit nur durch massiertes Üben im notwendigen Umfang reduziert werden kann.

4. Vom Plan zur Handlung

Jetzt wird gehandelt. In der Situation, das Ziel vor Augen, den Willen kraftvoll spürend, die zielführende Körperhaltung einnehmend:

- Situation wählen
- Zielfantasie (vorstellen): »Da will ich hin!«
- zielführende Körperhaltung
- zielführende Handlung

So gut wie beschrieben vorbereitet, müsste es gelingen. Trotzdem ist der Therapeut gewappnet. Er rechnet trotz aller Zuversicht damit, dass es nicht beim ersten Mal völlig gelingt. Er nimmt einerseits eine unterstützende ermutigende Haltung ein, andererseits weiß er, dass ein Gelingen manchmal auf sich warten lässt und es mehrere Anläufe benötigt.

5. Durch die Handlung zum Ziel
Am Ziel angekommen, wird dieses achtsam wahrgenommen – das Ziel, die Körperhaltung, das Körpergefühl und die Emotion (Freude, Glück, Stolz?)

- Zielerreichung wahrnehmen: »Ich bin da!«
- zielbezogene Körperhaltung
- zielbezogenes Körpergefühl
- zielbezogene Emotion

6. Am Ziel Bedürfnisbefriedigung
Erst eine Weile nach der Zielerreichung wird allmählich die Bedürfnisbefriedigung bewusst spürbar. Das ist kein aufgeregtes Gefühl mehr, sondern ein eher ruhiges Angekommensein.

- »Ich habe jetzt, was ich brauche.«
- Das tut gut.
- Das ist gut so.

Diese Ressourcenorientierung könnte so heißen: »Meine Ressourcen nehme ich in mein Leben und gestalte es mit ihnen.«

4.6 Durch neues Verhalten zur Selbstwirksamkeit

Wie geht Selbstwirksamkeitserfahrung? Wir wissen heute, dass nicht nur das neue wirksame Verhalten entscheidend ist, sondern auch die bewusste Erfahrung; es muss das Gefühl hinzukommen, dass das eigene Verhalten wirksam war, dass »ich wirksam war«. Das gibt Selbstbewusstsein, das bisher fehlte. Und Verhaltenstherapie kann dieses Ziel direkt ansteuern.

Anfangs hat der Patient noch die Aussagen wichtiger Bezugspersonen aus Kindheit und Jugend im Ohr (»Das schaffst Du nicht!«) beziehungsweise hat diese schon längst in sein Selbstbild integriert, sodass er beispielsweise vor einer schwierigeren Aufgabe ein Gefühl von Zaghaftigkeit, Lampenfieber oder schlechtes Gewissen beziehungsweise Scham hat. Was der Patient vor und während einer Verhaltensprobe fühlt, wird vom Therapeuten durchgehend exploriert; er ermuntert den Patienten, nicht auf dieses Gefühl zu hören, sondern sich diesem zu exponieren, es da sein zu lassen und trotzdem das zu tun, wozu er sich entschlossen hat. Er kann ihn fragen, wie das gefühlmäßig ist, wenn er ihn so unterstützend begleitet.

Dann gelingt es (mindestens einigermaßen) und ein Gefühl des Gelingens und der Erleichterung tritt ein. »Ich habe es gekonnt, ich habe es geschafft.« Nach wenigen Übungssequenzen generalisiert dieses Gefühl über die konkreten Situationen hinaus zu einem allgemein größeren Selbstbewusstsein. Selbstbewusstsein und Selbstwirksamkeit sind Gefühle und damit ist auch dieser Therapieschritt emotionale Therapie. Wie dabei vorgegangen wird, wurde auszugsweise verändert übernommen aus Sulz (2017c, S. 199ff.):

Wird das Fertigkeitentraining von der Problemsituation aus angegangen, so ist die Situationsanalyse der Ausgangspunkt. Der Patient kann hierzu für ihn problematische Situationen sammeln. Dabei kann der VDS23-Situationsfragebogen helfen. Das Gefühl des Patienten in dieser Situation verrät deren Bedeutung, vor allem, wenn gesagt werden kann, welcher Aspekt der Situation dieses Gefühl auslöste. Das Verhalten des Patienten, seine Auslöser, seine Intention und seine Auswirkungen auf die Beziehung mit dem Gegenüber können ebenso herausgearbeitet werden. Die Nachteile seines situativen Verhaltens haben den Änderungswunsch geschaffen und führen auch hin zu einem Änderungsziel sowie zu Lösungswegen, die das Ziel erreichen lassen. Die Fantasie dieses Lösungswegs erzeugt beim Patienten negative Gefühle, denn aus gutem Grund hat er bisher nicht zu dieser Alternative gegriffen. Das emotionale Erfassen dieses therapeutischen Widerstands hilft, an der richtigen Stelle mit dem Üben anzusetzen:

Von der Situation zum Gefühl und zum Verhalten, das eine neue Fertigkeit ist (Beantwortung durch den Patienten):

- ➢ Eine typische Problemsituation ist ....
- ➢ Mein Gefühl dabei ist ....
- ➢ Dieses Gefühl wird ausgelöst durch ....
- ➢ Ich verhalte mich so ....
- ➢ Die Auswirkungen auf meine Beziehungsgestaltung sind ....
- ➢ Warum verhielt ich mich bisher so? Welche Nachteile hätte ein neues Verhalten? ....
- ➢ Was würde ich daran gern ändern? ....
- ➢ Wie könnte ich das ändern? ....
- ➢ Wer/was hindert mich daran? ....
- ➢ Welches Gefühl entsteht? ....

- Was möchte ich aus diesem Gefühl heraus tun? ....
- Welches Verhalten ist funktional/erfolgversprechend? ....
- Was brauche ich, um so zu reagieren? ....
- Wie kann ich dies herstellen? ....

Wenn es gelingt, den Unterschied zwischen Selbstwirksamkeit und Selbstwert zu erfassen, kann der Therapeut gezielter mit dem Patienten arbeiten. Das Selbstwertgefühl hängt eher damit zusammen, was ich in Beziehungen den anderen Menschen wert bin – zum Beispiel beachtenswert und liebenswert im wörtlichen Sinn. Die Bedürfnisse nach Wertschätzung sowie nach Aufmerksamkeit und Beachtung gehören als Selbstwertbedürfnisse zu den Zugehörigkeitsbedürfnissen, die von psychodynamischen Psychotherapeuten Abhängigkeitsbedürfnisse genannt werden. Dagegen geht es bei Selbstwirksamkeit eher um Selbstständigkeit und Autonomie. Durch Selbstwirksamkeit werde ich weniger abhängig von anderen Menschen. Ich bin mir meiner Fähigkeiten bewusst. Ich weiß und spüre, dass ich etwas kann. Wegen des impliziten Autonomieaspekts der Selbstwirksamkeit, bildet sie über lange Perioden der Verhaltenstherapie die hauptsächliche Fährte. Wie die Betrachtung des Entwicklungsaspekts zeigen wird, ist es ein wichtiger Entwicklungsschritt von der emotions- und bedürfnisgesteuerten impulsiven Stufe, in der noch keine Selbstwirksamkeit besteht, auf die souveräne Stufe hochzusteigen, auf der Ursache-Wirksamkeits-Denken zu wirksamer Selbsthilfe führt und Kompetenzerfahrung entsteht – vor allem auch dahingehend, dass nun die Kompetenz der Emotionsregulation ausgebildet werden kann. Metakognitive Affektsteuerung verschafft nicht nur eine situative Klugheit und Cleverness, sondern führt zu einer immer realistischer werdenden Theory of Mind als Grundlage sozialer Kompetenz. Auch wenn Fonagy et al. (2008) stattdessen die Begriffe Mentalisierung und Theorie des Mentalen verwenden, ist der Kern ihres psychotherapeutischen Bemühens nicht weit entfernt.

Nachbesprechung

In der Nachbesprechung wird eingegangen auf das fehlende Selbstvertrauen, das den Patienten daran hindert, eine schwierige Situation zu meistern. Seine demotivierende Wirkung wird fokussiert und sodann reflektiert, wie diese Wirkung minimiert werden kann. Trotzdem folgt als Nächstes die Angst vor dem Scheitern, die nicht nur zu Lampenfieber, Anspannung, Nervosität und manchmal realer Beeinträchtigung der erforderlichen Kompetenz führt. Während der meisternden Handlung wird in dieser Stresssituation zu viel Konzentration darauf verwendet, alles richtig und keinen Fehler zu machen, sodass zu wenig Aufmerksamkeit auf die eigentliche Aufgabe gerichtet wird. Schließlich fehlt die Entschlossenheit, der Wille, es zu schaffen. Und zuletzt bleibt nicht genug Zuversicht übrig, die wichtig ist, um ausreichend Kraft und Energie in das Verhaltensexperiment zu stecken. Wirksames Gegenteil ist ein oftmals wiederholtes mentales Training des erfolgreichen Meisterns der Situation, bei dem alle obigen demotivierenden Aspekte ausgeschaltet sind. Es muss aber nicht bei der Imagination von Erfolg bleiben. Dem Zürcher Ressourcen-Management (Storch & Krause 2002) können wir die szenisch-körperliche Ressourcenmobilisierung entnehmen: Der Patient stellt sich zuerst an einen Startpunkt und nimmt die problembezogene Körperhaltung ein, berichtet, welche Gefühle damit verbunden sind. Dann geht er zu seinem zuvor definierten Zielpunkt, stellt sich sich selbst und seine Welt bei der Zielerreichung vor und nimmt spontan eine sich intuitiv einstellende zielverbundene Körperhaltung ein. Wieder berichtet er von seinen Gefühlen und seiner Körperwahrnehmung. Meist sieht man es ihm deutlich an, dass Freude, Stolz, Kraft, Selbstbewusstsein und Glück die Zielannäherung markieren. Er prägt sich diese Körperhaltung ein und wiederholt sie und die Imagination der Zielerreichung täglich.

Die *tiefe emotionale Erfahrung* kann darin bestehen, dass die demotivierenden emotionalen Störfaktoren Lügen gestraft werden und auf beglückende Weise erlebt wird, es geschafft zu haben, nicht nur einmal, sondern immer wieder, bis der Erfolg der eigenen Fähigkeit zugeschrieben und in der Zukunft erneut mit erfolgreicher Meisterung gerechnet wird (internale Attribution von Erfolg). Diese neue Selbstwahrnehmung nimmt viel Depressivität weg und gibt auch latenter Depression weniger Nährboden. Für den Patienten ist es neu, dass er allein durch Einnehmen der zielverbundenen Körperhaltung zu einer größeren Zielorientierung kommt und seine Motivation größer wird, die notwendigen Schritte zum Ziel zu gehen. Diese Ressourcenorientierung trägt viel zum Gelingen bei.

4.7 Emotionsexposition

Emotionsexposition ist einerseits eine Form der Problemaktualisierung von Grawe (1998) beziehungsweise der tiefen emotionalen Erfahrung von Greenberg (Elliott et al. 2008) und entspricht andererseits dem klassischen Expositionsverfahren der Verhaltenstherapie (Wassmann 2009). Dabei kann es sowohl um ein Gefühl gehen, das zu oft oder zu intensiv auftritt, als auch um ein Gefühl, das zu selten oder zu schwach in Erscheinung tritt.

Jedes Gefühl hat seinen spezifischen situativen Kontext. Dieser muss zuerst hergestellt werden, damit das Gefühl ins Bewusstsein treten kann. Das kann schon geschehen, wenn ein Patient über die betreffende Situation erzählt. Während des Erinnerns und Erzählens entsteht bei ihm automatisch ein inneres Bild – eigentlich ein innerer Film –, sodass er mit seinem Bewusstsein teils in diese Szene eintaucht und sie emotional noch einmal erlebt. Mit dem anderen Teil seines Bewusstseins bleibt er im Gesprächskontakt mit uns. Beim Erzählen eines Traumas würde es so zu einem erneuten Erleben des Traumas kommen, was der Therapeut natürlich nicht möchte. Deshalb ist es von diesem Vorgehen ausgeschlossen. Während des Erzählens kann der Therapeut nach bestimmten Situationsaspekten fragen, um sicher zu erkunden, ob sie zu den Emotionsauslösern gehören.

Er kann aber auch über das Erzählen hinausgehen und mit dem Patienten vereinbaren, so eine Situation noch einmal gemeinsam durchzugehen – nicht gedanklich, sondern im Erleben. Dabei ist der Therapeut weniger Zuhörer als aktiver Instrukteur. Er lenkt die Aufmerksamkeit des Patienten gezielt auf Aspekte, die dazu führen, dass das Gefühl intensiver wird – so intensiv, wie es dem Geschehen entspricht. Im Wiedererleben der intensiven Emotion wird sich der Patient der emotionalen Bedeutung des Ereignisses weitgehend bewusst.

An dieser Stelle kann die Emotionsexposition gestoppt werden. Während der Patient das Gefühl noch spürt, geht er zusammen mit dem Therapeuten in eine gemeinsame Reflexion der Situation, des Anliegens in dieser Situation, des eventuell scheiternden Versuchs, diesem Anliegen Gehör zu verschaffen, dem Ergebnis der Interaktion, dem eventuell unbefriedigenden Ende der Szene und der Folgen für die Beziehung zu dem betreffenden Menschen. Dann ist das Ziel die tiefe emotionale Erfahrung. Dabei würden wir davon ausgehen, dass die erlebte Emotion nicht sekundär ist, sondern die Bedeutung des Geschehens stimmig widerspiegelt.

Wenn der Therapeut aber die Situation so verstanden hat, dass die Emotion unangebracht oder zu heftig ist (z. B. Angst, Wut, Eifersucht oder Ungeduld) und der Bedeutung der Situation nicht entspricht und daraus womöglich sogar inadäquate Verhaltensweisen resultieren, wird er anstreben, dieses Gefühl zu modifizieren, sodass es seine handlungsleitende Wirkung verliert und schließlich ganz abebbt oder in einer dem Kontext entsprechenden Intensität bleibt.

Eine zu große Angst wird als Fehlalarm konnotiert; mit ihr wird umgegangen wie mit dem Fehlalarm eines Autos. Sie bleibt da und es wird gewartet, bis sie von selbst aufhört. Für den Patienten ist es sehr hilfreich, wenn ihm ein strukturiertes Vorgehen empfohlen wird, das bereits Sulz (1987) bei phobischen Ängsten in der psychiatrischen Klinik anwandte und das fester Bestandteil der Strategisch-Behavioralen Therapie (SBT) ist (Sulz 2014).

Das Vorgehen ist abgeleitet von der Angstexposition, die zuvor beim Abschnitt Symptomtherapie zur Symptomexposition erweitert wurde und nun eine nochmalige Erweiterung erfährt, indem daraus ein ganz allgemeines Prinzip der Emotionsexposition wird. Wir können die Unterteilung in fünf Schritte wieder von Sulz, Sichort-Hebing und Jänsch (2015a, b) übernehmen:

1. A – Achtsamkeit: Frühe Signale des Gefühls wahrnehmen und mit der Aufmerksamkeit dabeibleiben.
2. A – Akzeptanz: Akzeptieren, dass das Gefühl jetzt kommt beziehungsweise da ist. Es darf da sein.
3. C – Commitment: Entscheiden, jetzt zu üben, sich dem Gefühl zu stellen – ohne das bisherige Vermeidungsverhalten, das bewirkte, dass das Gefühl chronisch wurde und chronisch blieb.
4. E – Exposition: Mit der Aufmerksamkeit ganz beim Wahrnehmen des Gefühls bleiben, es zulassen, keine Kraft gegen es aufwenden, ihm die Möglichkeit geben, stärker ins Bewusstsein zu kommen und lange da zu bleiben, bis es sich eventuell (das wird erst im Nachhinein bemerkt) allmählich wieder entfernt oder in den Hintergrund rückt.
5. S – Selbstverstärkung: Nach der Übung, die etwa 20 Minuten dauern kann, nicht klagen, dass das Gefühl wieder da war, und keine Selbstvorwürfe machen, dass es noch nicht besser gelungen ist, mit ihm umzugehen. Stattdessen feststellen, dass die Gelegenheit zum Üben genutzt wurde, dass es wichtig war, zu üben und noch nicht wichtig war, dabei wirksam zu sein.

Diese fünf AACES-Schritte schreibt sich der Patient in eigenen Worten als Selbstinstruktionen auf einen Zettel. Dabei ist wichtig, dass sie in seiner eigenen Sprache festgehalten werden, dass es keine Fachwörter der Psychotherapie oder Medizin sind. Er trägt diesen Zettel bei sich und hat ihn gleich zur Hand, wenn sich eine Gelegenheit zum Üben ergibt. Zuvor jedoch wird das Vorgehen als Trockenübung in der Therapiesitzung durchgespielt. Der Patient befindet sich dabei zum Beispiel in der imaginierten Situation, nimmt seinen Zettel und spricht laut die Selbstinstruktionen.

Bei Gefühlen, die fehlen oder viel zu schwach ins Bewusstsein treten, beginnt der Therapeut auf die gleiche Weise. Er lädt den Patienten ein, sich die gemeinsam ausgewählte Situation vorzustellen – mit geschlossenen oder auch mit geöffneten Augen. Wenn ein deutliches Bild entstanden ist und er sich in dieser Situation sieht und erlebt, hilft er ihm, die emotionsrelevanten Aspekte möglichst plastisch zu vergegenwärtigen, indem er auf sie hinweist und sie beschreiben lässt. Bei fehlender Wut wird zum Beispiel gefragt, was das Gegenüber mit dem Patienten macht, was für ein Ton das ist, mit dem es ihn anspricht, was für eine Haltung, als wen es den Patienten da anspricht, und wer ihm das Recht dazu gibt. So wird die Aufmerksamkeit immer wieder auf die empörenden Aspekte des Verhaltens des Gegenübers hingelenkt, ohne diese selbst als empörend zu bewerten.

Im zweiten Schritt wird die Aufmerksamkeit auf die Reaktionen des Patienten gelenkt, zuerst auf die seines Körpers. Ist da eine Anspannung? Wo? Mag er diese willkürlich stärker werden lassen? Welche Bewegung könnte aus dieser Entspannung entstehen wollen? Zum Beispiel eine Faust machen, mit der Faust auf den Tisch hauen, die andere Person schütteln, sie treten usw. Er kann eine solche Bewegung mal ausprobieren – und dabei merken, dass Ärger und Wut entsteht.

Nun kann er vielleicht – zuerst ein wenig, dann stärker – Ärger, Wut oder Zorn empfinden. Er kann sich auf dieses Gefühl konzentrieren, wodurch es meist intensiver wahrgenommen wird. Sehr oft kann aber auch miterlebt werden, auf welche recht wirksame Weise er so schnell wie möglich dieses tabuisierte Gefühl wieder wegmacht. Sei es ein bagatellisierender Gedanke, sei es Angst, sei es ein Rausgehen aus der Imagination. Der Therapeut kann das aufgreifen und gemeinsam mit dem Patienten, wie Forscher, dessen cleveren Vermeidungsstrategien studieren und besprechen – mit Anerkennung für die Leistung der Psyche, auf diese Weise gut für sich zu sorgen. Sie befinden sich quasi nebeneinander als Team und schauen gemeinsam auf einen Dritten – der unbewusste Teil seiner Psyche, der autonom implizite Strategien anwendet, die normalerweise gar nicht bewusst werden.

Dann holt der Therapeut aber wieder die Imagination in den Fokus und der Patient versucht noch einmal zu seiner Wut zu finden. Wenn es nicht mehr geht, dann wird es auf das nächste Mal verschoben.

4.7.1 Wutexposition[20]

Besonders wichtig ist die Wutexposition. Sie sollte bei keiner Therapie fehlen. Viele Menschen haben in Bezug auf den Umgang mit Wut keine reife Emotionsregulation entwickelt, denn sie mussten schon sehr früh in ihrer Kindheit ihre Wut unterdrücken, um in guter Beziehung zu ihren Eltern bleiben zu können. Da ihre Emotionsregulation in diesem Alter noch nicht verfügbar war, mussten sie ihre Angst zu Hilfe nehmen. Angst löscht die Wut wie Wasser das Feuer.

Es muss also erreicht werden, Angst durch ein anderes Mittel im Umgang mit der Wut zu ersetzen. Und dies ist die metakognitive Steuerungsfähigkeit, die durchaus nicht auf der bewussten Ebene ablaufen muss. Dies kann durch Wutexposition geschehen. Sie verläuft in zwei Schritten: erstens Wut fühlen und zweitens mit Wut umgehen.

4.7.1.1 Wut fühlen

Man kann die therapeutischen Interventionen so einleiten: »Psychische Probleme rühren daher, dass ich oder meine Mitmenschen mich daran hindern, eine Lösung zu finden, die für mich befriedigend wäre, ohne meinen Beziehungen zu sehr zu schaden. Wenn mich jemand an meiner Bedürfnisbefriedigung hindert, so ist das frustrierend. Wenn ich frustriert werde, reagiere ich ärgerlich. Wenn ich sehr frustriert werde, reagiere ich wütend. Also geht es bei psychischen Problemen oft um Wut und Aggression.«

Imagination zur Wutexposition
(Anleitung des Patienten durch den Therapeuten)
Ich möchte Sie zu einer Fantasie einladen, die wenige Minuten dauert und die ganz in Ihrem Kopf und Ihrem Gefühl bleiben wird, danach folgenlos wieder verschwindet, ohne dass sie in der realen Welt irgendeinen Schaden angerichtet hätte. Eine Fantasie, wie ein Tagtraum oder einige Gedanken,

20 Dieses Kapitel wurde verändert übernommen aus Sulz 2011, S. 216ff.

eine kurze Vorstellung, kürzer als ein Werbespot im Fernsehen. Lediglich einige Erinnerungsspuren in unserem Gedächtnis hinterlassend, sonst gar nichts. Also eine kurze Fantasie, die weder moralisch noch juristisch Folgen für Sie oder irgendeinen Menschen haben wird.

Stellen Sie sich vor, ein Tyrann und vielfacher Mörder hat Sie und die Menschen, die Ihnen anvertraut sind und die Sie lieben, in seiner Gewalt. Er wird Sie und die Ihrigen grausam quälen, erniedrigen, vergewaltigen, umbringen. Sie mussten diese Gewalttaten mehrmals mit eigenen Augen ansehen, ohne einschreiten zu können. Doch jetzt haben Sie für einen kurzen Moment die einzige, nicht wiederkehrende Chance, weitere Gewalt und weiteres Morden zu verhindern. Er und seine Häscher sind so unachtsam, dass Sie eine halbe Stunde lang gefahrlos die Möglichkeit haben, ihn unschädlich zu machen und dadurch das Leben der Ihnen wichtigen Menschen zu retten und auch Ihr eigenes Leben. Reine Notwehr.

Ich lade Sie ein, diese Fantasie fortzusetzen. Sie sind voll Empörung über diesen grausamen Menschen. Während Sie spüren, dass Sie jetzt gegen Ihn vorgehen könnten, spüren Sie Ihre Kraft und Ihre Fähigkeit, jetzt das Notwendige zu tun. Das zu tun, was Sie einfach tun müssen. Und Sie spüren Ihre Wut darüber, was er Ihnen und den anderen Menschen bis jetzt angetan hat. Vielleicht spüren Sie diese Wut im Bauch. Versuchen Sie jetzt, diese Wut in Ihrem Bauch entstehen zu lassen. Vielleicht will diese Wut sich Raum schaffen und nach oben in den Brustkorb steigen, in Nacken und Schultern, in die Oberarme, Arme, Hände.

Während Sie die Wut auf diesen Unmenschen spüren, wissen Sie, dass es jetzt sein muss, und Sie erkennen, dass er gar kein Mensch ist, sondern ein Fabelwesen, ein Monster oder ein Drache. Es ist nicht die Gegenwart, sondern die Vergangenheit, vor 1.000 Jahren, es ist nicht die heutige Welt, sondern eine Fantasiewelt. Doch Ihre Wut auf dieses Untier ist spürbar da. Sie sind es den Ihnen anvertrauten Menschen schuldig, Ihre Wut will aktiv werden, Sie müssen einfach handeln. Welche Bewegung will entstehen? Was wollen Ihre Arme und Hände tun? Stellen Sie sich vor, dass sie es tun. Vielleicht haben Sie eine Waffe. Welche Waffe haben Sie?

Und jetzt spüren Sie Ihre Wut, die Sie ganz erfüllt. Und Sie greifen ihn an und nutzen den kurzen Moment. Mit aller Konzentration, mit aller Kraft, mit aller Wucht. Und Sie schaffen es. Sie haben ihn kampfunfähig gemacht. Die Ihrigen und Sie sind gerettet. Nehmen Sie jetzt wahr, wie Sie sich fühlen. Was für ein Gefühl ist in Ihnen? Welches weitere Gefühl? Ist es

Wut? Ist es Trauer? Ist es Scham? Ist es Schuldgefühl? Ist es Genugtuung? Ist es Erleichterung? Ist es Kraft?

Bleiben Sie ganz für sich und nehmen Sie sich wahr. Erlauben Sie sich diese Gefühle, erlauben Sie sich diese Erfahrung. Und machen Sie sich bewusst, dass das Ihre Fantasie war. Und keine Wirklichkeit. Und dass dies Ihre Gefühle waren und keine wirklichen Handlungen. Dass Sie sehr, sehr starke Gefühle haben können und dass diese in Ihrer Psyche bleiben können – ohne dass ein Schaden in Ihrer wirklichen Welt entsteht. Dass Sie sich auf sich verlassen können. Dass Sie wissen, dass Sie ein erwachsener Mensch sind, der sich selbst steuern kann. Dass Sie sich selbst entschließen können, Gefühle wahrzunehmen und diese in Ihrer Psyche zu belassen. Und dass Sie nur dann handeln, wenn Sie sich dafür entschieden haben, dass unterdrückte Gefühle Ihren wichtigen Beziehungen und Ihnen schaden. Dass dagegen zugelassene Gefühle bewusst von Ihnen gehandhabt werden können, sodass ein konstruktiver Kompromiss zwischen Ihren Interessen und den Interessen Ihrer Bezugsperson möglich wird. Und gehen Sie mit dieser Erlaubnis, Gefühl, Impuls und Fantasie zu haben, in Ihre nächsten Begegnungen. (Ende der Imaginationsübung)

Bekommen Sie Angst, dass aus dieser Wahrnehmungsübung unkontrollierbarer Ernst werden könnte? Wie kommen Sie auf diese Idee? Sind Sie sich Ihrer Kontrolle und Selbstbeherrschung so unsicher? Wie kommen sie dazu, dass auf Sie so wenig Verlass ist? Sind Sie etwa wegen körperlicher Gewaltanwendung vorbestraft? Wenn nicht, so tragen Sie seit Ihrer Kindheit ein falsches Selbstbild mit sich herum, das Sie dazu gebracht hat, Gefühlen wie Ärger und Wut aus dem Weg zu gehen. Und wenn Sie von Kindesbeinen an Ihre natürliche Aggression unterdrückt haben, so haben Sie dieser Seite Ihrer Vitalität keine Chance gegeben, sich zu zivilisieren, vom Handgreiflichen zum Sprachlichen überzugehen. Wer aber wegen Unzivilisiertsein in einen dunklen Kerker eingesperrt bleibt, kann ebenso wenig zivil werden wie ein bissiger Hund, der im Zwinger eingeschlossen wird. Der erste Schritt zur Zivilisierung Ihrer Aggression ist also das Öffnen der Kerkertür. Und dies ist ein spannender Moment.

Wird es Mord und Totschlag geben oder friedliche Versöhnung? Wird die Welt Ihre Wut aushalten können, oder sind die Menschen um Sie herum so zerbrechlich, dass Sie an ihnen nicht wiedergutzumachenden Schaden anrichten? Sie werden also neben Ihrem Selbstbild auch Ihr Weltbild ändern dürfen: Die Welt hält mehr aus, als Sie bisher dachten. Sie ist nicht aus Porzellan. Und sie ist nicht so nachtragend, wie Sie dachten. Ein

Gewitter macht gute Luft. Ihre Beziehungen werden besser. Und Sie fühle mich klarer, ehrlicher und freier.

Nach einigen Patzern, bei denen Sie sich im Ton erheblich vergriffen und sich gebührend entschuldigt haben, werden Ihre Verteidigungen und Angriffe zunehmend situationsadäquat. Es bleibt in Ihnen danach kein Vorbehalt gegen die andere Person. Sie können sie wieder mehr mögen und akzeptieren. Es ist keine chronisch unterdrückte Wut mehr da, die einen Schatten auf Ihre Beziehung wirft. Sie werden durch die Befreiung von Ihrer Wut fähig zur Liebe. Und diese ist nicht mehr das zaghaft brennende Lichtlein, das beim leisesten Hauch erlischt. Es ist eine kräftige Flamme, die auch einem vorübergehenden kräftigen Wind standhält – notwendige Auseinandersetzungen liefern ihr sogar mehr Sauerstoff, sodass sie leuchtender brennt. Mit dieser Zuversicht können Sie Ihren Mitmenschen Ihre neue Konfliktfreude zumuten und bei Ihren Kindern Streitlust zur Tugend werden lassen.

4.7.1.2 Mit Wut umgehen

Perspektive des Patienten: Wenn ich nicht mehr nur Wut »bin«, sondern nur noch Wut »fühle«, kann ich lernen, mit ihr umzugehen. Das beginnt mit der Wutexposition als Weg, mir meine Wut zu eigen zu machen, zu akzeptieren, dass sie ein wichtiger zwischenmenschlicher Signalgeber ist.

Erste Aufgabe der Wutexposition ist es, die Erlaubnis zu geben:

- Gefühle zu haben
- Gefühle wahrzunehmen
- Handlungsimpulse, die aus meinen Gefühlen resultieren, wahrzunehmen
- Handlungen zu fantasieren, die aus meinem Gefühl heraus entstehen wollen
- solche Fantasien als Möglichkeit der Katharsis einzusetzen, um auf diese Weise Wut zu entsorgen, statt sie zu unterdrücken und in Symptome oder in gestörte Persönlichkeitszüge zu transformieren

Zweite Aufgabe der Wutexposition ist es, die neue Erfahrung zu vermitteln:

- dass ein intensives Gefühl im psychischen Innenraum bleiben kann, ohne in die Welt hinaus zu müssen und dort unkontrollierbaren Schaden anzurichten,

- dass also Gefühl nicht gleich Handlung ist,
- dass eine fantasierte Handlung in meiner Psyche bleibt,
- dass also Fantasie nicht gleich Realität ist,
- dass ich ein erwachsener Mensch bin und dass ich im Gegensatz zu einem zwei- oder dreijährigen Kind Selbstkontrolle und Selbststeuerung besitze,
- dass ich also einen steuernden Willen habe, durch den ich frei entscheiden kann, was ich tue und was ich nicht tue,
- dass ich mich auf meine Selbststeuerung und auf meine Willenskraft verlassen kann,
- dass der Therapeut sich auf mich und meine Selbststeuerung verlässt und verlassen kann.

Dritte Aufgabe der Wutexposition ist es, den bisherigen Umgang mit Wut aufzuzeigen und Vermeidungsstrategien zu vermitteln:

- affektiv
  - gar kein Gefühl wahrnehmen
  - ein Ersatzgefühl wahrnehmen (Enttäuschung, Traurigkeit, Verständnis, Angst)
- kognitiv
  - lediglich Vorwürfe machen, sich beklagen
  - den Schaden, den der andere anrichtete, gedanklich minimieren
  - die böse Absicht des anderen verleugnen
  - in erklärende abstrakte Denkmodelle flüchten
  - entschuldigende Gedanken erfinden
- körperlich
  - sich ganz schwach und müde fühlen
  - Muskelverspannungen entwickeln
  - Kopfweh oder ein anderes Schmerzsyndrom entwickeln
  - körperlich krank und hilfsbedürftig werden
- handelnd
  - bewegungslos werden
  - weggehen
  - die Wut an einem anderen auslassen
  - erst dann jähzornig herausplatzen, wenn mir der Kragen platzt
  - verbissen Leistung und Pflichterfüllung bringen
  - passiver Widerstand durch Dienst nach Vorschrift

Vierte Aufgabe der Wutexposition ist es, den Patienten daran zu hindern, Wut zu unterdrücken:

- durch Wahrnehmen von Körpersignalen des Patienten, die Wut zeigen
- durch Wahrnehmen von Körperreaktionen, die Vermeidung von Wut bezwecken
- durch Fragen, beispielsweise: »Welches Gefühl ist gerade da?«
- durch Auffordern, sich auf die Gefühlswahrnehmung zu konzentrieren
- durch Stoppen der Flucht in gedankliche Erörterungen
- durch Hinführen auf Bewusstseinsinhalte, die das Wütend-Machende in den Vordergrund rücken
- durch Entlarven von persönlichkeitsimmanenten Habits als Wutvermeidung
- durch Zurückholen zur Wut, wenn er in ein anderes Gefühl abgedriftet ist
- durch Druck machen

Fünfte Aufgabe der Wutexposition ist es,
neue Umgangsweisen mit der Wut zu vermitteln

A. Funktionaler Umgang mit der Wut
   - Wut bewusst wahrnehmen.
   - Prüfen, ob Wut jetzt angemessen ist. Wenn ja: Die Wut ganz zulassen.
   - Prüfen, ob die Intensität der Wut dem Anlass entspricht. Wenn ja: Die Wut aussprechen.
   - Spüren, was ich aus meiner Wut heraus tun möchte.
   - Prüfen, ob meine Wut-Handlung angemessen ist. Wenn ja: Sagen, was ich aus meiner Wut heraus tun möchte.
   - Hören, was der andere antwortet. Wenn es noch stimmig/notwendig ist: Aus meiner Wut heraus handeln.

Therapeutisches Vorgehen: Imagination, Wahrnehmungsübung, Rollenspiel. Die Prüfung, ob die Wut angemessen ist, entscheidet alles weitere. Wer große soziale Intelligenz hat und eine elaborierte Theory of Mind wird viel seltener bei seiner Wut verbleiben, sondern seine kommunikativen Fähigkeiten zur Deeskalation nutzen. Aus seiner Wut wird Zorn, der ausgesprochen wird, damit das Gegenüber verstehen kann, dass er ein berechtigtes zentrales Bedürfnis verletzt hat und sich im besten Fall entschuldigt. Der Zorn führt nicht zu einem Vorwurf, sondern zu einer Aussage über die Frustration eines Grundbedürfnisses: »Ich hätte ...... gebraucht und ich hätte mir gewünscht, dass Du ...... Ich bitte Dich, beim nächsten Mal ......«

Ein Beispiel ist folgendes Experiment: »Lernen Sie, auf Ihren Ärger und auf Ihre Wut zu achten und sie frühzeitig in den verschiedensten Situationen wahrzunehmen. Lassen Sie dann die Wut ganz in Ihrem psychischen Innenraum zu, ohne sie wegzudrücken. Machen Sie die Erfahrung, dass dies ein ganz privates Ereignis ist und Sie entscheiden können, wie Sie mit Ihrer Wut verfahren. Bei sich behalten, zeigen oder als Motor für wehrhaftes Verhalten nutzen. Sie haben Kontrolle über Ihre Gefühle, wenn Sie sie sowohl zulassen als auch im Zaum halten können.«

B. Durch interaktive Kompetenz in sozialen Situationen so erfolgreich sein, dass es weniger Anlass zu Wut gibt
- ➢ Vorhersehbare Situationen:
  - ➢ Antizipation einer wichtigen Situation.
  - ➢ Das eigene Anliegen kognitiv klar formulieren.
  - ➢ Das Anliegen der anderen als Vermutung formulieren.
  - ➢ Sich vom anderen Feedback geben lassen, ob die eigene Vermutung stimmt.
  - ➢ Den richtigen Punkt zwischen Paranoia und Gutgläubigkeit finden.
  - ➢ Sich entscheiden, wie kompromissbereit man sein kann und möchte, ohne dass es einem anschließend schlecht geht.
  - ➢ Verhandeln bis das Ergebnis innerhalb der eigenen Toleranzgrenze liegt.
  - ➢ Wenn das nicht möglich ist, die Entscheidung vertagen, statt klein beizugeben oder stur die Verhandlung scheitern zu lassen.

Therapeutisches Vorgehen: Imagination, Wahrnehmungsübung, Rollenspiel. Situationen absichtlich aufsuchen, um das Gelernte zu üben.

- ➢ Unvorhersehbare Situationen:
  - ➢ Schlagfertigkeit.
  - ➢ Kooperativ in die Begegnung gehen.
  - ➢ Unkooperatives Verhalten des anderen sofort ansprechen.

- Wenn der andere unkooperativ bleibt, sich kräftig wehren, sodass Unkooperativsein für den anderen schmerzliche Konsequenzen hat (Schlagfertigkeit).
- Nicht nachtragend sein (»Wir sind jetzt quitt.«).
- Zu einem kooperativen Interaktionsangebot zurückkehren.
- Auf kooperatives Verhalten des anderen positiv eingehen, sodass kooperatives Verhalten für den anderen angenehme Konsequenzen hat.

Therapeutisches Vorgehen: Imagination, Wahrnehmungsübung, Rollenspiel. Die vielen kleinen Gelegenheiten im Alltag aufmerksam erkennen und nutzen, um das Gelernte zu üben.

Zum Schluss noch einige Überlegungen: Es reicht nicht, zwei bis drei Stunden von 30 oder 40 Stunden für die therapeutische Arbeit mit Wut zu reservieren. Wutexposition und Lernen, mit Wut umzugehen, müssen eine durchgängige Therapiestrategie während des ganzen Therapieverlaufs bleiben, um diesem Thema wirklich gerecht zu werden. Das heißt, es muss eines von vier oder fünf Hauptzielen der Therapie sein.

Es sei darauf hingewiesen, dass im Unterschied zu Interventionen der humanistischen Therapien hier keinerlei Katharsis durch Ausagieren, zum Beispiel mit Tennisschlägern oder anderen Geräten stattfindet. Patient und Therapeut bleiben völlig im psychischen Innenraum, es wird also ausschließlich Konditionierung von verdeckten Reaktionen durchgeführt. Weder in der Therapie noch in den künftigen Interaktionen mit anderen Menschen wird offenes aggressives Verhalten gebahnt. Vielmehr geht es um die Bahnung von bewusster, kognitiv gesteuerter Verarbeitung von Wut mit dem Ziel konstruktiver Verhandlungen, die den Patienten befähigen, für seine Anliegen frühzeitig und kompetent einzutreten, sodass er für beide Seiten gute Kompromisse aushandeln kann. Seine bewusst wahrgenommene Wut ist ihm ein zuverlässiger Helfer, als Maßstab der noch fehlenden Befriedigung seiner Interessen.

Indiziert ist dieses Vorgehen sowohl bei aggressionsgehemmten als auch bei impulsgestörten ausagierenden Menschen. Beide vermeiden Wut. Erstere vermeiden die Wahrnehmung von Wut, um zu keinen aggressiven Handlungen zu kommen. Letztere vermeiden, dass Wut längere Zeit in ihrer Psyche bleibt, indem sie sie sofort durch Handeln abreagieren. Sie haben ebenso wie die anderen eine Wutintoleranz oder gar eine Wutphobie. Bei ersteren liegt der Widerstand zu Beginn, das heißt dem Zulassen der Wahrnehmung, bei ihnen gilt es demnach dafür zu sorgen, dass die Wut Eingang ins Bewusstsein findet. Bei Letzteren besteht der Widerstand in der Vermeidung von länger anhaltenden Gefühlen, bei ihnen müssen wir durch Reaktionsverhinderung dafür sorgen, dass das Gefühl im Innenraum der Psyche bleibt, damit neue Weichen gestellt werden können.

Nachbesprechung

Wutexposition ist das Mutigste, was ein Therapeut in einer psychotherapeutischen Behandlung tun kann. Meist ist er zu Beginn seiner Psychotherapie-Ausbildung selbst mehr aggressionsgehemmt als der Durchschnitt der Bevölkerung, was einerseits recht gut zur Berufswahl passt. Seine Psyche ist also mit der Angst vor der eigenen Wut beschäftigt und mit der häufigen Angst vor Gegenaggression. Hinzu kommt die große Unbekannte – die Wut des Patienten, den er ja nicht durch und durch kennen kann. Die ersten Wutexpositionen sind deshalb aus subjektiver Sicht ein großes Abenteuer. Aber gerade, weil er selbst in dieses Thema so involviert ist, kann er ein empathischer Begleiter des Patienten sein. Nach der Exposition sind beide gleichermaßen froh, dass es gut ausgegangen und nichts passiert ist. Beide sind froh, dass die Wut sich nicht bis zu einer unkontrollierbaren Wucht steigerte. Beide sind froh, dass die Wut im psychischen Binnenraum blieb und nicht handgreiflich wurde, sich nicht gegen einen realen Menschen richtete. Beide sind froh, dass die Fantasie einen sicheren Raum bietet, in dem sich die Wut ausbreiten kann und doch ganz privat bleibt. Selbst wenn eine Übung darin bestand, zum Beispiel mit der Faust auf ein Polster zu schlagen (wie man aus Zorn mit der Faust auf den Tisch haut) – als körperlicher Ausdruck des Zorns –, haben sich diese Schläge nicht handgreiflich gegen einen Menschen gerichtet. Sie zeigten dem (fantasierten) Gegenüber nur, wie viel Wut da ist und wie viel Kraft in dieser Wut steckt. Traten Tränen in die Augen des Patienten, dann wird ihm vom Therapeuten gespiegelt: »Sie sind jetzt traurig, dass es in dieser Beziehung so weit gekommen ist, dass so eine große Wut entstehen musste.« Während zuvor der Therapeut – selbst vitalisiert – den Patienten anfeuerte, seine Wut noch kraftvoller auszudrücken, immer wieder, bis ihm die Puste ausging, begleitet er ihn nun bei seiner Traurigkeit behutsam mitfühlend. Der Therapeut bittet (noch im Stehen) den Patienten, seinen Körper zu spüren. Meist fühlt er sich kraftvoller an als vor der Übung. Er fragt nach dem Gefühl, das gerade da ist. »Es fühlt sich so gerecht an, so richtig« ist oft die Antwort.

Die *tiefe emotionale Erfahrung* kann darin bestehen, dass der Patient nun seine Wut annehmen und sogar wertschätzen kann. Durch die Einladung des Therapeuten zur Wutexposition rückt die Wut in den Bereich erlaubter Gefühle. Der Patient darf sich seine Wut zu eigen machen, als wichtige Ressource in der Beziehungsgestaltung. Von großer Bedeutung für ihn ist die Erfahrung, dass seine Wut nicht über ihn hinauswuchs und unbezähmbar wurde, sondern dass er sie im Griff hatte. Er hatte die Zügel in der Hand und gab der Wut den Raum, der in diesem Moment richtig war. Er war frei zu entscheiden, auf welche Weise er sie ausdrücken möchte. Mit Linehan (2016a, b) könnte man ihm sagen: »Du bist nicht Deine Wut. Du hast sie nur als Deinen Besitz und Du kannst sie handhaben.«

4.7.2 Trauerexposition[21]

4.7.2.1 Fallbeispiel und Therapieprinzip

Sulz (1995, vgl. auch 2017a, b) hat das Vorgehen bei der Trauerexposition beschrieben. Sie soll hier anhand eines Fallbeispiels erläutert werden: Eine 22-jährige Frau, Mutter eines zweijährigen Kindes, verliert durch einen tragischen Unfall ihren Ehemann, mit dem sie seit Vollendung ihres 18. Lebensjahres zusammenlebte. Sie war damals direkt aus dem Elternhaus in die gemeinsame Wohnung gezogen, die ihr ihre Eltern zur Hochzeit geschenkt hatten. Bis zur Pubertät hatte sie eine sehr nahe Beziehung zu ihren Eltern, litt während der Jugendzeit unter deren Bevormundung und war froh, durch die frühe Hochzeit dieser Unfreiheit zu entkommen. Ihr Ehemann hat das Familienschiff mit sicherer Hand gelenkt. Zwei Monate nach seinem Tod – die Patientin war eine Woche lang in heftigem Aufruhr, dann war alles vorbei – begann eine Depression.

Die Gespräche ergaben, dass sie nicht wirklich getrauert hatte, sondern dies weitgehend vermied. Sie betrat die gemeinsame Wohnung nicht mehr, lebte mit dem Kind bei ihren Eltern. Wenn sie etwas brauchte, musste es ihre Mutter aus der Wohnung holen. Das Grab ihres Mannes hatte sie seit der Beerdigung nicht mehr besucht. In ihrer Depression war sie durch die depressiven Gedanken so gefangen, dass ihr nie eine Erin-

21 Dieses Kapitel wurde verändert übernommen aus Sulz 2017c, S. 230f.

nerung an ihren Mann und seinen Tod kam. Darüber hinaus litt sie unter diffusen Ängsten, insbesondere die Zukunft betreffend.

Depression als Trauervermeidung? Und Trauerexposition als Depressionstherapie? Trauerexposition bedeutet das Verhindern der Trauervermeidung, sowohl internal als auch external. Patientin und Therapeut vereinbarten eine Exposition in fünf Stufen:

1. Vom gemeinsamen Leben mit ihrem Mann erzählen.
2. Mit dem Fotoalbum szenische Erinnerungen auffrischen.
3. Das Grab besuchen.
4. Den Ehemann anhand von Videos noch einmal erleben.
5. Einen Tag in ihrer Wohnung verbringen.

Obgleich sie die Freiheit hatte, Art und Inhalt ihrer Erzählungen selbst zu wählen, überkam sie bald eine große Angst. Angst, das Leben nicht allein zu schaffen. Angst, allein zu sein. Angst, zu sterben. Aus ihren Reaktionen wurde deutlich, dass sie nicht trauern konnte. Denn ihr Selbst- und Weltbild sagte ihr, dass sie ohne ihren Mann nicht leben könne. Ihre Angst war also die naheliegendste Reaktion auf den Tod ihres Mannes. »Wenn sein Tod mein Weiterleben gefährdet, muss ich Angst um mein Leben haben.«

Trauer kann also nur stattfinden, wenn ich mein eigenes Überleben erfahre, während ich den mir wichtigsten Menschen verloren habe. Ihr eigenes Überleben und Leben wahrzunehmen, war demnach Voraussetzung für den Zugang zur Trauer. Der verhaltenstherapeutische Aufbau positiver Aktivitäten erschien als die geeignetste Intervention neben der Erfahrung stützender Beziehungen in ihrem Umfeld und der zuverlässigen Stütze durch die therapeutische Beziehung.

Als sie sich auf die Trauer einzulassen begann, entstand Wut – auf das Schicksal und auf ihren Mann, weil er diesen Unfall hatte und er sie durch seinen Tod im Stich ließ. Kaum nahm sie ihre Wut wahr, bekam sie Schuldgefühle, die Wut verschwand rasch, und ihre Depression intensivierte sich. Erst als ihr ein psychologisches Modell der typischen Stufen des Trauerprozesses angeboten wurde, durch das sie eine Erlaubnis zu diesem Gefühl erhielt, konnte sie sich wieder in ihre Wut und den Trauerprozess hineinbegeben.

Es war verständlich, dass sie den Trauerprozess nicht regulär durchlaufen konnte, solange ihr Selbst- und Weltbild verboten hatte, wütend zu sein. Es wurde deutlich, dass sie auch in der zweiten Stufe des Trauerprozesses blockiert war. Ihre Lebensgeschichte hatte ihr ein absolutes Verbot aggressiver Tendenzen auferlegt – durch eine starre Überlebensregel. Ich nutzte die Trauerexposition, um das Wutverbot auch für andere Situationen aufzuheben. Sie bekam die Aufgabe, zwischen den Sitzungen anhand von Selbstbeobachtungen zu protokollieren, welche Situationen sie ärgerlich machten und wie sie mit dem Ärger umging, und Begründungen zu formulieren, warum es in der betreffenden Situation richtig und hilfreich war, diesen Ärger zu spüren und auszudrücken. Dann war es an der Zeit, das Grab zu besuchen. Hier konnte sie den Schmerz über die Tatsache des Verlustes spüren. Es war deutlich, wie sehr sie es brauchte, in diesem Moment nicht allein zu sein – die stützende Beziehung als tragfähiger Boden, auf dem sie dieser Begegnung standhalten konnte. Da sie regelmäßig berichtete, was in ihr vorging, konnte der Therapeut ihr helfen, internales Vermeiden zu stoppen und beim Gefühl zu bleiben. Nach etwa 30 Minuten kam es zu einem heftigen Ansturm intensiver Gefühle mit der Erinnerung an den Tod ihres leiblichen Vaters, als sie vier Jahre alt war. Der Schmerz bezog sich nun völlig auf ihren Vater und sie war ganz im Erleben des vierjährigen Kindes, das damals die Trauer nicht bewältigen konnte, weil ihre Mutter sofort einen Nervenzusammenbruch bekam und drei Monate in der Klinik war, während sie bei einer Tante untergebracht wurde, die froh war, dass sich das Mädchen so gut zusammenreißen konnte. Das behutsam stützende Durchgehen dieser Erinnerung löste schließlich ihr verkrampftes Schluchzen. Es war zu beobachten, dass nach einer Stunde das Aufgewühlte sich zu setzen begann, sie ruhiger wurde und auch berichtete, dass der Schmerz nachließ.

Nun konnte das Trauern beginnen, das Loslassen des Verlorenen. Das Weinen wurde stiller. Nicht mehr das Schluchzen, sondern die Tränen standen im Vordergrund. Es war, als ob das Schiff mit ihrem verstorbenen Mann hatte losfahren dürfen, das bisher festgehalten wurde, weil ohne es und ihn ein Leben nicht vorstellbar war. Der Therapeut war der Begleiter, der zurückblieb, während das Schiff immer kleiner wurde, bis es schließlich am Horizont verschwand. Anschließend ging er nicht weg, sondern sie. Er blieb, bis sie aufstand und sich vom Ufer entfernte. Das heißt, der Therapeut war verfügbar, bis der emotionale Prozess des Trauerns abgeschlossen war, bis sie wegging vom Ort des Trauerns und des Abschieds und bis sie auch vom Therapeuten und der Therapie wegging.

4.7.2.2 Das therapeutische Vorgehen bei der Trauerexposition

Exposition

Die Exposition erfolgt konsequent analog der Angstexposition.

- Vorbereitung:
  - Auswahl der Situation
  - Festlegung des Ablaufs, der Rollen, des Zeitpunktes der Beendigung
  - Definition von vermeidendem Verhalten
  - Definition von exponierendem Verhalten
- Durchführung:
  - eigene Entscheidung des Patienten, in die Situation zu gehen und in dieser zu bleiben
- Gefühlskreis:
  1. Aufmerksamkeit auf den Verlust richten
  2. Körperreaktionen wahrnehmen, aussprechen
  3. Gefühl wahrnehmen, aussprechen
  4. Gedanken wahrnehmen, aussprechen

  Und wieder bei Eins beginnen usw.

  Vermeidungen erkennen, als solche ansprechen, stoppen und zurück zum Gefühlskreis.
- Abschluss:
  - Exposition wird abgeschlossen, wenn nach dem Gefühlssturm wieder Gefühlsruhe eingetreten ist.

Hinweise zur Exposition

1. Wer Angst um sein Leben hat, kann nicht trauern.

   Therapie: Ein sicheres Gefühl des eigenen Weiterlebens schaffen.
2. Markante Trauerphasen sind:
   a) Verleugnen der Realität des Verlustes
   b) Wut auf die Tatsache des Verlustes und auf die Person, die »mich im Stich ließ«
   c) Schmerz und Verzweiflung
   d) Trauer und Loslassen
   e) Wendung zum Weiterleben
   f) Schreiten in das weitere Leben
3. Verbotene Wut blockiert den Trauerprozess.

   Therapie: Erlaubnis zur Wut

4. Vermeiden des emotionalen Schmerzes (z. B., weil er in seiner erwarteten Intensität nicht auszuhalten wäre oder, weil er nicht mehr aufhören würde) blockiert den Trauerprozess
   Therapie: Ermutigen, Fähigkeit der Bewältigung zusprechen
5. »Ohne helfende Beziehung schaffe ich das nicht!«
   Therapie: Begleitung, Unterstützung
6. Irrationaler Glaube: »Festhalten kann den Verlust verhindern, Loslassen ist unwiderruflich.«
   Therapie: Annehmen des Verlustes als eigener Willensakt
7. Abschluss: Therapeut bleibt zurück, Patient lässt ihn zurück (als neue Trennungserfahrung)

Beispiel

Ablösung: Die Mutter verabschiedet ihren erwachsenen Sohn. Die erwachsen gewordenen Kinder loszulassen, ist oft wie eine zweite Geburt (Sulz 2012). Das Loslassen ist mit einem großen Schmerz verbunden. Der Unterschied liegt darin, dass die erwachsenen Kinder in die Welt hinaus geboren werden, aus der sie nur sporadisch zurückkehren. Es geht also um einen Verlust, der betrauert werden muss. Zahllose Konflikte zwischen Jugendlichen und ihren Eltern beruhen darauf, dass Eltern noch nicht bereit sind für diese Geburt. Bevor die Trauer beginnen kann, muss also das Loslassen erfolgen. Dies kann in diesem Beispiel durch folgende Formulierungen symbolisiert werden:

> Unsere emotionale Beziehung und deine Entwicklung
> Geben ist nur das, was hilfreich ist. Mehr geben ist ein Nehmen und hemmt deine Entwicklung. Ich habe dir alles gegeben, was ich dir geben kann. Ich kann dir jetzt nichts mehr geben. Ich werde dich ab jetzt nicht mehr unterstützen können. Dein beruflicher Werdegang ist jetzt ganz allein deine Sache. Und auch die Wäsche und das Geld bleiben deine Sache. Du kannst mich gerne besuchen, wie dies unter Erwachsenen üblich ist. Doch meine Aufgabe als Mutter ist jetzt abgeschlossen. Du bist bei mir jederzeit willkommen.

Dieses Loslassen kann den Prozess der Trauer einleiten, die therapeutisch wie zuvor beschrieben begleitet werden kann.

Nachbesprechung
Trauerexposition hilft dem Patienten, nicht länger von der Trauer überfallen zu werden oder sie unentwegt unterdrücken zu müssen, um sie dann erst recht – eventuell jahrelang – nicht loszuwerden. Es klingt paradox, aber ist teilweise doch ein relevantes Motiv der Trauervermeidung: »Wenn ich trauere, führt das dazu, das mir so Wertvolle und Unverzichtbare loszulassen. Und dann habe ich es nicht mehr. Dann habe ich es unwiederbringlich verloren.« Meist ist das Motiv der Vermeidung die Befürchtung, dass die Trauer wie eine Sintflut anwächst und ihn und die Welt überschwemmt. Es geht hier nicht darum, dass der Patient mit der Situation und den Umständen des Verlusts beziehungsweise eventuellen Todes der Bezugsperson exponiert wird. Das würde in einigen Fällen zu einer Traumaexposition führen. Trauerexposition konzentriert sich darauf, Geliebtes und Wertvolles, das man verloren hat, loszulassen. Ausgangspunkt ist also die heutige Situation. »Heute habe ich ihn/sie nicht mehr. Heute muss ich der Wahrheit ins Gesicht sehen, dass ich ihn/sie verloren habe.« Manchmal entsteht Wut, die zweierlei Quellen haben kann: Einmal Wut darüber, dass er/sie mich allein zurückgelassen hat, oder Wut darüber, dass das Schicksal mir ihn/sie genommen hat. Diese Wut darf sein. Erst wenn sie abgeklungen ist, ist der Weg zur Trauer frei. Die andere Wutquelle kann an einer ambivalenten Beziehung zu der betrauerten Person liegen. Die Erinnerung an sie bringt auch die schmerzlichen, eventuell hässlichen Seiten zutage. Diese machen wütend. Es ist nicht traurig, von ihnen durch seinen Weggang oder Tod befreit zu sein. Da man nur um Wertvolles und Geliebtes trauern kann, hilft hier die mentale Konstruktion von zwei Seiten des anderen – einen geliebten positiven und einen gehassten negativen Aspekt. Der Patient wird gebeten, sich ganz auf den positiven Aspekt zu konzentrieren, sich ein inneres (Erinnerungs-)Bild von diesem Teil seiner Persönlichkeit zu machen und aufzubewahren. Wenn ihm das gelingt, gilt es, sich exklusiv von ihm trauernd zu verabschieden. Wird der Patient zwischendurch wütend, wird gemeinsam festgestellt, dass er mit seiner Aufmerksamkeit wieder beim negativen Aspekt gelandet ist und es wird vereinbart, zum positiven Aspekt zurückzukehren. Wenn einige Stunden zuvor die Beziehung zum negativen Aspekt (eventuell mit Wutexposition) geklärt wurde, gelingt es dem Patienten besser beim positiven Aspekt zu bleiben.

Die *tiefe emotionale Erfahrung* kann darin bestehen, dass der Patient fähig ist, sich dem Schmerz der Trauer hinzugeben. Dass diese Hingabe keine unerträgliche Leere hinterlässt, sondern dadurch eine schwer zu erklärende Fülle in sein Erleben kommt – neben der Trauer um den Verlust. Es geht dem Patienten nach der Trauerexposition nicht schlechter, sondern besser. Die Angst davor, dem Schmerz der Trauer nicht gewachsen zu sein, nimmt schnell ab. In dieser Lebenssituation ist Trauer ein Luxus und Angst das gebotene Gefühl. Also muss zuerst die Gewissheit bestehen, »dass ich weiterlebe, während Du gestorben bist«. Erst dann ist Trauer die adäquate emotionale Reaktion. Die andere Voraussetzung ist, dass der zurückgebliebene Trauernde nicht völlig allein ist – unerträglich allein. Trauerbegleitung hört sich pathetisch an, ist aber eine zwischenmenschliche Notwendigkeit. Wir dürfen einen Menschen in seiner Trauer nicht allein lassen. Ist der Therapeut der einzige, der ihm diese Begleitung gibt, verläuft der Prozess langsamer ab.

4.7.3 Die emotionale Verwundbarkeit verringern durch die ABC-GESUND-Skills

Marsha Linehan (2016a, b), die große Meisterin der Therapie von Emotionsregulationsstörungen, fügt den bereits besprochenen Strategien der Emotionsregulation zahlreiche weitere hinzu. Die beiden Bände ihres DBT-Handbuchs enthalten eine unvergleichlich große Fülle von Interventionen samt Handouts und Arbeitsblättern, die emotionale Prozesse sorgfältig betrachten und zeigen, wie mit ihnen wirksam umgegangen werden kann. Nachfolgend wird nur ein Überblick über einen begrenzten Bereich gegeben – die Verringerung von emotionaler Verletzbarkeit:

> »›A steht für Angenehme Gefühle sammeln. Wenn Sie positive Erfahrungen, Ereignisse und wertvolle Verhaltensmuster sammeln, bauen Sie eine Wand zwischen sich und dem Meer emotionalen Kontrollverlusts.‹
>
> ›B steht für Bauen Sie Bewältigung und Verantwortung auf, das heißt, tun Sie Dinge, durch die Sie sich kompetent und selbstsicher fühlen. Dies ist eine Verteidigungslinie gegen Hilflosigkeit und Hoffnungslosigkeit.‹
>
> ›C steht für Chaos durch Planung emotionaler Situationen vorbeugen. Bevor Sie in eine emotionale Situation gehen, proben Sie einen Plan im Vorfeld, sodass Sie gut darauf vorbereitet sind, die Situation geschickt zu bewältigen.‹

›GESUND steht für ein Set von Fertigkeiten, die Ihnen helfen werden, wie Sie gut mit Ihrer Seele umgehen, indem Sie gut mit Ihrem Körper umgehen.‹« (Linehan 2016a, S. 383).

Die Inhalte der folgenden Kapitel richten sich direkt an Patienten.

4.7.3.1 Angenehme Gefühle sammeln – kurzfristig (A1)[22]

A. Warum sollen Sie mehr positive Ereignisse in Ihr Leben lassen?
   1. Positive Ereignisse erhöhen positive Emotionen/verringern negative Emotionen.
   2. Alle Menschen brauchen in ihrem Leben positive Erlebnisse, um glücklich zu sein.
   3. Die Abwesenheit positiver Erfahrungen hat negative Auswirkungen.
   4. Negative/aversive Ereignisse haben negative Auswirkungen.
   5. Wir brauchen sowohl kurzfristige als auch langfristige positive Erlebnisse.
   6. Angenehme Ereignisse sind auch im Zustand des Mangels möglich.
   7. Wenn wir negative Ereignisse vermeiden, kann dies zur Folge haben, dass wir positive Ereignisse vermeiden.
   8. Es lohnt sich, angenehme Ereignisse zu entwickeln.

B. Wie man jetzt positive Erfahrungen aufbauen kann.
   1. Machen Sie jeden Tag mindestens eine angenehme Sache.
   2. Verwenden Sie Problemlösefertigkeiten.
   3. Planen Sie angenehme Ereignisse im Voraus.
   4. Üben Sie, wenn nötig, entgegengesetztes Handeln.
   5. Denken Sie nicht in Begriffen von etwas »verdienen« und »nicht verdienen«.
   6. Positive Ereignisse sind Verstärker.
   7. Vermeiden Sie Vermeidung.

C. Seien Sie achtsam gegenüber positiven Erfahrungen.
   1. Fokussieren Sie Ihre Aufmerksamkeit auf positive Ereignisse in dem Moment, in dem sie sich ereignen.

22 Die Inhalte der Kapitel 4.7.3.1 bis 4.7.3.5 wurden gekürzt übernommen aus Linehan 2016a, S. 383–397.

2. Bringen Sie Ihre Aufmerksamkeit wieder zurück, wenn Ihr Geist zu negativen Dingen wandert.
3. Nehmen Sie an der Erfahrung teil und lassen Sie sich voll darauf ein.

D. Achten Sie nicht auf Sorgen.
1. Zerstören Sie positive Erfahrungen nicht durch Sorgen.
2. Bringen Sie Ihre Aufmerksamkeit, wenn nötig, wieder zum Positiven zurück.

E. Seien Sie geduldig.

4.7.3.2 Angenehme Gefühle sammeln – langfristig (A2)

A. Langfristiges Glück bedeutet, das Leben als lebenswert zu erfahren.
1. Das Ansammeln positiver Ereignisse kann erfordern, dass Sie Ihr Leben verändern.
2. Ein lebenswertes Leben ist ein Leben, das Sie schätzen, und das Dinge enthält, die Sie wertschätzen.
3. Das Aufbauen eines lebenswerten Lebens braucht Zeit und Geduld.
   a) kurzfristiger Spaß versus langfristiges Glück
   b) dauerhafte positive Ereignisse

B. Ein »lebenswertes Leben« aufbauen, Schritt für Schritt.
1. Vermeiden Sie Vermeidung.
2. Identifizieren Sie Werte, die Ihnen wichtig sind.
   a) Was sind Werte?
   b) Entscheiden Sie, ob es wirklich Ihre eigenen Werte sind.
3. Suchen Sie einen Wert aus, an dem Sie jetzt arbeiten.
4. Definieren Sie einige Ziele, die mit diesem Wert zusammenhängen.
   a) Ziele sind etwas Spezifisches, was Sie erreichen können.
   b) Welche Ziele bringen Sie näher dahin, Ihren Wert zu leben?
   c) Denken Sie an die »Kunst des Möglichen«, wenn Sie sich Ziele setzen.
5. Wählen Sie ein Ziel, an dem Sie jetzt arbeiten werden.
   a) Sortieren Sie die Ziele nach ihrer Wichtigkeit und Angemessenheit.
   b) Wählen Sie ein Ziel aus.

6. Identifizieren Sie kleine Handlungsschritte in Richtung Ihres Ziels.
7. Unternehmen Sie jetzt einen Handlungsschritt.

4.7.3.3 Bewältigung und Vorbeugung emotionaler Situationen – Verantwortung übernehmen (B)

1. Was ist Bewältigung?
2. Warum sollte man Bewältigung aufbauen?
3. Wie man Bewältigungskompetenz aufbaut:
   a) Machen Sie jeden Tag mindestens eine Sache.
   b) Planen Sie für den Erfolg, nicht für den Misserfolg.
   c) Erhöhen Sie die Schwierigkeit Schritt für Schritt.
   d) Suchen Sie nach einer Herausforderung.

4.7.3.4 Chaos durch Planung vorbeugen – Bewältigung und Krisenprävention (C)

1. Was ist Krisenprävention?
2. Warum sollte man Krisenprävention betreiben?
3. Wann man Krisenprävention einsetzt.
4. Wie man Krisenprävention einsetzt.
   a) Beschreiben Sie eine Problemsituation.
   b) Entscheiden Sie, welche Skills Sie verwenden.
   c) Stellen Sie sich die Situation vor.
   d) Proben Sie in Ihrer Vorstellung die wirkungsvolle Bewältigung.
   e) Machen Sie nach dem Proben eine Entspannungsübung.

4.7.3.5 »Gehen Sie gut mit Ihrer Seele um, indem Sie gut mit Ihrem Körper umgehen« (GESUND)

A. Der Einfluss des Körpers auf Geist und Seele.
B. Die GESUND-Skills:
   1. *G*ymnastik und andere Bewegungen
   2. *E*ssen und Trinken
   3. *S*chlaf
   4. *UN*tersuchungen und Behandlung von Krankheiten
   5. *D*rogen und Alkohol vermeiden

4.7.4 Fazit der Emotionsexposition für die Praxis

In der Verhaltenstherapie ist der Stellenwert der Interventionsmethode der Exposition seit dem Wechsel vom kognitiven zum affektiven Fokus stark gestiegen. Emotionsexposition zeigt sich als sehr wirksame Alternative zum kognitiven Herangehen bei der Optimierung der Emotionsregulation verschiedenster Emotionen wie Angst, Wut, Trauer, Eifersucht. Scham bedarf allerdings eines besonderen Vorgehens (Linehan 2016a), damit bei der Exposition keine starke Scham empfunden wird, da es sonst zu leicht zu einer Wiederholung der alten Beschämungserfahrungen kommt.

Intensive emotionale Erfahrung besteht aus beidem: zuerst das Erleben der Emotion im Beziehungskontext und anschließend die Reflexion des noch präsenten und spürbaren Gefühls. Dies ist allerdings ein metakognitiver und kein einfacher kognitiver Prozess. Denn die Reflexion führt zum Verstehen der eigenen Gefühle und Bedürfnisse sowie derjenigen der Bezugsperson, und dieses bedarf der Theory of Mind, deren Synonym die Metakognition ist (Leslie 2000; Sulz 2010b).

Ein sehr wesentlicher Aspekt der Exposition ist die Erfahrung, eine sehr schwierige Aufgabe gemeistert zu haben. Denn bislang hat der Patient diese Konfrontation vermieden. Er muss sehr viel Mut aufbringen, um sich dem unangenehmen Gefühl zu stellen. Und wenn er es geschafft hat, fühlt er sich mutig. Und er hat das Gefühl, dass er die Aufgabe gekonnt hat. Dieses Gelingen ergibt einen deutlich spürbaren Zuwachs an Selbstvertrauen beziehungsweise Selbstwirksamkeitserwartung für künftige Situationen. Durch rein kognitive Interventionen, die dieses Erleben nicht einbeziehen, bleibt dieser nicht hoch genug einzuschätzende Gewinn aus.

5 Entwicklung

Der Entwicklungsaspekt (Piaget 1978) ist eine sehr spannende Erweiterung des psychotherapeutischen Horizonts – ein sehr anspruchsvoller Aspekt, der ausreichend theoretischen Wissens bedarf. Es ist daher sinnvoll zuerst das Kapitel über Entwicklung in *Gute Verhaltenstherapie lernen und beherrschen – Band 1 Verhaltenstherapie-Wissen: So gelangen Sie zu einem tiefen Verständnis des Menschen und seiner Symptome* (Sulz 2017b, S. 193–219) gründlich zu studieren. Und dieses Kapitel setzt wiederum die Neurobiologie der Entwicklung des Gehirns voraus. Denn diese begründet die eigentliche Notwendigkeit des entwicklungstheoretischen Aspekts. Ich muss zuerst verstanden haben, was die impulsive Entwicklungsstufe ist, welchem Entwicklungsstand des Gehirns diese entspricht, an welchen Bedürfnissen, Ängsten, aggressiven und anderen Impulsen und an welchen Emotionen und Verhaltensweisen sie erkennbar ist. Aber auch was noch nicht gekonnt wird, zum Beispiel logisches Denken, Affektregulierung, Willen, Zielorientierung, Ausdauer, Abgrenzung, Theory of Mind, Empathie.

Letztere Fähigkeiten sind in den ersten drei Lebensjahren noch nicht vorhanden. Erleben und Verhalten werden noch völlig durch unser emotionales Gehirn (das paläokortikale limbische System – autonome Psyche nach Sulz 1994, implizites System nach Grawe 1998) bestimmt. Erinnern und Denken sind noch rein assoziativ, Reaktionen oft reflexhaft oder bedürfnisbezogen. Dies erklärt auch, weshalb klassische und operante Konditionierungsprozesse noch so viel Einfluss nehmen. Kognitive Prozesse und Strukturen sind erst mit fünf Jahren gut funktionsfähig, entsprechend den inzwischen gereiften neokortikalen Strukturen des Präfrontalen Cortex (PFC) und des Gyrus Cinguli Anterior.

Leider haben Störungen der Entwicklung in den ersten drei Jahren ab Geburt größte Auswirkungen auf die Entfaltung oder Hemmung individueller Fähigkeiten. Im Gegensatz zur Tierwelt geschieht Entwicklung in ständiger Auseinandersetzung und im adaptiven Abgleich mit der Umwelt. Je größer die Anpassungsleistung sein muss, umso weiter entfernt sich die kindliche Psyche von ihrem genetisch vorgegebenen Entwicklungspfad. Neben außerordentlichen Befähigungen entstehen so gleichermaßen Schwächen und mangelnde Flexibilität. Gerade Noxen und Traumata, die das Kind zu einer Zeit treffen, in der sein kognitives System mangels Reifung des PFC noch nicht verfügbar ist, überfordern das Kind so sehr, dass bleibende Schäden entstehen, die sich aber oft erst im Erwachsenenalter zeigen – wie etwa psychische oder psychosomatische Erkrankungen oder Persönlichkeitsstörungen. Die wesentliche Errungenschaft der Psyche ab vier bis fünf Jahren ist die Fähigkeit zur Emotionsregulation (Hoenes 2017). Später kommt dann noch die Empathiefähigkeit hinzu (Sulz & Gräff-Rudolph 2017; Gräff-Rudolph & Sulz 2017).

Das Verständnis der Emotionsregulation und der Empathiefähigkeit erfordert die Einbeziehung des entwicklungspsychologischen Aspekts. Dies kann mit Piagets Theorie der affektiven Entwicklung beginnen (Sulz 2010a), mit Kegans Theorie der Emotions- und Beziehungsentwicklung weitergehen (siehe Sulz 2010a, 2012, 2017b) und bei der psychodynamischen Entwicklungstheorie Fonagys enden (siehe Sulz 2010b). Entscheidend bleibt, dass beim Therapeuten ein sicheres Gefühl für den affektiven Entwicklungsstand des Patienten entsteht. Viele Patienten wechseln bei Stress (der auch in der Therapiesitzung oft entsteht) von einem gedanklich gut funktionierenden Erwachsenenmodus in einen unreifen emotionsbeherrschten Kindmodus. Diesen Wechsel zu erkennen, gelingt mithilfe der Entwicklungsheuristik recht gut. Bei der Regression auf die emotionale Stufe geht das Ursache-Wirkungs-Denken verloren und damit auch die Funktionalität der Emotionsregulation.

Obwohl die genannten Entwicklungstheoretiker fünf bis sieben Entwicklungsstufen beschreiben, haben nur wenige psychotherapeutische Relevanz (Sulz 2017b):

- impulsive Stufe (bis inkl. 3. Lebensjahr)
    - prä-logisch
    - situative Anreize und innere Bedürftigkeit bestimmen das Verhalten
    - keine Steuerungsfähigkeit
- souveräne Stufe (bis inkl. 10. Lebensjahr)
    - konkret-logisch
    - Steuerungsfähigkeit, noch keine reife Empathie

- zwischenmenschliche Stufe (ab 11 Jahren)
  - abstrakt-logisch
  - Empathiefähigkeit

Die späteren Symptombildungen resultieren daraus, dass Menschen in höchst stressvollen Situationen ihre funktionale Steuerungsfähigkeit verlieren (entweder übersteuert oder untersteuert reagieren), sodass das Symptom als Notfallreaktion die Situation retten muss. Der spätere Patient ist zur impulsiven Stufe regrediert und kann sich deshalb nicht mehr selbst helfen. So muss seine Psyche das Symptom als qualitativ neue Art der Situationsbewältigung »erfinden«, um den Preis des Leidens unter dem Symptom.

Betrachten wir zunächst die impulsive Stufe, die vom emotionalen limbischen System bestimmt wird. Es besteht noch keine hemmende und modulierende Aufsicht des kortikalen kognitiven Systems. Wegen dieser Unselbstständigkeit benötigt ein Mensch auf dieser Stufe Schutz und Beruhigung, aber auch Begrenzung durch eine Bezugsperson. Von dieser ist er abhängig. Sie muss für ihn denken und steuern, zum Beispiel seine Ungeduld auffangen und ihm Wege aufzeigen, die zur Lösung eines Problems führen. Er hat deshalb Angst, diese Bezugsperson zu verlieren. Daraus entsteht in der Psychotherapie eine machtvolle Übertragung: Sehr schnell findet sich der Therapeut in der Rolle eines fürsorglichen Elternteils wieder. Er kann nun einerseits validierend auf die Bedürfnisse des impulsiven Modus des Patienten eingehen, während er ihm andererseits hilft, diesen Überlebensmodus wieder zu verlassen und seine Erwachsenenkompetenzen wieder zur Verfügung zu haben.

Ist der Wechsel des Selbstmodus jederzeit in beide Richtungen möglich, oder handelt es sich doch um einen irreversiblen Entwicklungsschritt? Wenn der Patient hin und her wechseln kann – so scheint es bei manchen – geht es nicht um Entwicklung. Oder doch? Denn wenn wir von zwei Selbstmodi (Hoenes et al. 2014) ausgehen, dann kann es sein, dass der eine Bewusstseinsmodus auf der unreiferen impulsiven Stufe steht und nicht in der Lage ist, die Stufe zu wechseln. Insofern ist der Begriff Regression nichtzutreffend. Es ist als handele es sich um zwei verschiedene Menschen. Der eine ist auf der impulsiven, der andere auf der souveränen Stufe. In den schwierigen Situationen beherrscht der impulsive Modus Erleben und Verhalten (ist »kopflos«). In den einfacheren Situationen bestimmt der souveräne Modus das innere und äußere Geschehen (»mit Kopf und kühlem Verstand«). Beide Modi sind und bleiben auf ihrer Stufe. Es geht also nicht um ein Auf und Ab eines Stufenwechsels, sondern um einen Moduswechsel.

Die Entwicklung auf die souveräne Stufe wird mit der Reifung des PFC möglich: Die Folgen eigenen Verhaltens vorhersehen können, die Ursache des Verhaltens anderer erschließen. Handlungen anderer auf deren Motive zurückführen können. Sich Gedanken über Gedanken (und Gefühle) machen können. Aus diesen Gedanken wird allmählich eine Theorie über die Psyche der Menschen, die Theory of Mind (Theorie des Mentalen). Dieses Nachdenken beinhaltet aber noch nicht die Fähigkeit zum Perspektivenwechsel, die erst auf der zwischenmenschlichen Stufe entsteht und reife Empathie möglich machen wird. Deshalb wird jetzt die Fähigkeit, andere Menschen zu beeinflussen, damit sie gern bereit sind, Gewünschtes zu geben, ausgefeilt, eventuell so lange, bis diese das merken und sich manipuliert fühlen. Das ist die Übertragungsweise auf der souveränen Stufe, der sich der Therapeut ausgesetzt fühlen kann. Der Patient braucht es, die Situation und damit auch die Reaktionen des Therapeuten im Griff zu haben. Er kann gelassen bleiben und es ihm lassen oder er fühlt sich dabei so unwohl, dass er sich dagegen wehren muss – was dem Patienten Angst vor Kontrollverlust macht, sodass er den Therapeuten noch mehr kontrollieren muss.

Diese anstrengenden Interaktionen können aufhören, wenn es gelungen ist, sich auf die zwischenmenschliche Stufe zu entwickeln. Jetzt geht es nicht mehr um Einfluss, sondern um die Liebe des anderen. Diese ergibt sich aus liebender Hingabe, also dem Gegenteil von Kontrolle. Auf dieser Stufe kann ohne Mühe auf selbstbezogene Interessen zugunsten der Beziehung verzichtet werden. Nicht mehr das Selbst gilt es, zu schützen und zu pflegen, sondern die Beziehung. Dazu sind subtile Interaktionen notwendig, die durch Empathie möglich werden. Obgleich es um Emotionalität geht, ist die Voraussetzung eine kognitive Reifung, die abstrakt-logisches Denken und Perspektivenwechsel möglich macht. Egozentrische Tendenzen werden durch die prompt auftretende Angst vor Liebesverlust und Schuldgefühlen unterbunden. Der Therapeut merkt, wie der Patient bezüglich seiner entgegenstehenden Tendenzen zurückschreckt, um bei ihm keinen Unmut auszulösen. Vielleicht ist es ihm ganz angenehm, dass der Patient bemüht ist, seine Liebe zu erhalten. Vielleicht macht es ihn in der Gegenübertragung aber auch ärgerlich. Ganz sicher ist es aber ein Thema gemeinsamer metakognitiver Reflexion.

Unser therapeutisches Ziel ist es, dem Patienten zu helfen, seinen unreifen Selbstmodus zu entwickeln, sodass dieser zum Beispiel von der impulsiven auf die souveräne Stufe oder von der souveränen auf die zwischenmenschliche Stufe übergehen kann. Bei manchen Menschen geht es um eine allgemeine ganzheitliche Entwicklung, bei anderen um eine begrenzte kontextspezifische. Wichtig ist, dass der Patient die Defizite seiner alten Entwicklungsstufe hinter sich lassen kann (Ängste, Aggressionsformen, überwertige Bedürfnisse, fehlende Kompetenzen). Gelingt dies, so entsteht ein Schutz vor neuerlicher Symptombildung.

In den folgenden Abschnitten wird beschrieben, wie diese entwicklungstherapeutischen Schritte eingeleitet werden können.

5.1 Entwicklung von der impulsiven auf die souveräne Stufe

Dieses Vorgehen ist identisch mit dem Metakognitiven Training, das an anderer Stelle beschrieben wird (Entwicklung von der impulsiven auf die souveräne Stufe). Während das Metakognitive Training das begrenzte Teilziel der verbesserten Reflexionsfähigkeit hat, wird hier das umfassendere Ziel der Weiterentwicklung des ganzen Menschen angestrebt. Es wird in drei Schritten vorgegangen:

1. Analyse des bisherigen Verhaltens
2. Planung und künftiges Vorgehen: Verhalten und Ziel
3. Metakognitive Reflexion des Ergebnisses

Zu 1: Analyse des bisherigen Verhaltens

A Vorgehen (ausgehend von einer frustrierenden Situation) (an den Patienten):

   1. Beschreiben Sie, was in der Situation geschah.
   2. Berichten Sie, was die andere Person sagte/machte.
   3. Welche Bedeutung hat deren Verhalten für Sie?
   4. Berichten Sie, was Sie in der Situation getan/gesagt haben.
   5. Beschreiben Sie, wie die Situation ausging, wozu führte Ihr Verhalten?
   6. Beschreiben Sie, welches Ergebnis Sie stattdessen gebraucht hätten.
   7. Warum haben Sie das nicht bekommen?
   8. Welches alternative Verhalten wäre aussichtsreich?

B Der Therapeut sollte bei der Übung folgendes beachten:

1. Lassen Sie sich die Situation so beschreiben, dass Sie sie sich plastisch vorstellen können.
2. Durch Nachfragen verändert sich oft, was wirklich gesagt wurde.
3. Erst dann fragen Sie, was das mit dem Patienten machte und macht (was daran frustrierend war).
4. Die eigenen Verhaltensweisen des Patienten, von denen er berichtet, zeigen, auf welche Weise er nicht wirksam war oder nicht situationsadäquat.
5. Lassen Sie den Patienten den kompletten Ablauf berichten.
6. Erst anschließend lassen Sie den Patienten berichten, welches Bedürfnis da war und was er eigentlich stattdessen gebraucht hätte, sich gewünscht hätte.
7. Jetzt danach fragen, warum es wohl schiefging. Helfen Sie mit Ideen aus, wenn der Patient keine Ursache findet (sokratisches Fragen oder direkt Ihre Vermutung aussprechen).
8. Am schwierigsten ist es für den Patienten, sich ein wirksames kompetentes Verhalten vorzustellen, denn dieses wird ja durch seine Überlebensregel verboten.

Wir halten fest: S-R-K Analyse (Aufgabe für den Patienten)
S: Die Situation war ....
R: Meine Reaktion war ....
K: Die Konsequenzen waren ....
Mit diesem Ergebnis bin ich unzufrieden. Ich hätte stattdessen gebraucht:
....

Zu 2: Planung und künftiges Vorgehen: Verhalten und Ziel (Aufgabe für den Patienten)

Es handelte sich um obige Situation: ....
Vorher:
Was will ich in dieser Situation erreichen (Ziel)? ....
Ist dieses Ziel erreichbar (möglich in meiner Umwelt) beziehungsweise realistisch (meinen Fähigkeiten entsprechend)? Ja/Nein (Bitte unterstreichen.)
Wenn Nein, bitte umformulieren: ....
Welche (neue) Einschätzung der Situation hilft mir, mein Ziel zu erreichen?
....

Welches neue Verhalten trägt dazu bei, dass ich mein Ziel erreiche? ....

....

Nachher (Zielerreichung):
Was habe ich mit meinem neuen Verhalten in dieser Situation wirklich erreicht? ....
Vergleichen: Habe ich erreicht, was ich wollte? ....

Zu 3: Metakognitive Reflexion des Ergebnisses (Aufgabe für den Patienten)
Es handelte sich um folgende Situation: ....
Ich hatte mich für folgendes neue Verhalten entschieden: ....
Ich erreichte dadurch mein Ziel: ....
1. Wie trug meine richtige Einschätzung dazu bei, dass ich mein Ziel erreichte? ....
2. Wie trug mein neues Verhalten dazu bei, dass ich mein Ziel erreichte?

....

3. Was lerne ich aus dieser Erfahrung? ....
4. Wie kann das in künftige Situationen übertragen? ....

Nachbesprechung
Der Patient berichtet von Erinnerungen, wie es vorher war, im impulsiven Selbstmodus, auf der impulsiven Stufe. Mit ihm gemeinsam wird erörtert, was er hinter sich lassen konnte: Trennungsangst, Trennungswut, Abhängigkeit, Anpassungsnotwendigkeit, Ursachen nicht ergründen können, Konsequenzen nicht vorhersehen können, seinen Gefühlen ausgeliefert sein, das große Bedürfnis nach Willkommensein, Geborgenheit und Schutz.

Seine soziale Intelligenz ist nun viel größer. Er greift im Umgang mit anderen auf seine inzwischen gut etablierte Theory of Mind zurück, erkennt die Motive der anderen, die hinter ihren Reaktionen stecken, und kann auch eigenes Verhalten auf innere Bedürfnisse zurückführen.

Die *tiefe emotionale Erfahrung* kann darin bestehen, dass der Patient sich jetzt selbstsicherer fühlt, da er die neuen Erfahrungen mit Selbstwirksamkeit gemacht hat. Er fühlt sich fähig, Geduld aufzubringen und auf den günstigsten Moment zu warten. Er fühlt sich fähig, drängenden Gefühlen Widerstand zu leisten, wenn es unklug erscheint, ihnen spontan zu folgen. Er fühlt sich weniger abhängig von seiner Bezugsperson, fürchtet nicht sofort Trennung, wenn er sich traut zu widersprechen oder mal seinen eigenen Weg zu gehen. Er fühlt sich selbstständiger und kompetenter – und kann dieses neue Selbstgefühl genießen. Er bekommt das Gefühl, sein Leben im Griff zu haben.

5.2 Entwicklung von der souveränen auf die zwischenmenschliche Stufe

Bei diesem Punkt wird in folgenden Schritten vorgegangen:

1. Entwicklung von Empathiefähigkeit 1 – Wie der Patient über seine Gefühle sprechen kann
2. Entwicklung von Empathiefähigkeit 2 – Was fühlt die Bezugsperson? (Fragen stellen) (wenn der Patient offensichtlich kein Verständnis für seine Bezugsperson hat)

Zu 1: Entwicklung von Empathiefähigkeit 1 – Wie der Patient über seine Gefühle sprechen kann

Der Therapeut achtet darauf, dass der Patient so mit dem Gegenüber spricht, dass dieser seine Gefühle, Bedürfnisse und Beweggründe auch verstehen kann.

A Vorgehen:
   1. Patient berichtet über eine emotional belastende Situation, z. B. *Abwertung durch Partner.*
   2. Therapeut fragt nach dem Gefühl in der Situation, z. B. *»verletzt/wütend«.*
   3. Therapeut fragt, was zu diesem Gefühl führte (Kontext der Emotion), Antwort des Patienten z. B.: *»…, dass er es so kalt und arrogant gesagt hat, ohne mich anzuschauen.«*
   4. Therapeut fasst zusammen, z. B.: *»Die arrogante Art seiner Abwertung hat Sie so verletzt.«*
   5. Therapeut fragt, welche Reaktion der Patient stattdessen gebraucht hätte, Antwort z. B.: *»Ich brauche von ihm, dass er mich wertschätzt.«*
   6. Therapeut fragt nach dem jetzigen Gefühl, da er nicht die Reaktion bekommen hat, die er gebraucht hätte, Antwort z. B.: *»Das macht mich sehr traurig und tut so weh.«*
   7. Therapeut antwortet z. B.: *»Ich kann gut verstehen, dass seine Abwertung Sie verletzt hat und Sie traurig sind, dass Sie keine Wertschätzung bekommen haben.«*

B Der Therapeut sollte bei der Übung folgendes beachten:

1. Laden Sie den Patienten ein, sich während des Berichtens die emotional belastende Situation bildlich vorzustellen und sich in der Situation zu sehen.
2. Fragen Sie: Was für ein Gefühl als Reaktion auf die Frustration ist da?
3. Versuchen Sie herauszufinden, welcher Moment und welcher Aspekt dieses Gefühl ausgelöst hat.
4. Sprechen Sie dann den »kausalen« Zusammenhang aus: Kontext X hat Emotion Y ausgelöst (reflektierte Affektivität).
5. Fragen Sie dann nach dem Bedürfnis, das er gebraucht hätte und lassen Sie ihn spüren, wie es sich anfühlt, dieses nicht bekommen zu haben.
6. Fragen Sie nach diesem Gefühl als Reaktion auf das Fehlen des Ersehnten.
7. Zum Schluss bekunden Sie Ihre Empathie und Ihr Verstehen.

Zu 2: Entwicklung von Empathiefähigkeit 2 –
Was fühlt die Bezugsperson? (Fragen stellen)

Der Therapeut lenkt bei der gemeinsamen Betrachtung von Situationen die Aufmerksamkeit des Patienten durch Fragen immer wieder darauf, was die Bezugsperson

- gefühlt,
- gedacht,
- gebraucht und
- gefürchtet haben könnte.

Auch inwiefern das eigene Verhalten des Patienten darauf Einfluss nahm oder nehmen könnte.

Wenn der Patient offensichtlich kein Verständnis für seine Bezugsperson hat, wird folgende Übung durchgeführt:

A Vorgehen: Fragen, was die Bezugsperson fühlt …

Situation: Patient erzählt: ……………………………………………………

Eine Antwort könnte sein: »Ich habe meiner Frau gesagt, dass ich ab jetzt jeden Tag eine Stunde später nach Hause komme, weil ich ins Fitnesscenter gehe.«

Therapeut fragt, was die Bezugsperson gefühlt haben könnte. Patient antwortet: ....

Mögliche Antwort: »Sie hat sich mit den Kindern im Stich gelassen gefühlt.«

Therapeut fragt, was die Bezugsperson gedacht haben könnte. Patient antwortet: ....

Mögliche Antwort: »Dass mir die Familie nicht mehr wichtig ist.«

Therapeut fragt, was die Bezugsperson gebraucht haben könnte. Patient antwortet: ....

Mögliche Antwort: »Dass ich berücksichtige, ob sie mich abends mal früher braucht.«

Therapeut fragt, was die Bezugsperson gefürchtet haben könnte. Patient antwortet: ....

Mögliche Antwort: »Dass der nächste Schritt die Trennung ist.«

B Der Therapeut sollte bei der vorigen Übung folgendes beachten:

Situation: Patient berichtet aus verteidigender Perspektive. Der Patient ist mit seinen eigenen Gefühlen und Bedürfnissen so beschäftigt, dass er keinen Sinn dafür hat, wie sich die Bezugsperson in der Situation gefühlt hat. Während der Therapeut die Fragen der vorigen Übung stellt (hier noch einmal aufgegriffen), unterbricht er den Patienten, wenn dieser über anderes spricht.

Therapeut fragt, was die Bezugsperson gefühlt haben könnte. Die erste Antwort des Patienten ist meist eine Fehlinterpretation, sodass der Therapeut helfen und ihm die eventuelle Bedeutung für den anderen nennen muss, z. B. »Was würde sie fühlen, wenn für sie Ihre berechtigte Kritik zu plötzlich und heftig kam?«

Therapeut fragt, was die Bezugsperson gedacht haben könnte. Auch bei den möglichen Gedanken des Gegenübers muss der Therapeut meist helfen und selbst einen möglichen Gedanken vorschlagen.

Therapeut fragt, was die Bezugsperson gebraucht haben könnte. Obwohl das Bedürfnis der Bezugsperson meist naheliegend ist, merkt man, dass der Patient sich sträubt, sich das bewusst zu machen. Wieder muss der Therapeut einen Vorschlag machen.

Therapeut fragt, was die Bezugsperson gefürchtet haben könnte. Er fasst zusammen, was die Situation für das Gegenüber bedeutet und fragt, welche Furcht da wohl aufkommt.

Fazit: Auf der zwischenmenschlichen Stufe angekommen, begibt sich der Mensch in den zwischenmenschlichen Selbstmodus. Das zwischenmenschliche Selbst

- ist Beziehung,
- kann empathisch sein,
- kann die Perspektive des anderen einnehmen (kann auf sich selbst mit den Augen des anderen blicken und dabei erleben, was er sich vorstellt, was der andere über ihn denkt und fühlt, als Quelle für seine eigenen möglicherweise traurigen Gefühle),
- kann gut für den anderen und die Beziehung sorgen,
- kann eigene Interessen zurückstellen,
- kann tiefgehende und feste (beste) Freundschaft pflegen.

»Meine Gefühle werden dadurch bestimmt, wie gut es dir mit mir und mir mit unserer Beziehung geht.«

Empathie ist nicht der Garant für Mitgefühl, lediglich die Voraussetzung. Paul Gilbert (2010) hat in seinem Compassion Focused Therapy-Ansatz (CFT) die Praxis der Achtsamkeit mit der Arbeit mit Imaginationen verknüpft, sodass zahlreiche Interventionen mit dem Ziel sowohl des Mitgefühls mit anderen als auch des Selbst-Mitgefühls entstanden sind. Hier wird das Mitgefühl mit Bezugspersonen herausgegriffen. Eine Imaginationsübung entwickelt durch Sulz (nach einer Idee von Gilbert [2009]) kann das Mitgefühl bei Patienten fördern, die dabei sind, den Schritt auf die zwischenmenschliche Stufe zu gehen.

5.2.1 Mitgefühl – Anderen ein glückliches Leben wünschen (Imaginationsübung für den Patienten)

Entspannt sitzend und ruhig atmend kann mit geschlossenen Augen an die wichtigsten Bezugspersonen gedacht werden. Jeweils nur eine Person vor dem inneren Auge sehen, ihr Gesicht, ihre Augen. Vergegenwärtigen Sie, was sie Ihnen bedeutet, wie Sie sich mit ihr fühlen. Wenn eine ausreichend gute Imagination entstanden ist, vergegenwärtigen Sie, wie die Lebenssituation dieser Person ist – vielleicht gut, vielleicht belastend. Mit dem Gefühl bei ihr sein.

a) Wünschen Sie dieser Person nun ein gutes Leben – ein frohes und glückliches Leben, frei von Leid und Krankheit und frei von Belastungen jeglicher Art.

b) Stellen Sie sich vor, dass sie das wirklich bekommt – alles, was ihr gewünscht wurde und was sie braucht. Jetzt hat sie es. Vielleicht ist es daran zu erkennen, dass ihr Gesicht Freude zeigt und ein Lächeln. Dass sie wirklich ein gutes Leben hat, froh, glücklich und ohne Leid und Schmerz.
c) Stellen Sie sich vor, dass das so bleiben wird – auf Dauer. Und dass es ihr so gut geht, wie es dem Wunsch entsprach.
d) Nehmen Sie nun das eigene Gefühl wahr. Wie fühlt sich dieser Wunsch an und wie fühlt sich die Vorstellung an, dass diese Person das wirklich bekommt und dauerhaft behalten wird?
e) Verabschieden Sie Ihre Bezugsperson und entlassen Sie sie aus Ihrer Imagination, sodass Sie sehen, wie sie geht, zurück in ihr Leben.

Diese Imagination kann mit weiteren Personen erfolgen, auch Freunden oder mit Menschen, die für das eigene Leben nicht bedeutend sind. Wenn die Imagination schon oft durchgeführt wurde, kann probiert werden, dies auch Menschen zu wünschen, die einen verletzt haben. Sie haben sich nicht selbst entschlossen, so ein Mensch zu werden. Und sie wünschen sich auch nur ein befriedigendes Leben.

Nachbesprechung
Therapeut und Patient reflektieren vergleichend den souveränen und den zwischenmenschlichen Selbstmodus des Patienten. Dieser kann sich gut erinnern, wie wenig er sich der Zugewandtheit der Bezugsperson sicher war und wie er diese Sicherheit durch verschiedenste Beeinflussungsversuche herstellte, ja herstellen musste. Er erlebt es als sehr angenehm, wie mühelos er jetzt auf seine Bezugsperson eingehen kann, dafür sorgen kann, dass sich beide gleichermaßen wohl in der Beziehung fühlen. Er kann es nicht nur, er möchte es jetzt auch.

Die *tiefe emotionale Erfahrung* kann darin bestehen, dass der Patient sich befreit erlebt, weil er nicht mehr aufpassen muss, ob sein Gegenüber in seinem Sinne handelt. Denn darauf kann er sich blind verlassen, wenn die Beziehung auf gegenseitiger Zuneigung oder gar Liebe beruht. Er weiß jetzt, woran er mit seiner Bezugsperson ist, weil er es spürt. Er ist empathisch und fühlt sich ganz ein. Er merkt allerdings, dass Liebe zu einem so hohen Gut geworden ist, dass er auch immer wieder Angst bekommt, sie zu verlieren. Aber er beobachtet, dass es ihm gar nicht schwer fällt, selbstbezogene Handlungen zu unterlassen.

6 Gestaltung der eigenen Zukunft durch Selbstmanagement[23]

Wie bei allen Therapieschritten ist das emotionale Erleben der rote Faden, dem wie beim Stricken ein »blauer Faden« hinzugefügt wird – nämlich die Metakognition im Sinne einer ständig differenzierter werdenden Reflexion auf der Basis der Theory of Mind, oder das Mentalisieren, das tiefere Verstehen dessen, was in mir und mit meinen Beziehungen warum und wozu geschieht. Ist beides zugleich im Bewusstsein, sprechen Fonagy et al. (2008) von affektivem Reflektieren.

6.1 Neues Selbst und neue Welt

Aufgaben für den Patienten

Wenn Sie alle vorgeschlagenen Experimente (Übungen, siehe Tabelle im Anhang 1) so oft und so lange gemacht haben, bis es keine Experimente mehr waren, sondern gewohnheitsmäßiger selbstverständlicher Ausdruck Ihres Selbst, so hat sich Ihr Selbst entwickelt. Versuchen Sie, dieses neue Selbstgefühl bewusst wahrzunehmen und diese Wahrnehmungen in Worte zu fassen. Am besten in Ihre eigenen Worte.

....

Versuchen Sie diese Betrachtungen Ihres Selbst um Ihre neue Wahrnehmung der Welt zu ergänzen. Wie hat sich diese verändert?

....

23 Die konkrete Gestaltung der Zeit nach der Therapie in diesem Kapitel wurde aus dem *Praxismanual – Strategien der Veränderung von Erleben und Verhalten* (Sulz 2009b, S. 248ff.) übernommen.

Von jetzt an können Sie entweder frühere Experimente zum Experiment der aktuellen Woche erklären und diese erneut durchführen (bis sie Selbstverständlichkeiten geworden sind) oder Sie können neue Experimente kreieren und ausprobieren. Nehmen Sie sich ein Jahr der neuen Experimente vor.

Neue Beziehungen (Aufgaben für den Patienten)

Ein neues Selbst tritt in einer neuen Welt auf eine neue Weise in Beziehung. Es entstehen neue Beziehungen, selbst wenn die Personen nicht ausgetauscht wurden. Was hat sich in Ihren Beziehungen geändert? Vergleichen Sie das Ergebnis mit dem Stand zu Beginn der Therapie.

Vergleichen Sie Ihre heutige Selbstbeschreibung auch mit den Beschreibungen der Entwicklungsstufen. Passt diese jetzige Beziehungsgestaltung zur nächsten Entwicklungsstufe?

Das neue Selbst:
Ich bin jetzt ....
Ich kann jetzt ....
Ich brauche jetzt nicht mehr ....
Ich fürchte jetzt nicht mehr ....

Die neue Welt:
Sie ist jetzt für mich ....
Sie muss nicht mehr ....
Sie darf jetzt ....

Die neuen Beziehungen:
Ich fühle jetzt in mir ....
Ich mag an Dir jetzt ....
Ich brauche jetzt von Dir ....
Ich fürchte jetzt von Dir ....
Ich mag an Dir jetzt nicht ....
Ich will von Dir jetzt nicht ....
Du bist für mich jetzt ....

6.2 Rückblick – Gegenwart – Zukunft

Aufgaben für den Patienten

Sie können auf gründliche Betrachtungen Ihrer Psyche und Ihres Selbst zurückblicken. Um die Ergebnisse jederzeit für Sie überblicksweise abrufbar zu haben, ist nachfolgende Übersicht vorgesehen. Auch die Entwicklung, die während dieser Zeit stattgefunden hat, kann auf diese Weise reflektiert werden.

Versuchen Sie, darauf aufbauend eine Perspektive für die Zukunft zu skizzieren. Worum geht es in Ihrem jetzigen Leben? Worum wird es im kommenden Lebensabschnitt gehen? Wie gestalten Sie Ihr Leben? Wofür werden Sie nur noch wenig Energie und Zeit investieren? Was wird in Ihrem Leben keinen Platz mehr haben? In welcher Weise sind Sie selbst anders geworden?

Wenn Sie die jetzt nötige Entwicklungsarbeit getan haben, die ja nur nötig war, weil Ihre natürliche Entwicklung gehemmt worden war, so schließen Sie damit ein Buch, das eine Geschichte – Ihre Geschichte – beschreibt. Sie können das Buch schließen und die Gegenwart und die Zukunft leben und die Entwicklung geschehen lassen – mit den dazugehörigen stabilen und instabilen Zeiten, eventuellen Krisen, die stets einen Entwicklungsschritt signalisieren.

Eine Möglichkeit, seine Entwicklungsfortschritte einzuschätzen, ist die Tabelle im Anhang 2.

Rückblick:
Mein Abhängigkeitsbedürfnis war ....
Mein Autonomiebedürfnis war ....
Mein Hauptbedürfnis war ....
Meine Überlebensregel war ....
Meine vermiedenen Gefühle waren ....
Meine gegensteuernden Gefühle waren ....
Meine Entwicklungsstufe war ....
Meine zentrale Angst war...

Veränderung:
Mein progressives Ziel war ....
Mein regressives Ziel (mein Widerstand) war ....
Meine Entscheidung war ....

Losgelassen habe ich ....
Die Veränderung machte mir Angst vor ....
Niederlagen, die ich vermied, waren ....

Gegenwart und Zukunft:
Mein neues Selbst ist ....
Die Welt ist jetzt für mich ....
Meine Beziehungen sind jetzt ....
In meinem Leben geht es jetzt um ....

Nachbesprechung

Wenn der Therapeut keine Abkürzung genommen und nicht versucht hat, den Patienten direkt von der impulsiven auf die zwischenmenschliche Stufe zu heben, unter Auslassen der souveränen Stufe, dann ist der Patient zu diesem Zeitpunkt schon längere Zeit in Behandlung. Er war schon einige Zeit auf der souveränen Stufe, kann seine Affekte steuern, die Folgen seines Verhaltens vorhersehen, willentlich eigene Ziele angehen. Er hat Selbstwirksamkeitserfahrungen gemacht und möchte nun nicht bei interaktionellen Erfolgen bleiben, sondern eine längere Beziehung für beide Seiten befriedigend gestalten. Anfangs tut er sich noch schwer mit dem Perspektivenwechsel, kann sich aber immer besser in sein Gegenüber hineinversetzen. Er kann eigene Interessen immer mehr zurückstellen und die Beziehung wird ihm allmählich wichtiger als seine Selbstinteressen. Er tauscht sich mit dem Therapeuten über seine diesbezüglichen Schwierigkeiten aus und dieser hilft ihm dabei, stetig mehr Mitgefühl zu entwickeln.

Die *tiefe emotionale Erfahrung* kann darin bestehen, dass Rückblick und Ausblick gleichermaßen als Lebensfülle gesehen werden. Die frühere Abhängigkeit, Gehemmtheit, Unsicherheit, das Ausgeliefertsein, die scheinbare Ausweglosigkeit sind überwunden. Die vielen, immer erfolgreicher werdenden wirklich arbeitsamen Aktionen bis zur Erreichung der Therapieziele sind samt der damit verbundenen Anstrengungen, Rückschläge und zunehmender Ausdauer und Zielorientiertheit noch gut spürbar. Anstrengungen und Mühen, die sich lohnten, die der richtige Weg waren – mit dem unermüdlichen Beistand des Therapeuten. Zwar musste jeder Schritt selbst getan werden, aber seine Begleitung machte es möglich, dabei zu bleiben, nicht aufzugeben und vor allem auch Altes loszulassen.

7 Das Ende der Therapie

Abschied nehmen in und von der therapeutischen Beziehung

Die therapeutische Beziehung ist etwas ganz Besonderes für den Patienten – das vergisst der Therapeut leicht. Für ihn ist die Beziehung wichtig, weil sie die Therapie weiterträgt. Aber der Patient ist kein wirklich wichtiger Mensch in seinem Leben. Einer von vielen. Gleichwohl gibt er ihm Wertschätzung, Zuneigung und Verständnis. Der Therapeut ist so sehr für ihn da, dass er die Illusion aufrechterhalten kann, dass er doch ein einzigartiger für andere bedeutender Mensch ist. Der Patient macht mit ihm korrigierende emotionale Erfahrungen, die so wohltuend sind, dass er für manche Patienten zum eigentlich Heilenden wird. Nun ist die Empathie des Therapeuten noch einmal ganz besonders gefragt. Denn er muss verstehen, dass dieser Abschied ein sehr wichtiger Moment im Leben des Patienten ist. Er nimmt Abschied von einem Menschen, der ihn wie kein anderer verstanden und wertgeschätzt hat und ganz auf seiner Seite war, sich für ihn engagiert, seine Niederschläge aufgefangen und ihn immer wieder ermutigt und gestärkt hat. Er hat ihm auf eine nicht kränkende Weise den Spiegel vorgehalten, ihn mit vielem konfrontiert, sodass die Therapie eher eine Expedition war als ein Spaziergang. Es war auch ein Ringen und Kämpfen um Positionen. All das fügte sich zu einer intensiven Beziehungserfahrung zusammen, die so viel wert war, dass das Ende der Therapie sehr traurig macht. Viel trauriger, als der Therapeut in diesem Moment sein kann, der genug Erfahrung hat, die dazu gehörenden Tränen wie frühere wohltuend anzunehmen. Er ist ein empathisches Gegenüber und es ist kein Moment gemeinsamen Schicksals. Er begleitet das trauernde Abschiednehmen des Patienten empathisch. Nur das ist in diesem Moment seine Aufgabe. Zu der letzten Aufgabe des Therapeuten gehört es, dem Patienten glaubhaft zu vermitteln, dass er für ihn verfügbar bleibt, dass die Therapie zwar zu Ende ist, aber nicht die Beziehung. Denn sonst würde aus dem Abschied leicht eine Wiederholung früherer Erlebnisse von Verlassenwerden oder Weggeschicktwerden. Ideal ist es, wenn nicht der Therapeut das Ende ankündigen würde, da der Patient bald nicht mehr kommen darf, weil die Kasse nicht mehr zahlt, sondern wenn die Trennung aktiv vom Patienten herbeigeführt wird: »Ich denke, dass ich jetzt versuchen kann und soll, allein zurechtzukommen. Das möchte ich jetzt ausprobieren.« Das ist dann wie wenn die erwachsen gewordenen Kinder aus dem Elternhaus ausziehen – ein ganz natürlicher Trennungsprozess, den sie bestimmen.

Nachbesprechung

Gerade beim Abschied ist es schwer, die Ungleichheit im emotionalen Engagement in der therapeutischen Beziehung zu handhaben. Denn der Patient hat eventuell noch niemanden erlebt, der sich so ernsthaft mit seinen Nöten, Gefühlen, Bedürfnissen und Ängsten befasst hat. Er hat unzählige Male spüren dürfen, wie wohltuend und hilfreich allein diese zugewandte Haltung für ihn ist. Er wusste, wie sehr er vertrauen kann. Und er hat erfahren, dass er mit genau dieser Begleitung seine Symptome und vieles andere mehr hinter sich lassen konnte. Deshalb sind Dankbarkeit und Verbundenheit groß. Er wird eine sehr wertvolle Stütze verlieren und einen Menschen, der ihm sehr wichtig geworden ist. Ihn kostet der Abschied emotionale Kraft. Er muss trauern. Abschied und Trauer somit rechtzeitig einzuleiten, damit dafür in den letzten Therapiesitzungen ausreichend Zeit bleibt, ist eine wichtige therapeutische Aufgabe. Wird dies unterlassen, reagieren manche Patienten mit einem Rückfall.

Die *tiefe emotionale Erfahrung* kann darin bestehen, dass der Patient das notwendige Ende einer guten Beziehung mit einer Mischung aus Trauer und Dankbarkeit zulassen kann. Dabei ist es hilfreich, wenn kognitive Vermeidungen als solche benannt und gestoppt werden können. Zur Bindungsfähigkeit gehört ja auch die Fähigkeit, sich zu trennen. Dies kann gerade bei der therapeutischen Beziehung erprobt werden, die kaum Ambivalenzen und unaufgelöste Konflikte enthält. Die Trennung führt auch dazu, dass nach dem Loslassen der realen äußeren Beziehung der Therapeut als erinnerter und innerer guter Begleiter bewahrt werden kann und darf. Der Patient darf sich später daran erinnern, was sein Therapeut gesagt hätte.

Ergebnis der Gestaltung der eigenen Zukunft, festgehalten von Patient und Therapeut

Was ist emotional am stärksten spürbar? ....

Welche willentlichen Entscheidungen ergeben sich daraus? ....

Literatur

Alexander, F. & French, T.M. (1946). *Psychoanalytic therapy*. New York: Ronald Press.

Bandura, A. (1977). *Social learning theory*. New York: Prentic Hall.

Bauer, J. (2002). *Das Gedächtnis des Körpers. Wie Beziehungen und Lebensstile unsere Gene steuern*. Frankfurt/Main: Eichborn.

Beck, A.T. (1979). *Wahrnehmung der Wirklichkeit und Neurose*. München: Pfeiffer.

Beck, A.T. (2004). *Kognitive Therapie der Depression*. 3. Aufl. Weinheim: Beltz.

Bischof, N. (1995). *Struktur und Bedeutung. Eine Einführung in die Systemtheorie*. Bern: Huber.

Bischof, N. (2001). *Das Rätsel Ödipus. Die biologischen Wurzeln des Urkonflikts zwischen Intimität und Autonomie*. 5. Aufl. München: Piper.

Blanck, G. & Blanck, R. (1981). *Angewandte Ich-Psychologie*. Stuttgart: Klett-Cotta.

Blanck, G. & Blanck, R. (1991). *Angewandte Ich-Psychologie. Teil 1*. Stuttgart: Klett-Cotta.

Blanck, G. & Blanck, R. (1994). *Ich-Psychologie II*. Stuttgart: Klett-Cotta.

Bloch, S. (1989). Effector Patterns of basic emotions: an experimental model for emotional induction. *Behavioral & Brain Research, 33*, 317.

Bloch, S. (2006). *The alba of emotions – managing emotions through breathing*. Santiago: Ediciones Ultramarinos PSE.

Blood, A.J. & Zatorre, R.J. (2001). Intensely pleasurable responses to pleasant and unpleasant music correlate with activity in paralimbic brain regions. *Nature Neurosci, 2*, 382–387.

Bowlby, J. (1975). *Bindung*. München: Kindler.

Buck, R. (1984). The evolution of emotion communication. In R.A. Baron & J. Rodin (Hrsg.), *The communication of emotion* (S. 29–67). New York: Guilford Press.

Cohen, N.J. & Squire, L.R. (1980). Preserved learning and retention of pattern-analyzing skills in amnesia: Dissociation of knowing how and knowing what. *Science, 210*, 207–209.

Damasio, A.R. (1995). *Descartes' Irrtum – Fühlen, Denken und das menschliche Gehirn*. München: List.

Damasio, A.R. (2000). *Ich fühle, also bin ich. Die Entschlüsselung des Bewusstseins*. München: List.

Damasio, A.R. (2003). *Der Spinoza-Effekt. Wie Gefühle unser Leben bestimmen*. München: List.

de Shazer, S. (1989). *Wege der erfolgreichen Kurztherapie*. Stuttgart: Klett-Cotta.

Ekman, P., Friesen, W.V. & Ellsworth, P. (1972). *Emotion in the human race: Guidelines for research and an integration of findings*. New York: Pergamon Press.

Ekman, P., Levenson, R. & Friesen, W.V. (1983). Autonomic nervous system activity distinguishes among emotions. *Science, 221*, 1208–1210.

Elliott, R., Watson, J.C., Goldman, R.N. & Greenberg, L.S. (2008). *Praxishandbuch der Emotions-Fokussierten Therapie*. München: CIP-Medien.

Ende, M. (2018). *Momo*. 10. Aufl. Stuttgart, Wien: Thienemann.

Erickson, M.H. & Rossi, E. (1999). *Hypnotherapie*. 5. Aufl. Stuttgart: Klett-Cotta.

Fonagy, P., Gergely, G., Jurist, E.L. & Target, M. (2008). *Affektregulierung, Mentalisierung und die Entwicklung des Selbst*. 3. Aufl. Stuttgart: Klett-Cotta.

Frank, J.D. (1961). *Persuasion and healing*. 2. Aufl. Baltimore: John Hopkins University Press.

Fürstenau, P. (1998). *Esoterische Psychoanalyse, Exoterische Psychoanalyse und die Rolle des Therapeuten in der lösungsorientierten psychoanalytisch-systemischen kurz- und mittelfristigen Psychotherapie*. München: CIP-Medien.

Gendlin, E.T. (1996). *Focusing-oriented psychotherapy. A Handbook of the experiential method*. New York: Guilford.

Gilbert, P. (2009). *The Compassion Mind. A New Approach to Life's Challenges*. London: Constable.

Gilbert, P. (2010). *Compassion Focused Therapy: Distinctive Features*. London: Routledge.

Gilbert, P. (2014). The origins and nature of compassion focused therapy. *British Journal of Clinical Psychology, 53*, 6–41.

Gräff-Rudolph, U. & Sulz, S.K.D. (2017). Entwicklung reifer Empathie durch Entwicklung auf die zwischenmenschliche Stufe – bei Patienten. *Psychotherapie, 22*(2), 59–74.

Grawe, K. (1998). *Psychologische Therapie*. Göttingen: Hogrefe.

Grawe, K. (2004). *Neuropsychotherapie*. Göttingen: Hogrefe.

Greenberg, L. (2000). Von der Kognition zur Emotion in der Psychotherapie. In S. Sulz & G. Lenz (Hrsg.), *Von der Kognition zur Emotion. Psychotherapie mit Gefühlen* (S. 77–110). München: CIP-Medien.

Greenberg, L. (Hrsg.). (2007). EFT. Emotion Focused Therapy. *European Psychotherapy, 7*, 19–39.

Greenberg, L.S., Rice, L.N. & Elliot, R. (1993). *Facilitating emotional change: the moment by moment process*. New York: Guilford.

Guidano, V.F. (1988). A systems, process-oriented approach to cognitive therapy. In K.S. Dobson (Hrsg.), *Handbook of cognitive-behavioral therapies* (S. 307–354). New York: Guilford.

Haggard, P. & Eimer, M. (1999). On the relation between brain potentials and the awareness of voluntary movements. *Exp Brain Res, 126*, 128–133.

Haisch, J. & Vogel, H.-J. (2010). *Sozialpsychologische Grundlagen der Psychotherapie*. München: CIP-Medien.

Hauke, G. (2006). From need oriented to value oriented living. *European Psychotherapy, 6*, 77–115.

Hauke, G. (2009a). Vom bedürfnis- zum wertorientierten Menschen. In S. Sulz & G. Hauke (Hrsg.), *Strategisch-Behaviorale Therapie SBT. Theorie und Praxis eines innovativen Ansatzes* (S. 58–92). München: CIP-Medien.

Hauke, G. (2009b). Selbstregulation und Achtsamkeit. In S. Sulz & G. Hauke (Hrsg.), *Strategisch-Behaviorale Therapie SBT. Theorie und Praxis eines innovativen Ansatzes* (S. 93–123). München: CIP-Medien.

Hauke, G. (2009c). Angstbehandlung in der Strategisch-Behavioralen Therapie (SBT). In

S. Sulz & G. Hauke (Hrsg.), *Strategisch-Behaviorale Therapie SBT. Theorie und Praxis eines innovativen Ansatzes* (S. 150–170). München: CIP-Medien.

Hauke, G. (2010). Strategisch Behaviorale Therapie (SBT): Von der Bindungserfahrung zur Strategie der Therapie. *Psychotherapie, 15*(1), 75–95.

Hauke, G. (2013). *Strategisch-Behaviorale Therapie (SBT). Emotionale Überlebensstrategien – Werte – Embodiment*. Berlin: Springer.

Hauke, G. (2017). Embodiment in Psychotherapy. *European Psychotherapy, 13*.

Hauke, G. & Dall'Occhio, M. (2015). *Emotionale Aktivierungstherapie. Embodimenttechniken im Emotionalen Feld*. Stuttgart: Schattauer.

Hauke, G., Lohr, C. & Pietrzak, T. (2017). Moving the mind: Embodied cognition in Cognitive Behavioral Therapy (CBT). *European Psychotherapy, 13*, 154–178.

Hayes, S. & Batten, S.V. (2000). Acceptance and Commitment Therapy: ACT – A radical Behavior Approach. *European Psychotherapy, 1*(1), 2–9.

Hayes, S., Strosahl, K.D. & Wilson, K.G. (2007). *Akzeptanz- und Commitment-Therapie. Ein erlebnisorientierter Ansatz der Verhaltensänderung*. 2. Aufl. München: CIP-Medien.

Hebing, M. (2012). *Evaluation und Prädiktion therapeutischer Veränderung im Rahmen der Strategisch-Behavioralen Therapie (SBT)*. München: CIP-Medien.

Heckhausen, J. & Heckhausen, H. (2010). *Motivation und Handeln*. 4. Aufl. Berlin: Springer.

Hoenes, A. (2017). Entwicklung der Emotionsregulation. *Psychotherapie, 22*(2), 126–147.

Hoenes, A., Richter-Benedikt, A.J., Sichort-Hebing, M., Gräff-Rudolph, U. & Sulz, S.K.D. (2014). Das Selbstmoduskonzept in der Strategisch-Behavioralen Therapie – vom dysfunktionalen sekundären Selbstmodus zum reifen tertiären Selbstmodus. *Psychotherapie in Psychiatrie, Psychotherapeutischer Medizin und Klinischer Psychologie, 19*(2), 190–215.

Jacobson, N.S. & Christensen, A. (1996). *Integrative Couple Therapy. Promoting Acceptance and Change*. New York: Norton.

Kabat-Zinn, J. (2013). *Gesund durch Meditation: Das große Buch der Selbstheilung mit MBSR*. München: Knaur.

Kanfer, F.H. (1977). Selbstmanagement-Methoden. In F.H. Kanfer & A.P. Goldstein (Hrsg.), *Möglichkeiten der Verhaltensänderung* (S. 350–406). München: Urban & Schwarzenberg.

Kanfer, F.H. (2000). Self-Management Therapy: Orchestration of basic components for individual clients. *European Psychotherapy, 1*, 10–14.

Kanfer, F.H., Reinecker, H. & Schmelzer, D. (2012). *Selbstmanagement-Therapie*. 5. Aufl. Berlin: Springer.

Kegan, R. (1986). *Die Entwicklungsstufen des Selbst – Fortschritte und Krisen im menschlichen Leben*. München: Kindt.

Kohlenberg, R.J. & Tsai, M. (1991). *Functional Analytic Psychotherapy. Creating Intense and Curativ Therapeutic Relationships*. New York: Plenum Press.

Kohlenberg, R.J., Tsai, M., Parker, C.R., Bollling, M.Y., Kanter, J.W. (2000). Focusing on the client-therapist interaction. Functional Psychotherapy: A behavioral approach. *European Psychotherapy, 1*, 21–31.

Lazarus, A. (1978). *Multimodale Verhaltenstherapie*. Frankfurt: Fachbuchhandlung für Psychologie.

Lazarus, A. (1993). *Innenbilder. Imagination in der Therapie und als Selbsthilfe*. 2. Aufl. Stuttgart: Pfeiffer bei Klett-Cotta.

Lazarus, R.S. (1975). The self-regulation of emotion. In L. Levi (Hrsg.), *Emotions: their parameters and measurement* (S. 195–205). New York: Raven Press.

Lazarus, R.S. (1991). *Emotion and adaptation*. New York: Oxford University Press.

LeDoux, J. (1998). *Das Netz der Gefühle*. München: Hanser.

LeDoux, J. (2001). *Das Netz der Gefühle*. München: dtv.

Leff, J.P. & Vaughn, C. (1985). *Expressed emotion in families: Its significance for mental illness*. New York: Guilford Press.

Leijssen, M. (1990). On focusing and the necessary conditions of therapeutic change. In G. Leetaer, J. Ronbouts & R. Van Balen (Hrsg.), *Client-centered and experiental psychotherapy in the nineties* (S. 225–250). Leuven: Leuven University Press.

Leslie, A.M. (2000). ›Theory of Mind‹ as a mechanism of selective attention. In M.S. Gazzangia (Hrsg.), *The New Cognitive Neurosciences* (S. 1235–1247). Cambridge, Massachusetts: The MIT Press.

Leventhal, H. & Tomarken, A.J. (1986). Emotion: Today's problems. *Annual Review of Psychology, 37*, 565–610.

Libet, B. (1978). Neuronal vs. subjective timing for a conscious sensory experience. In P.A. Buser & A. Rougeul-Buser (Hrsg.), *Cerebral correlates of conscious experience* (S. 69–82). Amsterdam: Elsevier.

Linehan, M. (1996). *Dialektisch-Behaviorale Therapie der Borderline-Persönlichkeitsstörung*. München: CIP-Medien.

Linehan, M. (2016a). *Handbuch der Dialektisch-Behavioralen Therapie zur Behandlung aller psychischen Störungen. Band 1: DBT Skills Training Manual. 2. Edition*. München: CIP-Medien.

Linehan, M. (2016b). *Handbuch der Dialektisch-Behavioralen Therapie zur Behandlung aller psychischen Störungen. Band 2: DBT Arbeitsbuch mit Handouts und Arbeitsblättern für TherapeutInnen und PatientInnen*. München: CIP-Medien.

Liwowsky, I., Mergl, R. & Padberg, F. (2014). SBT-Depressionstherapie in und mit der Gruppe – Konzeption und Evaluation im stationär-psychiatrischen Setting. In S. Sulz (Hrsg.), *Strategische Therapien: SKT, SBT, SJT, PKP – Forschung – Entwicklung – Praxis* (S. 106–121). München: CIP-Medien.

Lohr, C., Flies, E. & Hauke, G. (2017). Geschieht Emotionsregulation nur im Kopf? – Auf dem Weg zu einer Embodimentperspektive in der kognitiven Verhaltenstherapie. In S.K.D. Sulz & T. Bronisch (Hrsg.), *Therapie von Störungen der Emotionsregulation* (S. 190–209). München: CIP-Medien.

Margraf, J. & Brengelmann, J. (1992). *Die Therapeut-Patient-Beziehung in der Verhaltenstherapie*. München: Röttger.

Miller, R.E., Bankd, J. & Kuwhara, H. (1967). The Communication of Affect in Monkeys: Cooperative Conditioning. *J Genet Psychol, 108*, 121–134.

Mischel, W. (2015). *Der Marshmallow-Test*. München: Siedler.

Neisser, U. (1988). *Kognitive Psychologie*. Stuttgart: Klett-Cotta.

Noam, G. (1988). The theory of biography and transformation: Foundation for clinical-developmental therapy. In S.R. Shirk (Hrsg.), *Cognitive development and child psychotherapy* (S. 273–317). New York: Plenum.

Noam, G., Chandler, M. & LaLonde, C. (1995). Clinical Developmental Psychology: Constructivism and Social Cognition in the Study of Psychological Dysfunction. In D. Cicchetti & D. Cohen (Hrsg.), *Handbook of Developmental Psychopathology 1* (S. 424–464). New York: Wiley.

Orlinsky, D.E., Ronnestadt, M.H. & Willutzki, U. (2013). 50 Jahre Prozess-Outcome-Forschung: Kontinuität und Wandel. In A.E. Bergin & S.L. Garfield (Hrsg.), *Handbuch der Psychotherapie und Verhaltensmodifikation* (S. 501–608). 6. Aufl. Tübingen: dgvt-Verlag.

Panksepp, J. (1998). *Affective Neuroscience*. New York: Oxford University Press.

Pesso, A. (1969). *Movement in Psychotherapy. Psychomotor technique and training*. New York: New York University Press.

Pesso, A. (2008a). Werden wer wir wirklich sind. In A. Pesso & L. Perquin (Hrsg.), *Die Bühnen des Bewusstseins. Oder: Werden, wer wir wirklich sind* (S. 43–60). München: CIP-Medien.

Pesso, A. (2008b). Die Bühnen des Bewusstseins. In A. Pesso & L. Perquin (Hrsg.), *Die Bühnen des Bewusstseins. Oder: Werden, wer wir wirklich sind* (S. 61–72). München: CIP-Medien.

Pesso, A. (2008c). Kathleeen Beispiel einer Holes-in-Roles-Struktur. In A. Pesso & L. Perquin (Hrsg.), *Die Bühnen des Bewusstseins. Oder: Werden, wer wir wirklich sind* (S. 251–320). München: CIP-Medien.

Pesso, A. & Perquin, L. (Hrsg.). (2008). *Die Bühnen des Bewusstseins. Oder: Werden, wer wir wirklich sind*. München: CIP-Medien.

Pesso, A. & Pesso-Boyden, D. (1994). *Introduction to Pesso Boyden System Psychomotor*. Franklin: PS Press.

Piaget, J. (1978). *Das Weltbild des Kindes*. München: dtv.

Piaget, J. (1995). *Intelligenz und Affektivität in der Entwicklung des Kindes*. Frankfurt: Suhrkamp.

Prochaska, J.O., Norcross, J.D. & DiClemente, C.C. (1994). *Changing for Good*. New York: Avon Books.

Reddemann, L. (2017). *Psychodynamisch Imaginative Traumatherapie: PITT® – Das Manual. Ein resilienzorientierter Ansatz in der Psychotraumatologie*. Stuttgart: Klett-Cotta.

Reddemann, L. & Fischer, G. (2013). Worauf es ankommt: Psychodynamische Traumatherapien. In T. Bronisch & S.K.D. Sulz (Hrsg.), *Psychotherapie der Posttraumatischen Belastungsstörung* (S. 117–144). München: CIP-Medien.

Rice, L.N. & Sapera, E. (1984). A task analysis of the resolution of problematic reactions. In L. Rice & L.S. Greenberg (Hrsg.), *Patterns of change: Intensive analysis of psychotherapeutic process* (S. 29–66). New York: Guilford.

Rizzolatti, G., Fadiga, L., Fogassi, L. & Gallese, V. (1999). Resonance behaviors and mirror neurons. *Arch Ital Biol, 137*, 85–100.

Rosenberg, M. (2016). *Gewaltfreie Kommunikation: Eine Sprache des Lebens*. Paderborn: Junfermann.

Roth, G. (1995). *Das Gehirn und seine Wirklichkeit*. 3. Aufl. Frankfurt: Suhrkamp.

Roth, D. & Rehm, L. (1986). Therapiemanual zur Selbstkontrolltherapie der Depression in Gruppen. In S. Sulz (Hrsg.), *Verständnis und Therapie der Depression* (S. 156–166). München: Ernst Reinhardt.

Roth, G. (2011). Die Entwicklung des kindlichen Gehirns – Normalität und traumatische Störungen. Vortrag auf dem Symposium »Frühkindliche Entwicklung im Kontext der Eltern-Kind-Beziehung – Brennpunkte früher Prävention und Intervention« am 21. Januar 2011 in München.

Rotter, J.B. (1966). General expectancies for internal vs. external control of reinforcement. *Psychological Monographs, 80*, 1–28.

Rumelhart, D.E. & Ortony, A. (1977). The representation of knowledge in memory. In R.C. Anderson, R.J. Spiro & W.E. Montague (Hrsg.), *Schooling and the acquisition of knowledge* (S. 99–135). Hillsdale, NJ: Erlbaum.

Sachse, R. & Sachse, M. (2016). *Grundlagen klärungsorientierter Psychotherapie*. Göttingen: Hogrefe.

Storch, M. & Krause, F. (2002). *Selbstmanagement – ressourcenorientiert. Grundlagen und Trainingsmanual für die Arbeit mit dem Zürcher Ressourcen Modell ZRM*. Bern: Huber.

Sulz, S.K.D. (1987). *Psychotherapie in der Psychiatrie*. Stuttgart: Thieme.

Sulz, S.K.D. (1994). *Strategische Kurzzeittherapie*. München: CIP-Medien.

Sulz, S.K.D. (1995). *Praxismanual zur Strategischen Kurzzeittherapie*. München: CIP-Medien.

Sulz, S.K.D. (1999a). *Strategische Therapieplanung – Materialienmappe*. München: CIP-Medien.

Sulz, S.K.D. (1999b). Histrionische Persönlichkeitsstörung – Verständnis und Therapie. In H. Katschnig, U. Demal, G. Lenz & P. Berger (Hrsg.), *Die extrovertierten Persönlichkeitsstörungen. Borderline, Histrionische, Narzißtische und Antisoziale Lebensstrategien* (S. 37–53). Wien: Facultas.

Sulz, S.K.D. (2000). Emotion, Kognition und Verhalten – zur homöostatischen Funktion der Emotionen und zu ihrer Bedeutung bei der Symptombildung. In S. Sulz & G. Lenz (Hrsg.), *Von der Kognition zur Emotion. Psychotherapie mit Gefühlen* (S. 5–76). München: CIP-Medien.

Sulz, S.K.D. (2001). *Von der Strategie des Symptoms zur Strategie der Therapie*. München: CIP-Medien.

Sulz, S.K.D. (2005a). *Die Psychotherapie entdeckt den Körper – Oder: Keine Psychotherapie ohne Körperarbeit?* München: CIP-Medien.

Sulz, S.K.D. (2005b). Gehirn, Emotion und Körper. In S. Sulz, L. Schrenker & C. Schricker (Hrsg.), *Die Psychotherapie entdeckt den Körper oder: Keine Psychotherapie ohne Körperarbeit?* (S. 3–23). München: CIP-Medien.

Sulz, S.K.D. (2008). *VDS Verhaltensdiagnostik-Materialmappe. Das komplette Verhaltensdiagnostiksystem VDS als Kopiervorlage – Fragebögen und Interviewleitfäden mit Auswertungsanleitungen*. München: CIP-Medien.

Sulz, S.K.D. (2009a). Das Verhaltensdiagnostiksystem VDS – eine umfassende Systematik vom Erstgespräch bis zur Katamnese. *Verhaltenstherapie und Verhaltensmedizin, 30*(1), 89–108.

Sulz, S.K.D. (2009b). *Praxismanual – Strategien der Veränderung von Erleben und Verhalten. Mit Experimentierbuch mit 25-Wochenprogramm und 34 Experimenten*. München: CIP-Medien.

Sulz, S.K.D. (2009c). *Als Sisyphus seinen Stein losließ – Oder: Verlieben ist verrückt*. München: CIP-Medien.

Sulz, S.K.D. (2010a). Piagets Theorie der affektiven Entwicklung des Menschen – Entwicklung affektiver, kognitiver und Interaktionsschemata. In S. Sulz & S. Höfling (Hrsg.), *… und er entwickelt sich doch! Entwicklung durch Therapie* (S. 117–132). München: CIP-Medien.

Sulz, S.K.D. (2010b). Mentalization and metacognition as paradigms for development and therapy in Strategic Behavioral Therapy. *European Psychotherapy, 9*, 191–208.

Sulz, S.K.D. (2011). *Therapiebuch III. Von der Strategie des Symptoms zur Strategie der Therapie*. München: CIP-Medien.

Sulz, S.K.D. (2012a). *Als Sisyphus seinen Stein losließ oder: Verlieben ist verrückt! Ein psychologisches Lesebuch über menschliche Überlebensformen und individuelle Entwicklungschancen*. 6. Aufl. München: CIP-Medien.

Sulz, S.K.D. (2012b). Psychotherapie-Grundkurs und Praxisleitfaden: Therapie-Durchführung in Klinik und Praxis. München: CIP-Medien.

Sulz, S.K.D. (2014). *Strategische Therapien: SKT, SBT, SJT, PKP – Forschung – Entwicklung – Praxis*. München: CIP-Medien.

Sulz, S.K.D. (2017a). *Gute Kurzzeittherapie in 12 plus 12 Stunden*. München: CIP-Medien.

Sulz, S.K.D. (2017b). *Gute Verhaltenstherapie lernen und beherrschen – Band 1 Verhaltenstherapie-Wissen: So gelangen Sie zu einem tiefen Verständnis des Menschen und seiner Symptome*. München: CIP-Medien

Sulz, S.K.D. (2017c) *Gute Verhaltenstherapie lernen und beherrschen – Band 2 Verhaltenstherapie-Praxis: Alles, was Sie für eine gute Therapie brauchen*. München: CIP-Medien.

Sulz, S.K.D. (2017d). *Verhaltensdiagnostik und Fallkonzeption*. München: CIP-Medien.

Sulz, S.K.D. & Gräff-Rudolph (2017). Entwicklung der Fähigkeit und Bereitschaft zur Empathie bei PsychotherapeutInnen. *Psychotherapie, 22*(2), 24–44.

Sulz, S.K.D. & Hauke, G. (Hrsg.). (2009). *Strategisch-Behaviorale Therapie SBT. Theorie und Praxis eines innovativen Ansatzes*. München: CIP-Medien.

Sulz, S.K.D. & Lenz, G. (Hrsg.). (2000). *Von der Kognition zur Emotion. Psychotherapie mit Gefühlen*. München: CIP-Medien.

Sulz, S.K.D. & Müller, S. (2000). Bedürfnisse, Angst und Wut als Komponenten der Persönlichkeit. *Psychotherapie in Psychiatrie, Psychotherapeutischer Medizin und Klinischer Psychologie, 5*(1), 22–37.

Sulz, S.K.D., Richter-Benedikt, A.J. & Hebing, M. (2010). Mentalisierung und Metakognitionen als Entwicklungs- und Therapieparadigma in der Strategisch-Behavioralen Therapie. *Psychotherapie in Psychiatrie, Psychotherapeutischer Medizin und Klinischer Psychologie, 15*(1), 117–126.

Sulz, S.K.D. & Schmalhofer, R.M. (2010). Emotionsdiagnostik in der Psychotherapie – die Messung des Emotionserlebens und der Emotionsregulation mit der VDS32-Emotionsanalyse. *Psychotherapie in Psychiatrie, Psychotherapeutischer Medizin und Klinischer Psychologie, 15*(2), 184–192.

Sulz, S.K.D., Sichort-Hebing, M. & Jänsch, P. (2015a). *Psychotherapiekarten für die Praxis Angst & Zwang. PKP-Therapiekarten im Kasten*. München: CIP-Medien.

Sulz, S.K.D., Sichort-Hebing, M. & Jänsch, P. (2015b). *Psychotherapiekarten für die Praxis Angst & Zwang. PKP-Handbuch*. München: CIP-Medien.

Sulz, S.K.D. & Sulz, J. (2005). *Emotionen. Gefühle erkennen, verstehen und handhaben*. München: CIP-Medien.

Sulz, S.K.D. & Theßen, L. (1999). Entwicklung und Persönlichkeit. Die VDS-Entwicklungsskalen zur Diagnose der emotionalen und Beziehungsentwicklung. *Psychotherapie in Psychiatrie, Psychotherapeutischer Medizin und Klinischer Psychologie, 4*(1), 32–45.

Sulz, S.K.D. & Tins, A. (2000). Qualitative Analysis of Satisfaction and Frustration of Basic Needs in Childhood – an Empirical Study. *European Psychotherapy, 1*, 81–98.

Theßen, L. (2015). *Mit Atemübungen zum Gefühlsausdruck: Wahrnehmung und Regulation der Emotionen in der Psychotherapie*. Berlin: Springer

Toman, W. (1954). *Dynamik der Motive. Eine Einführung in die klinische Psychologie*. Frankfurt: Humboldt.

Ulich, D. & Mayring, P. (1992). *Psychologie der Emotionen*. Stuttgart: Kohlhammer.

Wassmann, R. (2009). Konfrontationsverfahren. In A. Batra, R. Wassmann & G. Buchkremer (Hrsg.), *Verhaltenstherapie* (S. 104–109). Stuttgart: Thieme.

Weiner, B. (1974). *Achievement motivation and attribution theory*. Morristown: General Learning Press.

Weiner, B. (1986). *An attributional theory of motivation and emotion*. New York: Springer.

Woolfolk, R. & Allen, L. A. (2013). *Wirksame Behandlung von somatoformen Störungen und Somatisierungsstörungen*. München: CIP-Medien.

Wright, J. & Beck, A. (1986). Kognitive Therapie der Depression. In S. Sulz (Hrsg.), *Verständnis und Therapie der Depression* (S. 124–148). München: Ernst Reinhardt.

Young, J. E. (1994). *Cognitive Therapy for Personality Disorders: A Schema-focused Approach*. 2. Aufl. Sarasota: Professional Resource Press.

Anhang

Anhang 1

Meine … Entwicklungswoche		
Datum	Mein wöchentliches Vorhaben (einmal pro Woche) (Bei wöchentlichen Therapiesitzungen. Sind diese zweimal wöchentlich, so werden diese Vorhaben jeweils bis zur nächsten Therapiesitzung durchgeführt.)	Erledigt? Wie oft? Wie lange?
	Besuch der Therapiesitzung	
	Anhören des Tonband-/Videoprotokolls der letzten Therapiesitzung	
	Mein Wochenexperiment (Nr. …)	
	Ausfüllen des nächsten Arbeitsblattes für die kommende Therapiesitzung	
Datum	Mein tägliches Vorhaben (an 5 Tagen pro Woche)	
1. Tag: ………	Mein Frühsport	
	Meine Entspannung	
	Mein heutiger angenehmer Kontakt	
	Mein heutiges Experiment (Nr. …)	
2. Tag: ………	Mein Frühsport	
	Meine Entspannung	
	Mein heutiger angenehmer Kontakt	
	Mein heutiges Experiment (Nr. …)	

3. Tag: ………	Mein Frühsport	
	Meine Entspannung	
	Mein heutiger angenehmer Kontakt	
	Mein heutiges Experiment (Nr. …)	
4. Tag: ………	Mein Frühsport	
	Meine Entspannung	
	Mein heutiger angenehmer Kontakt	
	Mein heutiges Experiment (Nr. …)	
5. Tag: ………	Mein Frühsport	
	Meine Entspannung	
	Mein heutiger angenehmer Kontakt	
	Mein heutiges Experiment (Nr. …)	
6. + 7. Tag: ………	Meine 4 f: frei, faul, ferschlafen, frisch – nach Lust und Laune (ohne Ziel und Pflicht)	

Anhang 2

Wo befinde ich mich gerade auf meinem Weg der Entwicklung?

Machen Sie jede Woche da ein Kreuz, wo Sie einen Schritt weitergekommen sind, oder malen Sie jeweils einen Kreis aus.

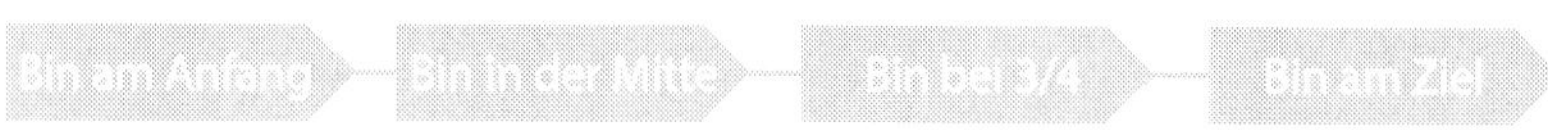

1. Umgang mit dem Symptom
   ○○○○○○○○○○○○○○○○○○○○○○○○○○○
2. Fähigkeiten aufbauen
   ○○○○○○○○○○○○○○○○○○○○○○○○○○○
3. Probleme und Schwächen bearbeiten
   ○○○○○○○○○○○○○○○○○○○○○○○○○○○

4. Umgang mit schwierigen Situationen
○○○○○○○○○○○○○○○○○○○○○○○○○○○

5. Umgang mit Bedürfnissen
○○○○○○○○○○○○○○○○○○○○○○○○○○○

6. Umgang mit Angst
○○○○○○○○○○○○○○○○○○○○○○○○○○○

7. Umgang mit Wut
○○○○○○○○○○○○○○○○○○○○○○○○○○○

8. Umgang mit Gefühlen
○○○○○○○○○○○○○○○○○○○○○○○○○○○

9. Umgang mit Ressourcen
○○○○○○○○○○○○○○○○○○○○○○○○○○○

10. Umgang mit Werten und Normen
○○○○○○○○○○○○○○○○○○○○○○○○○○○

11. Umgang mit meiner Persönlichkeit
○○○○○○○○○○○○○○○○○○○○○○○○○○○

12. Umgang mit Entwicklung
○○○○○○○○○○○○○○○○○○○○○○○○○○○

13. Umgang mit Konflikten
○○○○○○○○○○○○○○○○○○○○○○○○○○○

14. Beziehungsgestaltung
○○○○○○○○○○○○○○○○○○○○○○○○○○○

15. Lebensgestaltung
○○○○○○○○○○○○○○○○○○○○○○○○○○○

16. ……………………………………………………………………
○○○○○○○○○○○○○○○○○○○○○○○○○○○

17. ……………………………………………………………………
○○○○○○○○○○○○○○○○○○○○○○○○○○○

18. ……………………………………………………………………
○○○○○○○○○○○○○○○○○○○○○○○○○○○

So sehen Sie Ihre Fortschritte und der Errungenschaften und können sich anspornen, Ihr Ziel zu erreichen!

Psychosozial-Verlag

Serge K.D. Sulz

Gute Verhaltenstherapie lernen und beherrschen

Band 1 Verhaltenstherapie-Wissen + Band 2 Verhaltenstherapie-Praxis

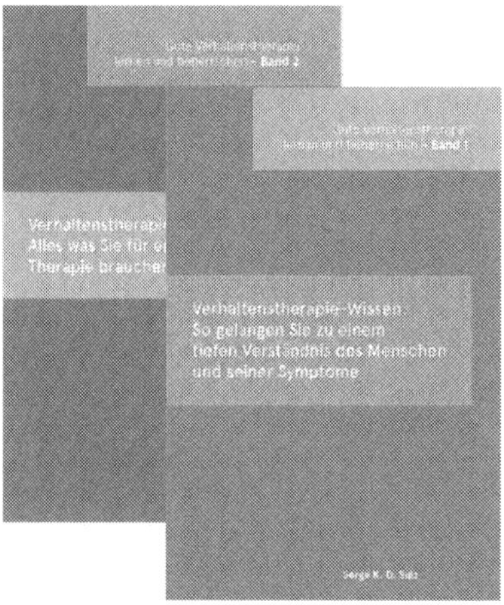

2017 · 754 Seiten · Hardcover
ISBN 978-3-86294-049-3

Band 1 – Verhaltenstherapie-Wissen
Können baut auf Wissen auf und Therapie auf Verstehen. Um zu dem notwendigen tiefen Verständnis für den Menschen, der in die Psychotherapie kommt, zu gelangen, ist ein profundes Wissen unverzichtbar: Umfangreiche empirische Forschung aus Psychologie und Neurobiologie und andererseits aktuelle wissenschaftliche Erkenntnisse und Theoriebildung. Das hilft, zu einer stimmigen Fallkonzeption, einer klaren Therapiestrategie und einer effektiven Behandlung zu gelangen und eine sichere und souveräne therapeutische Haltung einzunehmen. Wissen, das man gern griffbereit hat.

Band 2 – Verhaltenstherapie-Praxis
Moderne kognitive Verhaltenstherapie mit ihren störungsspezifischen evidenzbasierten Therapien, störungsübergreifenden Interventionen und der Wirkungskraft des Expositionsprinzips auf dem Erkenntnis- und Kompetenzstand der Verhaltenstherapie der dritten Welle fokussiert auf Emotionsregulation, korrigierenden Beziehungserfahrungen, Metakognition und Entwicklung des Denkens und Fühlens, dazu die Perspektive der evidenzbasierten Strategisch-Behavioralen Therapie schemaanalytisch (dysfunktionale Überlebensregel) und funktionsanalytisch (Reaktionskette zum Symptom): Alle wichtigen Interventionen anschaulich beschrieben von der ersten Therapiestunde an. Ein Therapiebuch als ständiger Begleiter.

Walltorstr. 10 · 35390 Gießen · Tel. 0641-969978-18 · Fax 0641-969978-19
bestellung@psychosozial-verlag.de · www.psychosozial-verlag.de